U0121321

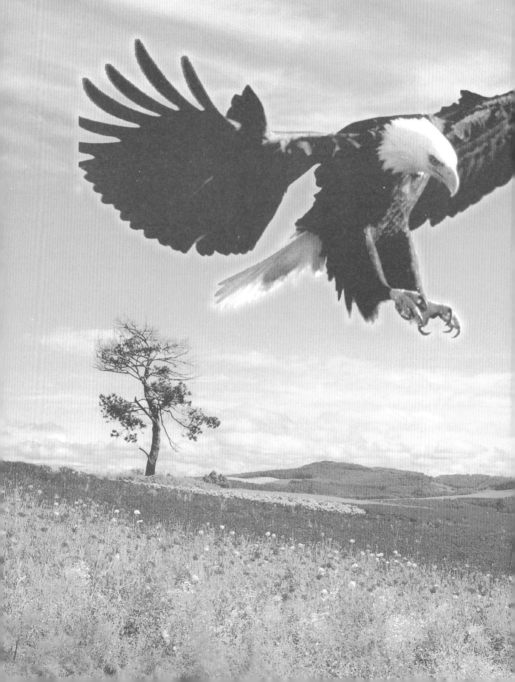

大展好書　好書大展
品嘗好書　冠群可期

大展好書　好書大展

品嘗好書・冠群可期

中醫保健站：80

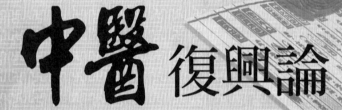

中醫復興論

沉思・啟蒙・正本・清源

李致重｜著

大展出版社有限公司

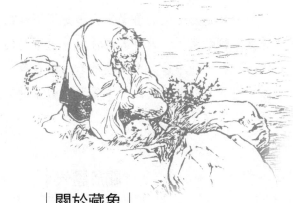

編者說明

| 關於藏象 |

藏字有兩種讀音：一讀 cang，發二聲，作隱藏、收藏、儲藏講。一讀為 zang，有兩種聲調。一聲的藏是一種草名，卑濕之地常見的藏、莨、蒹葭之類的雜草，故含有賊之意，比如「掩賊為藏」。四聲的藏含意較廣，儲存東西的地方，宗教經典的道藏、大藏經，作為地名的西藏，皆用藏。中醫學裏「藏象」的藏，也是這一個字。《中華大字典》關於四聲的藏字，解釋更豐富，有匿也、懷也、蓄也、潛也、深也、隱也等等，這與中醫學裏隱於內而見於外的藏象概念，含義完全一致。

藏象中有藏、有府，也有氣血陰陽的消長變化在其中。它是中醫基礎科學體系的首要範疇，相當於西醫基礎科學體系裏的生理學。在《黃帝內經》、《傷寒雜病論》原著以及兩千多年來出版印刷的種種版本中，皆使用藏象或者藏、府。而臟與腑二字，在中醫文獻中出現較晚，只是在後世中醫繁體字出版物中，才有臟與腑二字。1964 年漢字《簡化字總表》頒佈、推行以後，臟字簡化為脏字，遂出現了與西醫解剖刀下的臟器使用同一個字的狀況。

中醫是形上性的醫學，西醫是形下性的醫學，兩種醫學的概念範疇迥異。外行人往往容易把中醫的藏象與西醫的臟器相附會，而中醫大專院校的教材中也普遍存在著藏象與臟器相附會的問題。為此，本書關於藏象的討論中，只用藏、府，不用臟（脏）、腑。

關於證候

證候（簡稱證）是中醫學的核心概念，表徵中醫學的研究對象，亦即人的生命過程中表現在整體層次上的機體反應狀態及其運動變化。《黃帝內經》時代人們見到的人是證候之人，今天中醫面對的人依然是證候之人。

1964 年漢字《簡化字總表》頒佈、推行以來，中醫文獻中出現了症與證兩個並存的字。從此，症代替了中醫的證候，與西醫的症狀、體徵同名；作為中醫研究對象的證候，異化為病機或病型分類的概念。這就嚴重顛覆了中醫的基礎科學體系和辨證論治的臨床技術體系。

本書第一章第二節《證、証、症字的沿革和證候定義的研究》，對這一問題做了詳細的討論。故本書在證候、病機的討論中，對於相關概念的使用，均以第二節的精神為準。

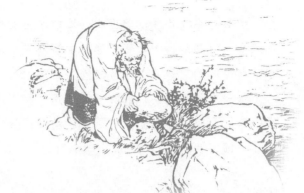

　　這是一本中醫科學學、軟科學研究的專著，彙總了作者 2004 年之前相關研究。今納入作者的「丘石中醫系列」出版，以便於讀者與相關著述前後對照，相互比較。

　　這一本中醫科學學、軟科學研究從東西方文化、科學的比較研究入手，以兩種醫學的基礎理論比較研究為核心，論證了中醫學核心概念的現代定義，討論了中醫學在當代人類醫學中的地位與作用，分析了中醫百年困惑的文化、歷史原因，探討了中醫學復興的可行性與可持續發展性，並就相關學術專題闡述了一系列新思維。

　　研究表明，由人類理性思維而產生的科學，大體分為系統性科學與還原性科學，或形上科學與形下科學兩大類。中醫與西醫以人的不同層面為研究對象，各自選擇了不同的研究方法，成功地總結出兩類不同的概念、範疇體系，形成了彼此獨立、並存並重的兩種醫學科學體系。

　　用西醫所依託的還原性研究方法對中醫進行驗證、解釋、改造的做法，導致了中醫學術的全面衰落，形成了中醫臨床療效的嚴重倒退。

　　中醫的復興是實現中華民族優秀傳統文化復興的突破

口，中醫的全面復興必將催生一場前所未有的人類醫學的真正革命。復興往往由啟蒙點燃。中醫科學學、軟科學研究則是中醫復興的前奏，亦即啟蒙的開始。

這一本專著所展現的許多新思想、新觀念，對於實現我國中醫的復興，對於弘揚中華民族優秀傳統文化，具有重要的參考價值。

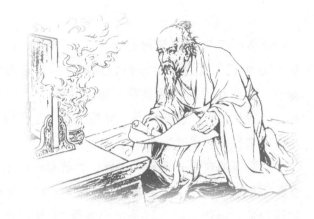

序一

中醫藥學植根於民族文化。當民族文化受到過頭的衝擊，再加上民族虛無主義者的興風作浪，中醫藥學雖然堅強地活了下來，沒有像在日本那樣被消滅，但是終免不了受盡被輕視、歧視與排斥的不平等待遇。

新中國成立前中醫藥已奄奄一息！不少人認為中國科學自 15 世紀以來便落後了，中醫作為中國文化科學，當然也落後了。甚至有人說中醫雖然能治好病，也不能算科學，把中醫學排擠在科學殿堂之外。所以新中國成立後有人提出要用西醫學改造中醫學。這種思想，直到今天在中國醫學界，甚至在中醫隊伍中仍有市場。在國內，這種思想毒害不可輕視。

中國社會科學家田森教授於 20 世紀 90 年代就提出：中醫藥學是中國文明的第五大發明。遙看國外，自 20 世紀 70 年代以後，美國開始出現針灸熱，其後出現中醫熱，針灸已經進入醫療保險。美國的中醫院校，至 2000 年已有 40 所。澳洲、加拿大等西方國家已經承認中醫的專業地位，德國的中醫院病人很多。中醫藥在 20 世紀末正大步走向世界。可以預測，這個第五大發明將於 21 世紀發出耀眼的光輝。

中醫學有獨特的理論體系，這個理論是中華文化的瑰寶。20世紀的實證科學技術對這個理論體系的證實尚一籌莫展，無法說明其內涵獨特、超前的科學性。只有到了21世紀，新科技與中醫相結合，才能促進中醫藥的飛躍發展，成為未來醫學的重要組成部分。

中醫藥的理論來源於「宏觀」的研究，西方醫學的根本在於「微觀」的研究。科學發展到21世紀，將是「微觀與宏觀相結合」的世紀。這是中醫藥學21世紀重放光輝的理論依據。

李致重教授，是熱愛中醫藥學的中年一輩的中堅學者之一。他和我們老一輩一樣，是把中醫藥學的發展，看得比生命還重要的人。我們對他那種對中醫藥學執著的熱愛感到欣慰。祈望中醫藥界這樣的學者越多越好。

當此《中醫復興論》行將出版之際，我願意向讀者推薦，這是一本用心血寫成的好書。故樂為之序。

鄧鐵濤

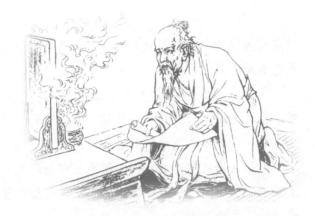

序二

公元前 500 年，中國有托黃帝之名者，著《黃帝內經》，含素問、靈樞各 81 篇。窮究天人合一之理，闡述藏府經絡之名，詳辨五運六氣之異，明論病機針藥之殊，而醫道立。

漢張仲景宗《內經》之旨，作《傷寒雜病論》，垂辨證之規範，示論治之法度，而醫方全。是醫道發源於黃帝，承其道而開來者仲景，故仲景猶儒門之孔子也。

迨唐孫真人、巢元方，晉王叔和、林億，元劉河間、李東垣、朱丹溪、張子和，明李時珍、張景岳、李士材，清葉天士、喻嘉言、吳鞠通、陳修園等著名醫家，深研細味，循道發揮，祖《內經》、《傷寒》聖矩，明辨三部九候之脈理，備載男女老幼諸病用藥之異同，淵源數千年，其道洋洋。經驗之豐富，理論之精湛，著作之巨宏，可謂洞窮乾坤之奧意，故理法方藥漸趨系統，醫學理論日益昌明。其養生之道，長壽之訣，扶危濟困，起死回生，誠世人共臻壽域，慈航普濟之仁心仁術也。豈止中華民族繁衍昌盛之所賴，實乃造福人類之深遠宏旨。

史至晚清，朝政不綱，貪污腐化，外患頻擾，列強入侵

脅立賣國條約，崇洋媚外唯取外人是效，致全國滿目瘡痍，民怨沸騰，卒至亡國。

民國間，晚清遺留之禍，未能盡克，遂有「廢止中醫案」出。經全國中醫界墨殊筆伐，函電交馳，據理爭辯，群起抗議，而令未敢通過，不了了之。

中華人民共和國成立後，制定了中醫政策，實為中醫之洪福也。但20世紀50年代曾有王斌等人用西醫內容考試中醫之擾，幸由中央政府及時糾正。

20世紀60年代「十年動亂」，輕視中華文化、中醫理論，借現代科學為名據，致中醫理論極遭閹割，雖有中醫政策拯救維繫，但已遠非炎黃醫學所固有。

對中醫學深奧邃密的天人合一，整體系統，動變制化的系統理論，不究深意，橫加詆毀。更有甚者，則巧立名目，欲以西學而代之，實為未解中華文化之精髓，而招致貽笑於今日者也。當此之時，中醫界自當吸取教訓，團結一致，為振興中醫而努力奮鬥是務。

現代學者李致重先生，是我國中醫界學驗俱豐的醫學專家，曾多年從事中醫的臨床與研究，主編過《中醫沉思錄》，發表了中醫學術論文120餘篇。對中醫學術上目前存在的問題，如中醫的科學定位，若干核心概念的定義，中醫現代化的思考，醫、教、研的反思與改進等，透過沉思和研究，述之以文。

最近，將多年來發表的宏論，彙集成冊，名之曰《中醫復興論》。李君曾將本書文稿，寄余徵求意見，真乃先睹為快。書中對每一問題，均一一結合理論與實踐，詳明辯解之，深刻闡述之，足見其理論研究之深入，臨床體會之細

微。有關中醫發展與改進之理，亦有論、有據，實為難得之宏論名篇也，堪稱復興中醫之警鐸，振興中醫之要略。

　　李君振興中醫之志雖與吾同，然勝於藍之識令我興奮。故樂為之序。

焦樹德

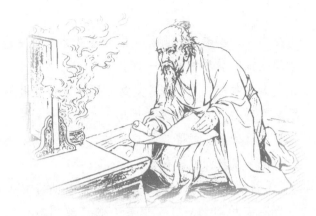

序三

中醫學是中華民族文化一個重要組成部分，她在醫療保健方面的獨特風格和貢獻，不僅造福於中國人民，而且對世界也產生了不可忽視的良好影響。

如何使祖先留下的遺產在新的時代發揮作用，在中國幾乎是一個必然引起爭論的話題。中醫學也不例外。特別是在與西醫學並存，而且西醫學占據醫療主流地位的情況下，如何發展中醫和發揮中醫學的作用，一方堅持中西醫結合研究來發展中醫，一方則主張中醫獨立研究來發展中醫。

經年累月之後，中醫學所發揮的作用越來越侷限，普遍出現了以西醫理論證明中醫療效的研究來代替中醫的研究（這實際上是否定中醫理論），以西醫植物藥的研究來代替中藥的研究（這實際上是否定中藥是根據中醫理論使用的藥物，而中醫理論與西醫理論截然不同）。

這是一個學科的發展竟然需要另一個學科來越俎代庖，並且即將被該學科所取代的特殊現象。這種現象對於如何保存和發展中醫學來說，已經到了「天下興亡、匹夫有責」，不能再繼續沉默的時候了。

中醫學的日益萎縮引起了若干人的深思和憂慮，他們分

別提出了一些看法和建議。李致重先生是從中醫自身研究的角度來探討發展中醫的一個代表。

本書收錄的 30 餘篇文章，反映了他在發展中醫方面經年累月嘔心瀝血的研究和反思，反映出他對中醫事業的忠貞和對中醫學未來的憂慮。這種持之以恆和勇於發表自己觀點的精神，使我深感敬佩！

「行成於思而毀於隨」。我對中醫的發展也許有著與李先生不盡相同的看法，但是人們只要不斷地進行思考、討論，終究能夠找到發展中醫的最佳途徑。所以，沉默是要不得的，沉默就意味著滅亡。只有學術爭鳴，中醫才能發展。魯迅先生「不在沉默中爆發，就在沉默中滅亡」的警句，值得我們三思。

楊維益

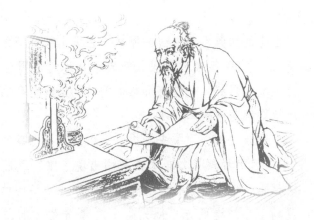

序四

在人類文化科學演進的長河中，創新與復興這兩種形式，有時是交替出現的。當一種新的文化出現並且形成潮流之勢時，以往的文化就有可能被冷落，倒洗澡水而連同其中的嬰兒一起潑出去的危險也常有發生。

15 世紀的歐洲文藝復興，展現給歷史的則是另外一種形式。它是在復興古希臘羅馬文化和文化精神的同時，煥發了人類的近代科學革命及其由此而來的近代物質文明。

今天討論的中醫復興，極有可能像歐洲文藝復興那樣，在復興中醫和中醫文化精神的同時，將可能給整個人類醫學帶來一場前所未有的真正革命。

這一點，中醫科學學、軟科學研究已經告訴了我們。為此在中醫行將復興之際，更需要認真地反思近代中醫在被冷落中的衰落。

羈絆中醫的鎖鏈

19 世紀後半葉和 20 世紀，是中國政治、經濟、文化、科學發生重大變革的一個時期。作為中國傳統文化科學瑰寶的中醫學，隨之經歷了一個在衝擊中陷於困惑，在困惑中力

求生存的艱難歷程。這一歷程，習慣上把它稱之為「百年困惑」。近 30 年來，在深入認真地反思其原因時，才越來越清楚地感覺到，一種有形無形的時代鎖鏈至今仍然在盤根錯節地羈絆著中醫學。

民族文化心理失去支撐，是中醫百年困惑的時代特點。1840 年鴉片戰爭之後，在中國出現了維新改良、勵精圖治的苗頭，也產生了自怨、自卑的情緒。多半個世紀後的五四運動，在請進西方「德先生」、「賽先生」的同時，出現了「全面反傳統」、「砸爛孔家店」的浪潮。

今天的世界，幾乎所有發達國家都是以自己的優秀傳統文化為基礎拾階而上，而中國的近代卻沒有為自己營造出各種文化多元並存、共同繁榮的和諧環境。在傳統與現代、本土與外來的文化科學上，非此即彼的幼稚病和自毀傳統的劣根性，至今仍然沒有徹底清除。

20 世紀 60 年代，當世界上發達國家正紛紛從「工業革命階段」邁向「新技術革命階段」的時候，中國卻在「史無前例的文化大革命」中，如火如荼地搞現代「焚書坑儒」，革文化的命。一個民族如果沒有文化心理的支撐，無疑是悲哀的民族。把近代的貧窮、落後和挨打原因，一味歸咎於歷史和祖宗，這正是一百年來中華民族文化心理失去支撐的變態表現。

中國哲學、科學方法論的扭曲，是中醫陷於困惑的重要原因。形成於春秋、秦漢之際的中醫學，是以當時的文化科學為土壤，以當時的哲學為基石的。那一時期，中國與東西方的幾個文明古國共同造就了人類歷史上第一個文化高峰，而中國代表著東方文化的中心。

中醫復興論——沉思・啟蒙・正本・清源

那是人類文明史上僅有的兩個文化高峰之一，至今仍然是人類文明（包括當代文明）的基礎。但是在中國近代的100年裏，《周易》、《老子》以及儒家學說中許多不朽的哲學思想，時而被說成是「客觀唯心主義」，時而被說成是「主觀唯心主義」。印度人沒有忘記佛陀，西方人沒有冷落他們的古希臘「三哲」，而留在中國人心裏的諸子百家，卻變成了一個個喪魂落魄的軀殼。作為中醫學方法論淵源的陰陽五行學說，因此長期被扣上了「落後」、「封建」、「唯心」的帽子。

中醫學在「西化」中的「退化」，是百年困惑的主要表現。在兩種醫學並存的近代中國，影響人們對中醫學準確、公正認識的一個重要原因，是人們頭腦裏固有的已知對未知領域的排斥。這種存在於頭腦裏的排斥，是當代分析科學的潮流所決定的。

本質上講，是從先入為主的「形下類」科學的理念出發，在對「形上類」科學理解不深的情況下，所形成的一種偏執性的抗拒心理。先學習了「形而下」的西醫生理、解剖知識而再學習中醫時，固有的已知總是頑固而又不自覺地用直觀的形態學、組織學觀點，來詮釋、修改甚至排斥「形而上」的中醫藏象、經絡、病因、病機等概念。

然而，思維科學中的這一常識性的現象，卻被人們疏忽了。尤其在民族文化心理失衡，在哲學、科學方法論處於貧困的情況下，「中醫西醫化」幾乎成為100年來社會上對待中醫學的潮流性偏見。

學風空疏、人心浮躁，進一步加劇了百年困惑。在一次次的潮流性衝擊之下，中醫界日漸學風空疏、人心浮躁。

一方面是「束書不觀，遊談無根」。人們做學問的耐力不夠，著書立說的興趣卻格外濃厚，與歷史上各個時代相比，當代出書的數量倍增，而心得獨具的力作卻甚少。出版物中隨處可見相互傳抄的轉手材料，在反覆傳抄中常常錯謬百出甚至面目全非。

另一方面是「朝立一旨，暮即成宗」。某一個「大人物」的一句話，或者其他科學領域的一個新學說，都可能招來蜂擁而至的熱情，並立即被拿來奉為經典。或旋風式地追逐其後，或藉以對中醫妄加詮釋，而且常常把這種做法自命不凡地稱之為創新。

近半個世紀裏，中醫學、中藥學、證候、辨證論治以及中西醫結合等這一類範疇性的核心概念，中醫界沒有為其做出學術界達成共識的，有充分科學依據的定義與解釋。在學科上，基本理論無疑是每一個學科發展的基石。倘若對一個學科的概念與範疇理解不準、定義不清，這一學科自我完善與發展的出發點、起跑線將無法確定。由此而來的所謂研究、發展、整理、提高、創新等，必然因缺乏科學依據而陷於無休止的混亂之中。

半個世紀的歷史與實踐已經表明，沒有找準起跑線的中醫現代化、中藥現代化、中醫病證標準化、規範化以及創造中西醫結合醫學的種種努力，進一步加劇了中醫的百年困惑，人為地製造出前所未有的被動局面。

走向復興的前夜

人常說，「物到極時終必變」。20 世紀 70 年代，從西醫承擔防病治病的西方社會，傳來了回歸自然、重視傳統醫學

的呼喚。1982 年「發展現代醫藥和我國傳統醫藥」寫入了國家《憲法》，1985 年中央書記處做出了「要把中醫和西醫擺在同等重要的地位」、「中醫不能丟」的指示；1991 年國家又把「中西醫並重」作為衛生工作總方針之一。這一切都表明，中醫走出百年困惑的社會與文化條件正在成熟，走出中醫百年困惑的重擔已經集中地落在了中醫界學子的身上。面對已經變化了的客觀形勢，當今的中醫界學子面前，擺著兩項至關重要的任務。

第一，牢固確立文化科學多元、共榮的正確觀念，儘快終止中醫西醫化的做法。國家《憲法》的有關規定和「中西醫並重」的衛生工作總方針，應當切實地成為當代中西醫工作者相互信守的共處準則，努力在中西醫兩種醫學之間營造出費孝通先生所倡導的，「各美其美，美人之美，美美與共，和而不同」那麼一種文化科學多元和諧的氛圍與環境。

第二，從正本清源入手，在學術上全力擺脫中醫在西化中不斷退化的困境。透過正本清源的努力，對中醫學進行全面的自醫，儘快走出西化的誤區，把顛倒了的文化信念和科學觀念重新顛倒過來，把搞亂了的學術範疇和學術概念重新加以釐正，使中醫學體系儘快恢復元氣，重振生機。

中醫的自醫，意味著中醫學術的新突破。為中醫營造出和而不同，文化多元的氛圍與環境，使中醫在正本清源中走出西化的誤區，應是中醫自我啟蒙的第一步。

本書的緣起

呈現給讀者的這一本書，是在筆者 2004 年之前在中醫科學學、軟科學研究的基礎上，編輯加工而成的。中醫科學

學，即關於中醫這一學科發展的科學；中醫軟科學，即關於中醫科學管理的科學。科學學是 20 世紀 80 年代，首先由錢學森先生提出來的新概念；軟科學是 20 世紀 80 年代國內提出「實現決策管理的民主化、科學化」時，由國外引入的概念。筆者的中醫科學學、軟科學研究，即是從那時逐步開始的。

中華全國中醫學會，是在中華醫學會創建 30 多年之後於 1979 年成立的。那時候的中醫學會，凝聚了國內中醫界的菁英，學術風氣民主、平等、務實、開放，學術交流深入、廣泛、自由、熱烈，承擔了不少全國中醫發展戰略性的諮詢、論證、研究、規劃方面的任務。老專家們對我們這些年輕的工作人員寄予很大希望，在受寵若驚的同時，令人烈火中燒，不知疲倦。

我在學會辦事機構工作的那一段經歷，是終生難逢的鍛鍊成長、學習深造的絕好機會。開闊了視野，增長了知識，提升了人格，激勵了自信，逐步積蓄起為復興中醫學而不懈努力的精神力量。對於「什麼是中醫特色」、「如何保持發揚中醫特色」這些科學學、軟科學研究的課題，從那時起就已經由命運確定了下來。

20 世紀 80 年代初期，以系統論、控制論、訊息論為代表的綜合性科學，在國內迅速傳播。在這一領域，錢學森教授是世界上當之無愧的代表者與領軍人之一。20 世紀 80 年代初錢學森教授多次指出，「中醫理論包含了許多係統論思想」、「人體科學一定要有系統觀，而這就是中醫的觀點」。這些思想與觀點，引起了中醫學術界的廣泛關注，也促使筆者較早地進入了這一新的學術領域。

筆者有幸向錢學森教授當面請教系統論與科學學的問題時，他講了三點看法：首先從系統、訊息、控制這幾個概念入手，準確掌握系統論的理論體系與結構框架。接下來從方法論、認識論出發，澄清系統論為代表的綜合性研究方法，與分析、還原性研究方法的本質區別。在此基礎上就會真正感覺到，系統論對於認識中醫的特色與優勢，對於研究中醫的科學學以及思考中醫的未來發展，用處很大。

　　在筆者進行中醫科學學、軟科學研究的關鍵時刻，錢學森的指點堅定了自己的信心，明確了研究的思路與方向。在此前後，並得到了中國科學技術協會裴麗生、田夫、錢三強、謝東來、劉化樵等前輩的許多指導與幫助，使我堅守中醫科學學、軟科學研究 30 餘年，至今未敢停步。

　　衛生部老部長崔月犁擔任中醫學會會長期間，對筆者的中醫科學學、中醫軟科學研究十分關注，並寄予厚望。他提議中醫學會由我牽頭設立軟科學研究學組，並多次把我的論著以單行本的形式，印發全國各省、市、自治區中醫學會，建議大家學習與討論。

　　他鼓勵我「要敢於堅持來自科學與實踐的，經過深思熟慮自己認為正確的觀點，不要隨波逐流，也不要怕有人誤解。為了振興中醫，弘揚優秀的文化，實事求是，堅持真理，就是遇到打擊和非難，也沒有什麼」。

　　老部長臨終前給筆者信中說：「在中醫振興中，有不同意見是正常現象。我主張絲毫不隱諱自己的觀點，從正面逐步深入的加以論證，把各自的觀點擺出來，請上上下下各界參考評論，從實踐中證明哪些提法、觀點、預測是正確的，請醫、教、研和行政工作的同志們選擇。」

長期以來，筆者在夾縫中無怨無悔地堅持中醫科學學、中醫軟科學研究，崔月犁老會長的人格魅力和他的關心、鼓勵、期望、囑託以及親自交付的任務，一直是我前進的勇氣和動力。

　　現在出版的這一本書，彙集了本人自 1983 年以來，在中醫基礎理論和中醫科學學、軟科學方面的多項專題研究。其中，大多數是 1998 年以後總結、修改而成的。在本書出版之際，為了國內老一輩中醫專家的學術指導與敬業精神，為了錢學森教授指點的研究思路與方向，為了崔月犁會長的囑託與任務，故將本書命名為《中醫復興論》。

李致重

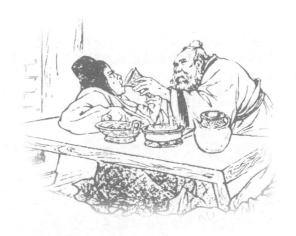

目錄

第一章

中醫的科學定位

被中醫命名為人身「十二官」的藏府，相當於一個國家的中央各職能部門，它擔負著全國某一個方面的管理職能。證候則相當於某一個或某一些職能部門工作出現失職或紊亂時的病理性表現。病機則相當於導致這些部門出現病理表現的本質原因。治療則是從整體出發，對有關職能部門進行相應調控的戰略決策和措施。那麼，中醫大夫呢？他便是總理，即專業管理人們身心健康的總理。嘗謂：「醫者意也」，「不為良相，即為良醫」。所以作為一名合格的中醫，不僅要在中國傳統文化的文、史、哲，尤其是哲學方面具有豐厚的底蘊，而且在哲學思維能力要訓練有素。

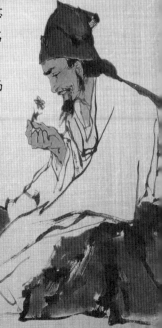

論中醫學的定義

以往給醫學下的定義是「研究人類生命過程以及同疾病做鬥爭的一門科學」。醫學對於中醫學（即中醫藥學，簡稱中醫）和西醫學（即西醫藥學，簡稱西醫）來說，是屬概念與種概念的關係。然而長期以來，「以種代屬」、「種屬不分」──作為醫學種概念的「中醫學」與「西醫學」，至今沒有確切的定義。

中醫與西醫是兩種包括各自的基礎醫學、臨床醫學、臨床技術、藥物學等內容的各具特色的醫學科學體系。本文從中醫與西醫各自的基礎醫學入手，對兩者的研究對象、研究方法、理論特點三要素加以比較，旨在給中醫一個定義。

✚ 各以客體之一部分為其研究對象

研究對象是一個學科形成的基礎，也代表了該學科的本質屬性。20 世紀 50 年代，社會上流行著一種說法：中西醫研究的對象都是人。這種說法貌似合理，其實很不準確。

準確地講，中醫與西醫的服務對象都是人，但是由於受研究思路和方法的影響，各自從不同角度選定了自己的研究對象。就是說，服務對象不能等同於研究對象，這是兩個不同的概念，兩者的含義完全不同。

中醫研究的對象是人整體層次上的機體反應狀態及其運動、變化；西醫研究的對象是構成人的器官、組織、細胞、分子的結構與功能。具體地說，中醫在不打開人體「黑

箱」，不干擾活的生命過程的條件下，把人作為一個整體與自然、社會聯繫起來進行考察，著重研究生命過程中自然流露的，依靠望、聞、問、切四診所收集的機體反應狀態──脈象、舌象、神色形態以及病人表述的臨床表現等。然後才從狀態及狀態運動的過程總結人的生理與病理規律。故《黃帝內經・五運行大論》說：「候之所始，道之所生，不可不通也。」所謂「候」，就是生理與病理的表現，即本文所講的「機體反應狀態」，中醫上規範的說法叫「證候」；所謂「道」，就是生理、病理規律對象，才逐步形成了總結「候」的運動變化規律的今天我們所見到的中醫藥學。

中醫研究的是整體狀態的人，中醫的全部理論與實踐都是以狀態為中心，研究狀態的識別、運動，著力於狀態的調整、控制。中醫的藏象是對全部狀態的單元分類，而不是整體層次以下的「器官」的概念；中醫的病因、病機是對病理性狀態演變規律的概括，而不是致病因素作用下的生物物理、生物化學的變化。對疾病的診斷、預後的判斷、藥物功效的評估、療效標準的制定等，無不是以機體反應狀態為依據。

西醫的研究對象則不同。西醫首先以解剖分析的方法把人拆成零件，然後分頭研究構成整體的各個器官、組織乃至細胞、分子的結構與功能，從而認識局部的生理規律和病理特點。在西醫看來，人是器官、組織組合的機器，西醫的理論與實踐都是以結構與功能為中心。西醫也有症狀鑑別診斷之學，但它對每個症狀出現的原因都歸結到局部結構或功能的改變上。對於症狀，西醫在找不到結構或功能改變時，常常把一組同時出現的症狀命名為「綜合徵」。這種「綜合徵」

也稱為查不出病理根據或致病因素的「症候群」。

　　需要說明的是，儘管《黃帝內經》中早有「其死可剖而視之」的記載，但這也不能說明中醫將其研究對象定位在器官與組織上了。從《黃帝內經》到清代的《醫林改錯》，我國歷史上關於人體解剖的研究始終十分粗淺，充其量不過屠夫所見，這種準平不足以構成醫學，也無法與博大精深的中醫相比。中醫藏象學說雖然用了肝、心、脾、肺、腎等名稱，但藏象學說的根本依據是「所見於外，可閱者也」的「象」，即機體反應狀態。如果把中醫中的肝、心、脾、肺、腎稱之為木、火、土、金、水，甚或在不改變其內涵的條件下稱為Ａ、Ｂ、Ｃ、Ｄ、Ｅ，其實亦無不可。古代醫籍上關於人體解剖的粗淺記載，應看作是西醫在中國的萌芽。雖然古人也有從解剖的角度認識構成人體各個細節的願望，但是由於歷史和方法的侷限，西醫沒有在中國發展起來。如果因為古代醫籍中曾經有過解剖的點滴記載而認定中醫的研究對象與西醫相同，不只是反賓為主，而且是違背事實。

　　因此可以準確地說，以打開與不打開人體「黑箱」為定界，中醫與西醫把人分為兩部分：中醫研究的是整體層次上的機體反應狀態，即證候，或可稱「狀態的整體」；西醫研究的則是構成整體的各個局部的結構與功能，或稱局部結構與功能相加的整體。

　　自「西學東漸」以來，中醫研究的對象常因「直觀」而受到非議，這是沒有道理的。

　　其一，中醫依靠望、聞、問、切四診而收集的研究對象，與單方面依靠研究者直觀的研究自然界的物候、氣候不同。主觀上有醫生的刻意索求，客觀上有會思維、能講話的

研究客體（即人）的主動提供。因此可以全面、具體、真實地把握客體的生理與病理狀態。

其二，20 世紀 50 年代以來，「由控制論引進我們世界觀的一個基本觀念是……世界是由物質和能量組成的古老概念已經讓位給世界由能量、物質和訊息這三種成分組成的新概念」（《控制論基礎》俄·列爾涅爾著）。按照這個新概念，中醫研究的「狀態的整體」，即訊息的整體；西醫對局部器官、組織、細胞、分子的研究，即對人在不同結構水平上的物質、能量的研究。正如控制論創始人維納說的那樣：「訊息就是訊息，既不是能量，也不是物質。」因此中醫研究的訊息（狀態）是構成人的三種成分之一，在當代科學中有其無可非議的存在的空間。西醫所研究的人體結構與功能，是對人在物質、能量層面上的研究，它無法、也不可能代替中醫的機體反應狀態。

其三，中醫研究的對象是自然與社會因素（如土地方宜、自然環境、時令、氣候等）、心理因素（如喜怒憂思悲恐驚七情）與生物因素共同作用於人的結果。也就是說，中醫站在活的人身整體的高度，一開始就把生物醫學、社會醫學、心理醫學有機地融合在一起。與西醫著力於局部結構與功能的研究相比，能動地減少了「拋開整體修零件」的片面性和侷限性。

其四，中醫研究的病理性訊息，是人體五藏六府、氣血陰陽在致病因素作用下陰陽盛衰、邪正消長、藏府虛實的總結果。而西醫重視致病因素作用下的局部器官、組織病理改變，卻對全身各器官、組織的聯繫與關係注意不夠。

相比之下，一者著重於整體的人，一者著重於局部的

人。按照系統論關於「整體大於部分之和」的論斷，中醫研究的對象更能代表生命過程的真實。

由此可見，中醫的研究對象不僅是我國古代醫家的明智選擇，而且從當代最新科學上看，也是不容懷疑的。

✚ 兩類研究方法各取其一

醫學是伴隨著人類生產與生活實踐而存在的。我國古代，至少在春秋戰國時期以前，由於客觀上沒有為中醫提供合理的、先進的研究方法，而對脈象、舌象、神色形態和病人表述的各種臨床表現等機體反應狀態，以及自然界的氣候、物候等，人們找不出彼此的相互聯繫及其運動、變化的普遍規律。所以醫學一直處於經驗性的對證治療的水準而長期停滯不前。到了春秋戰國時期，諸子蜂起、百家爭鳴，中國的形上學研究達到了空前的發展高度。隨著陰陽五行學說的形成與發展，中醫發展取得了質的突破。《黃帝內經》的問世，標誌著中醫跳出了經驗的窠臼而進入理論思維階段，形成了以藏象學說為核心的中醫基礎理論體系。應該說，陰陽五行學說是中醫賴以形成與發展的方法論。

從方法論而言，到目前為止，自然科學的研究方法只有兩大類，即還原性方法和系統性方法。還原性方法習慣又稱「分析方法」，即把事物分解為若干層次和不同的組成部分，一個一個的加以研究的方法。這種方法產生於西方，興盛於歐洲文藝復興時期，以數學、物理學、化學為基礎，至今仍然是自然科學領域主要的研究方法。西醫就是以分析方法得到長足發展的。

系統性方法習慣又稱綜合方法。它是在哲學方法的基礎

上，隨著控制論、訊息論、系統論等學說的出現而逐步形成的最新科學研究方法。這種研究方法是研究複雜事物——即研究開放的複雜的巨系統時，最理想的方法。自 20 世紀 50 年代問世以來，以不可阻擋之勢，改變著科學的前景以及人們對物質世界的看法，引發了震驚世界的新技術革命。

控制論創始人之一、我國著名的科學家錢學森教授早在 20 世紀 80 年代初就多次強調：「西醫起源和發展於科學技術的分析時代，……人體科學一定要有系統觀，而這就是中醫的觀點」，「中醫理論包含了許多系統論思想」。在錢學森的帶動下，80 年代我國中醫藥界發表了大量文章，從不同角度論證了中醫的陰陽五行學說中所蘊含的控制論、訊息論、系統論的合理內核，為中醫研究方法由早期的系統方法到現代系統方法的昇華，產生了一定的推動作用。

從學科發展的角度看研究對象與研究方法的關係時，有兩個問題是不容忽視的。

第一，研究方法是科學發展的動力。就是說，科學研究的方法是認識和改造對象的工具，是對對象的認識由「必然王國」到「自由王國」飛躍的橋和船。如果中醫沒有早期的系統方法，即陰陽五行學說，今天的中醫充其量不過是只知對證治療沒有辨證論治理論的經驗醫學。同樣，如果西醫沒有近代物理、化學基礎上的解剖分析方法，今天的西醫也不過像清代王清任那樣，不懂得何為循環系統、泌尿系統、神經系統，甚至也還將腹主動脈稱為「衛總管」、「營總管」呢。

第二，對象對於方法來說，是選擇與被選擇的決定性關係。就是說，一定的研究對象必然要選擇一定的研究方法。

就像「淘沙以取金，冶煉而成鋼」一樣。如果方法不對，面對金礦和鐵礦，望眼欲穿照舊一無所獲。假如用陰陽五行學說可以解開人體器官、組織、細胞、分子的難題，那麼「西學東漸」以來西醫將一點一點被中醫同化，今天的世界將不再存在西醫。同樣，假如解剖分析方法可以解釋訊息或機體反應狀態的問題，40 年「中西醫結合」的努力，中醫也早被西醫所同化。由此可見，中醫依賴系統方法，西醫依賴還原方法，這是各自研究對象對研究方法的必然選擇，也是兩種醫學的根本區別與特點。

值得慶幸的是，歷史已經給中醫學的發展提供了千載難逢的新的機遇，引發了當代新技術革命的系統方法正等待我們去學習、去掌握、去運用。

兩種醫學的本質特點

以人為客體，用不同的研究方法認識和改造各自研究對象所積累的全部知識，形成了各具特色的兩個醫學體系。兩者相比而言，西醫基礎理論主要來源於實驗結果的歸納；中醫基礎理論則是綜合、演繹的系統狀態模型。

西醫在研究器官、組織、細胞、分子時，首先採取解剖方法或藉助顯微鏡、 X 光，弄清各局部的結構；然後以生物物理和生物化學的方法，透過實驗瞭解各個局部的生理功能及病理反應。在藥物的研究上也是這樣，首先依據生理或病理的需要，設計藥物物理或藥物化學實驗以取得預想的藥物；然後經過臨床實驗以過渡到人體並取得效果而成為一種新藥。在西醫基礎研究上，不承認經驗，也不承認演繹，把全部實驗結果歸納起來，便是西醫的基礎理論。

這種理論很直觀，看得見、摸得著、易掌握，可以透過相應的物理或化學實驗隨時重複。

系統狀態模型，是指中醫先把望、聞、問、切所獲取的不斷運動變化的全部狀態，看成一個整體系統的回饋，然後按照性能、特點或設計需要，根據系統的回饋進一步把整體劃分為若干相互聯繫的子系統（或稱單元）。這些子系統雖然以心、肝、脾、肺、腎，胃、膽、膀胱、大腸、小腸、三焦等相似於器官的名稱命名，但它不是器官本身，而是由同類狀態組成的生理模型，所以稱之為藏象而不稱為臟器。

按照訊息論最基本的思想：訊息論只研究事物在「做什麼」，而不關心事物「是什麼」。所以，中醫用不著琢磨構成人體的組織、器官在不同層次上「是什麼」，只要由這些不斷運動變化著的狀態，把握整體層次上的人在「做什麼」。在發揮什麼作用、產生什麼效應的過程中，按照陰陽五行學說的原理加以抽象、演繹，所形成的種種狀態模型，便是藏象理論。中醫的生理如此，病理也如此。

中醫的病因，是在分析疾病發生原因時，基於病理狀態抽象、演繹的病因模型。比如把出現「善行而數變」之類狀態的原因歸咎為「風」，把具「潤下」、「纏綿不解」之類狀態的原因歸咎為「濕」。它不同於西醫講的致病因素——自然界找不出什麼「風素」、「濕素」，也不同於自然狀態下的風或濕。看不見、摸不著，離開了病理狀態，離開了疾病現場，病因便無所謂有也無所謂無了。

中醫的病機，是對臨床上相互聯繫的一類病理狀態產生原因的推理、判斷中，概括而成的病理狀態模型。如「諸風掉眩，皆屬於肝」、「諸濕腫滿，皆屬於脾」、「諸嘔吐酸，

暴注下迫，皆屬於熱」等。

中醫的診斷是以病人臨床表現為對象，以各種生理、病理狀態模型為參照系，來識別發病機理和原因的過程。

中醫的治則是針對病理狀態模型而制定的對疾病控制、調整的戰略。

中藥的理論也具有模型性特點。其四氣五味、升降沉浮、功效、歸經，也是以病理狀態模型為標準，以臨床療效為基礎而概括出來的相應的理論模型。它不講有效成分，不講「藥物物理學」、「藥物化學」的標準，卻能在中醫理、法、方、藥一系列模型的聯繫中，依據自己的特定標準在促使系統狀態模型的轉變中合理、有效地控制疾病。

關於中醫學的定義

中醫是長期的實踐檢驗中不斷概括、不斷完善的理論模型，是關於整體層次上機體反應狀態及狀態變化規律的學問。如果照《黃帝內經》中「候之所始，道之所生」的道理，給中醫下一個定義的話，那麼，中醫學是研究證候及其變化規律而形成的防病治病的科學體系。如果把研究方法也包含進去，那麼，中醫學則是以陰陽五行學說的理論、方法研究證候及其變化規律而形成的防病治病的科學體系。如果從發展的眼光看，用本文上述討論中使用的現代術語來講，以系統方法研究整體層次上的機體反應狀態所形成的防病治病的科學體系，謂之中醫學（或中醫藥學）。

（註：本文原載於《醫學與哲學》1995 年第 12 期，發表時署名「韋黎」，收入本書時略有修改與補充。）

證、証、症、候的沿革和證候定義的研究

20 世紀 80 年代初，國家衛生部原中醫司將中醫病證規範列入重點科研課題以來，各地在規範化研究方面進行了大量的嘗試。

1990 年 6 月，筆者參與主辦了「全國中醫病名與證候規範化研討會」，期間對 460 餘篇應徵論文進行了評審，聽取了 60 餘位與會代表的發言。會後，以會議秘書組的名義發表了研討會紀要。當時給筆者留下的最深印象是，中醫病名與證候規範化的時機與條件還遠遠不成熟。

其一，中醫基礎理論與中醫軟科學的研究落後於病證規範化研究。本來應當從中醫學自身的規律出發，以基礎理論研究為重心，從一個個概念（範疇）著手，在充分研究討論的前提下，明確定義，加以規範。然而我們卻源流顛倒，捨本為末了。

其二，倉促上馬的病、證規範研究，竟然在牽一髮動全身的中心概念——即證候上，至今眾說紛紜，沒有一個嚴謹、規範的定義。欲致其高，必豐其基，欲茂其末，必深其根。否則，如同沙灘上建高樓，根基不固而寄望於熱情或者僥倖，最終難免事與願違，甚至樓毀人亡的結局。

基於這樣一種認識，筆者從 1990 年起，重新蒐集資料，反覆進行研究，逐步梳理思路，形成一些見解。值《中國醫藥學報》就此展開專題討論之際，謹就證候的沿革與定義問題談一些看法。

✠ 證、証、症、候的沿革及證候的本來含義

東漢許慎編撰的《說文解字》，集漢代以前文字學研究之大成，是我國歷史上第一部以六書理論系統地分析字形、解釋字義的字典。該書對「證」的解釋是「告也，從言，登聲」。對「証」的解釋是「諫也」，而「諫」的解釋是「証也」，二字互訓。由於傳統的「言而有信」的文化觀念，尤其是向君主、長者、朋友進直言以規勸其錯誤時，不僅要真實、誠懇，而且有「一言既出、駟馬難追」的嚴肅與謹慎，所以開口告人之言，必須符合事實，又要經得起檢驗。因此歷經一千多年的沿革，到清代段玉裁的《說文解字注》裏，「證」實際上已經演變為從屬於「証」的一個異體字。其在「證」字條下注云：「今俗以証為證驗字，遂改呂覽之証為證。」

應該說，段玉裁以後，「証」在文字學中幾乎成為一個「死」字，形存實亡。因為「證」是包括「証」的全部含義在內的規範字，而且其含義不斷引申、擴大。最典型的例證，是成書於 1915 年的、歷史上收錄單字最多的《中華大字典》。其中「證」的含義共 8 項：「告也」、「驗也」、「諫也」、「諫也」、「則也」、「候也、質也」、「病證也」、「六證」。而「証」的含義僅 2 條：「諫也」、「人名」（《唐書宗室表》之司農卿証）。

因此可以斷定，「證」字是歷代中醫文獻中，用以表述疾病狀態的字，而且是唯一的規範字。也就是說，中代中醫文獻中，不存在「證」與「証」通用，或者以「証」代「證」的問題。

「症」，首見於宋代李昴英《文溪集》的「症候轉危，景象愈蹙」之語。不過，此處並非指疾病，而是譬喻當時的環境。最早以「症」指示疾病者，是明代萬曆年間的進士謝肇淛，他在《五雜俎‧物部》的「人有陰症寒疾者」一句中用到「症」字。但是，以上二人皆非醫家，而且明代醫書中確實沒有出現過「症」字。

收入 46964 個單字的、在我國文字學中頗具權威的清代《康熙字典》，沒有「症」字。「症」字在中醫文獻中的出現，已是清代乾隆年以後的事了。比如，乾隆二十一年（1744年）出版的《方症會要》，全書在應當用「證」的地方全部代之以「症」。但是，「乾隆」以後 150 年出版的《中華大字典》雖將「症」字收入，但對「症」的解釋只 3 個字——「俗證字」。耐人尋味的是，近代最具權威的中醫辭書——1926 年謝觀編撰的《中國醫學大辭典》中無「症」字。就連 1973 年出版的《中醫名詞術語選釋》和 1979 年出版的《簡明中醫辭典》，也都沒有「症」字的影子。

因此可以肯定，從文字沿革的角度來看，在中醫文獻中，「症」字至今仍然不是一個約定俗成的規範字。

「候」，《說文解字》釋為「伺望也」。原指在路旁等待、觀望賓客的到來。段玉裁在《說文解字注》中云：「凡覰伺皆曰候，因之以時為候。」從段注來看，「候」這一個字，包含著空間與時間兩方面含義：一是「覰」，即觀察到的現象；二是「時」，即對現象觀察的過程。

在中醫學裏，最早把「證」與「候」連成一個詞的是南北朝時期的陶弘景。他在《肘後百一方》序中說：「其論諸病證候……」（註：今按 1964 年的中國《簡化字總表》，「証」

字是「證」、「証」二字的同一個簡化字，故「證候」在簡化字環境中即為「証候」。下同。）從陶弘景之後，「証候」便成為中醫學中一個專用名詞術語了。陶氏在《說文解字》之後 200 年左右，由此推之，陶氏之「証候」的含義，應最接近「証」、「候」二字的原來的含義，即包括病人告訴的和醫師觀察的兩方面病理狀態及其變化過程。病人告訴的即問診的內容，而醫師觀察的即望、聞、切診的內容。所以陶氏所講的「証候」包括臨床四診所獲知的全部病理狀態及其變化過程。到了 1947 年，由近代文字學家舒新城等人編撰的首版《辭海》中解釋說：「証者，謂體內病狀發現於外，如事物之有對証也。候者，病之轉變，隨乎時期……舊說七日為一候是也。合言之則曰証候」。這一解釋與《中國醫學大辭典》「証」字的解釋相似，但將病人告訴的「証」與醫師觀察的「候」都歸之於「証」，是其不足之處。不過它從「候」字的另一層含義上強調了疾病演變的時間特性，也是難能可貴的。

　　成書於戰國時期的《黃帝內經》一書中只有一處用到「證」字。（註：根據 1964 年的中國《簡化字總表》的規定，當代中醫文獻中，凡原文中的「證」皆用「証」。下同。）即《素問・至真要大論》「氣有高下，病有遠近，証有中外，治有輕重，適其至所為故也」。

　　但在《素問・五運行大論》中「夫候之所始，道之所生，不可不通也」之說，一語破的——明確指出「候」就是臨床所獲知的種種表現，是形成中醫學的基石。也就是說，「候」是「整體層次上的機體反應狀態及其運動、變化」，是中醫學研究的對象，代表了中醫學之道的本質屬性。其

實，關於「証候」的論述，在《黃帝內經》中無處不在，無處不有，只是當時沒有規範出「証候」這一個詞而已。應該說，《黃帝內經》中舉凡「象」、「候」、「色脈」、「病能」（「能」字古為「態」字之通假字）以及所有關於疾病表現與轉化的描述，都是「証候」的同義詞。

成書於東漢末年的《傷寒雜病論》中沒有「証候」一詞，不過各篇篇名的辨某某病脈証並治的「脈証」二字，其實就是「証候」一詞最早的原形。或者說，「脈証」是張仲景那個時代對「証候」一詞的另一種表述。《傷寒雜病論》、《肘後百一方》、《說文解字》三書的年代相近。據此可以認定，「脈証」和「証候」含義，本來就是一回事，應當統一為一個詞。

文字沿革，在文化變遷、發展中，是經常有的現象。所以 1964 年 3 月 7 日由國家頒佈的漢字《簡化字總表》的出現和簡化字的推行，原是無可厚非的。但是不容疏忽的是，在《簡化字總表》推行過程中，卻給中醫學術上帶來一個極其關鍵的問題——當著「証」（原「證」字的簡體字）作為「證」的簡化字的同時，原來作為「證」的俗字的「症」，卻變為與「証」同時並存的兩個新的規範字了。（註：請讀者特別注意這一句話中，涉及的繁簡變化中不同的四個字的演變。）就是說，「症」字不再是從屬於「証」的俗字了。因此在大陸推行漢字簡化的簡體字新環境裏，中醫文獻中由含義單一的一個「証」字，面對著「証」、「症」並存的兩個字。而對這兩個字，是選取其中之一字作為中醫學術的規範字，還是兩個字並用呢？如果兩個字並用，則要對這兩個字重新做出解釋，並要對與這兩個字組成的所有概念重新做

出定義。自然，在變化了的簡體字環境裏，這就成為中醫學面對的一個極其關鍵，極其重要的學術問題了。

　　然而對這一「極其關鍵，極其重要的學術問題」，當今的中醫界缺少應有的理論意識。於是，形成了當代在「証」、「症」和「証候」一詞上的混亂解釋，並由此逐步滋長為中醫理論上的最大困惑。因為顯而易見的是，「証候」是中醫學的核心概念，它的本來意思是疾病的臨床表現，代表著中醫學的研究對象。而研究對象表徵著一個學科的本質屬性。所以「証候」一詞定義的混亂，對當代中醫學來說，既是全局性、整體性的，更是災難性的。這正是本文討論的核心與價值所在。

　　自 20 世紀 60 年代以後，「証」和「症」在中醫文獻中，其含義時而相同，時而相異。幾乎在此以後，直到今天的每一本書、每一篇文章裏，都存在著「証」、「症」使用不統一，或者前後含義矛盾、歧義的問題。就連 1980 年新修訂的《辭海》裏，也是此一處稱「症候」，彼一處稱「証候」。（註：以下專用「証」或「証候」，不再提「症候」。）足見其矛盾與歧義，遍及行業內外，全國上下。這種狀況直接導致了中醫學術體系的大混亂，委實令人欲哭無淚，欲笑無聲；更令半個世紀以來的後繼學子，至今真偽難辨，莫衷一是。

　　對於表述中醫研究對象與本質屬性的這一中心字與中心概念的長期不規範問題，表面上看似乎發端於文字沿革。然而從另一方面，或者更本質的角度上看，這是中醫學在西醫觀點的強大衝擊下，自身的學術理論主體意識混亂、動搖，概念逐步肢解、日趨異化的反映。因為語詞是概念的載體，

概念是理論思維的細胞。概念的不規範，必然導致理論體系和理論思維的混亂。

就像經學家注重「正名辨物」、文學家注重「賞奇析疑」一樣。在科學上，對概念的混亂解釋和輕率定義，是學術研究的大敵。更何況「牽一髮而動全身的中心概念」呢！

不過，發現問題就是解決問題的開端。中醫學概念的解體和異化，終於在其中心字與中心概念的混亂中，逐步蛛絲昭然，令人豁然猛醒了。

✚ 關於「症」的含義

《簡化字總表》頒佈後，「症」字由原來的一聲字，變為兩聲字。四聲的「症」專用於醫學裏，一聲的「症」是繁體「癥」字的簡化字。其含義有三：（註：大陸簡體字的「証」乃繁體字的「證」故以下內文用「證」）

1 | 臨床表現

當「症」字還是中醫學裏沒有獨立含義的一個俗字時，隨著 21 世紀初西醫學在中國的廣泛傳播，從翻譯伊始，「症」字在中文的西醫文獻中便是一個規範字了。由此組成的「症狀」（symptom）一詞首見於西醫文獻。它一般指病人「主觀不舒適、不正常的感覺或某些病態改變」，如頭痛、發熱、咳嗽、呼吸困難等。它是透過病人的主訴和對病人的問診而得來的，與醫師對病人的體格檢查而得到的客觀表現「體徵」（sign），如雜音、囉音、肝脾腫大等相似。因此廣義的「症狀」，也包括「體徵」在內，口頭上往往同時提症狀與體徵，兩者並列對等。

近年來不少人把中醫四診（望、聞、問、切）所收集的資料，也稱為「症狀和體徵」。當「證候」與「症狀」兩個名詞，在中、西醫各自理論中的概念還未辨別清楚的情況下，隨意把西醫的術語拿來在中醫裏使用，這是極不嚴肅的，當然也是行不通的。

第一，「證候」與「症狀」的臨床內容不同。中醫望診中的望部位、望神色、望舌，切診中的切脈象，西醫的症狀裏無此內容。除了病人主訴外，中、西醫的問診內容，各隨其理論特點而差異很大。中醫的臨床聞診，包括聞聲音、氣味，西醫往往不大關注；而且西醫的體徵檢查，大多是中醫所沒有的。另外，中醫對證候的觀察，不僅著眼於現狀，而且更重視證候演變的過程、趨勢和相互關係。同時，中醫還把病人的證候，與心理、體質、社會、自然等方面聯繫起來，進行綜合考察。也就是說，中醫的證候，是疾病過程中生物（身體）、心理、社會（自然）三方面因素作用下的病理表現，或者說是生物醫學、心理醫學、社會醫學三者臨床表現的總和。而西醫則著重於生物醫學的範疇，來觀察症狀和體徵。

第二，「證候」與「症狀」的臨床性質不同。西醫重視症狀的特異性，即症狀與病灶、致病因素之間直接的、必然的關係。例如，乾性囉音、濕性囉音與肺部疾病，心區雜音與心臟病，馬氏壓痛點反跳痛與闌尾炎，麻疹的口腔黏膜斑與麻疹等等。中醫的望、聞、問、切所獲知的證候，大多是非特異性的。例如，弦脈主寒、主飲、主痛、主肝氣不舒又為春季之正常脈象；咳嗽除外感、內傷，屬寒、屬熱外，《黃帝內經》中早就有五藏咳、六府咳之說。所以，只有聯

中醫復興論——沉思・啟蒙・正本・清源

繫中醫基礎理論，並在醫師的理論思維中從感性的具體經過抽象概括，形成對疾病病理機制的判斷後，這時與病理機制完全相應的證候，才具有診斷的價值，即特異性。

第三，證候與症狀的臨床意義不同。西醫的症狀「是認識疾病的嚮導，並能為診斷疾病提供重要的線索」，但不是診斷的主要依據。一旦經過實驗室檢查或者以某種儀器查明致病因素或病灶後，症狀在疾病診斷和治療上的意義則隨之淡化。而中醫的證候及其變化，始終是臨床診斷和治療的根本依據，貫穿於辨證論治的全過程，而且要求毫釐無差，絕不允許以偏概全。

基於上述，在中、西醫兩種醫學並存而又未實現真正融合的情況下，要防止相互偷換概念的邏輯錯誤，要維護各自概念表述的單一性原則，要避免中醫概念在西醫觀點衝擊下的解體和異化。為此不應將西醫的症狀與中醫的證候混為一談。在「症狀」一詞已是西醫規範術語的今天，「證候」則應相應地作為中醫表述疾病表現的專用術語，方可避免中、西醫這一敏感術語的相互混淆。

2│疾病名稱

中醫的病名，不少是以典型證候命名的，如喘證、哮證、痺證、痿證等。西醫的病名也常常貫以症字，如肢端肥大症、子宮內膜異位症、隱睪症、血小板增多症以及多種以綜合徵命名的疾病。

在證、症不規範時，中醫的病名也常後贅以症字。長期混淆中令人可喜的是，1995 年納入國家標準的《中醫病證分類與代碼》中，已在以往的病名中全部刪去後贅的證字或

症字。應該說，這對於避免中、西醫病名的混亂，對於證與症這兩個字在中、西醫中的合理使用，是一個良好的開端。

3｜表述「癥結」

一聲的「症」，是「癥」字的簡化字。因此一聲的「症」，源於中醫「癥瘕積聚」之說，凡腹內聚而不散的結塊，即謂之症病。以後引申出「癥結」一詞，意指為「事情弄壞或者不能解決的關鍵」，成為社會用語。四聲的「症」，是症狀的簡稱。

近年來由於症狀與證候相混淆，中醫文獻中症與症狀的提法比比皆是。又因為症狀或證候又常常縮寫（誤寫）為「症」，因此在中文簡體字環境中，進一步導致「症瘕」之「症」與「症狀」之「症」相牴牾的局面。這令中醫編輯出版者每每在症狀、證候、症瘕面前，尷尬、難堪不已。如果按上節的提法，將證候與症狀各自作為中醫與西醫的專用術語的同時，中文簡體環境中一聲的「症」，只作為「症瘕」之「症」來使用。一聲的「症」與四聲的「症」相牴牾的局面，將不再在中醫簡體字文獻中出現。

而在繁體字環境中，「癥」字仍然是「癥瘕」、「癥結」之「癥」的專用字，無須改變。

✚ 關於「證候」的新含義

對證候（簡稱「證」）含義的重新解釋，發端於西醫傳入中國以來，混亂於 20 世紀 60 年代以後。究其原因，一方面因為辨證論治是西醫無可取代的特色，中醫界欲極力保持與發揚。另一方面因為西醫的症狀與中醫的證候在內容、性

質、臨床意義上的區別，學術界未對其深究。因而出於揚己之長和不被西醫所取代的良好願望，卻又不知不覺地步入學術上新的誤區，紛紛為證候編造出遠離本來含義的不新解釋或新定義。所以近年來一些有識之士「提出一個駭人聞而又無法迴避的問題——證的定義有必要重新釐正和取捨嗎？」

為此，僅就 20 世紀 60 年代以來關於證候的有代表性的四種說法加以分析。

1 | 證據說

該說認為「證」就是「證據」。包括臨床表現在內的各種證據，並從而據此做出診斷和治療。這一解釋的不足之處有兩點：

第一，失之於籠統和簡單。「證」最早的文字含義是「告也」，證據是其原始含義上的引申和擴大。故證據的含義常用於自然科學、社會科學和社會生活的各個方面。而證候的本來含義既符合最早的文字學含義，又是最具體的、陳述單一性最強的中醫學專用名詞術語。

第二，淡化了證候的時間特性。如前所述，證候既包括了疾病在空間意義上的表現，也包括了證候的相互聯繫及變化的因果關係，即疾病在時間意義上的特性。然而證據之說給人的印記是把非特異性的臨床表現，作為臨床辨證的依據，而忽視了中醫基礎理論指導下的對疾病表現與過程的雙重關注。這也就阻礙了證候在理論思維中由非特異性向特異性的昇華，而且從此助長了「對證治療」、「方證相對論」的蔓延。當今由國外提出的「循證醫學」之說，也偏於此類。

2│證（症）候群說

把中醫的證候視為證（症）候群，始於西醫傳入中國以後，最早是由對中醫一知半解的西醫師提出來的。證（症）候群說與西醫的「綜合徵」有相似之處，與日本漢方醫學中的「方證相對論」同出一轍。其要害是否定了建立在中國傳統文化科學基礎上的以陰陽五行、經絡藏象、病因病機、診法治則為核心的中醫基礎理論。

它不承認中醫臨床中的理論思維，認為中醫不過是針對證（症）候群進行治療的早期的經驗醫學而已。所以 20 世紀 30 年代起，中醫界前賢就曾經批判了證（症）候群說，並明確指出了其包藏的揚棄中醫基礎理論的實質。然而，證（症）候群說近年來卻改頭換面，在所謂的「中醫病證標準化、規範化」的旗幟下，以「推廣」的名義而氾濫。

1993 年以來，以中華人民共和國衛生部名義「制定發佈」了《中藥新藥臨床研究指導原則》。其中作為「中醫診斷標準」而貫穿於各種疾病之中的「中醫辨證」與「中醫證候療效判定標準」兩部分內容，就是不折不扣的證（症）候群模式。

《指導原則》中沒有以中醫基礎理論為標準的證候分析，完全看不出證候的相互聯繫與演變過程、趨勢。對證候的辨別或分類標準，只是一組非特異性的症狀或者症狀的加加減減。其隨意性與簡單化，好似玩耍症狀魔方——經過簡單的堆積或取捨之後，再貫上一個證名，便是「診斷標準」了。現抄錄「中藥新藥治療消化性潰瘍的臨床指導原則」一章中「中醫辨證」條下的「氣滯證」如下：

主症：①胃脘脹痛，兩脅脹悶；②遇情志不遂則加重；③噯氣或矢氣則舒；④善怒，善太息。次症：①胸悶食少；②泛吐酸水；③舌苔薄白；④脈弦。上述主症①必須具備，並應兼具其餘主症中的 1 項加次症 2 項，即可診斷。

按照這個標準，如果某一病人具備該主症中的①與②，加上次症中的①與②，那麼普通老百姓只要問一下病人，用不著察舌、按脈，用不著請醫生，人人都可以對氣滯型消化性潰瘍做出診斷。照此辦理，中醫學根本算不得什麼「博大精深」了，中醫師也沒有存在的價值和必要了。

其實，中醫臨床診斷過程，是具體——抽象——具體的辯證的認識過程。就是說，臨床中透過望、聞、問、切所獲知的證候，是生動的、直觀具體的知覺表象，即初級的、感性的具體認識。接著，由熟諳中醫理論的中醫師按照中醫概念、判斷、推理的邏輯規則，在證候的基礎上對疾病的藏府虛實、陰陽盛衰、邪正消長以及寒熱真假、標本先後等，「揆度奇恆」、「以求其屬」。這時認識就從具體進入了抽象。然後，抽象從思維中導致具體的再現，即把各方面的屬性、關係聯起來加以綜合，取得對疾病病理機制總體的認識，達到高級的理性的具體。

但是，證（症）候群說拋開了從抽象到高級的理性具體認識階段，它從初級的感性的具體認識上，便給疾病貼上一張「證名」的標籤，以此稱之為「診斷」。

然而，因為離開了中醫臨床診斷的真實過程，這種「原則」或「標準」，除了紙上談兵外，尤其令人擔憂的是：它從此將整個中醫「指導」到早期的經驗醫學，或者西醫的「對證治療」哪裏去了。

3｜證型說

　　證型說是 20 世紀 60 年代，在號召「西醫辨病與中醫辨證相結合」的形勢下而逐步形成的。其基本形式是：將西醫或中醫的某一種疾病，分為幾個不同的證候類型，來進行所謂的「辨證」治療。應當承認，作為中、西醫在臨床上相互合作或配合的初級形式，辨證分型有其一定的意義。因為它不過是一種經驗性概括，便於初學者對號入座而已。但是，把證型說作為中醫臨床標準化、規範化的樣本，則遠遠離開了中醫學的內在規律。

　　其一，證型之「型」只突出了疾病的空間屬性，而淡忘了疾病的時間屬性，即病程意義。其二，證型說也把疾病演變中真實的、活生生的過程，人為地簡單化、殭屍化了。

　　其實，不論中醫還是西醫的某一種疾病，從辨證論治的觀點來看，疾病是一個時間上無數的異時連續的因果關係和空間上無數的相互依存關係，交織在一起的無限變化的過程。這個過程的不同階段，則是疾病在時間、空間上無數的、不斷變化的、具體的病理機制和臨床表現。對於證型說而言，它把中醫圓機活法的，建立在藏象經絡、病因病機理論基礎上的辨證論治的靈魂，徹底地丟掉了。如此規範中醫的辨證，無疑是不可取的。

4｜階段性病機說

　　《中醫基礎理論》教科書給「證」下的定義是：「所謂證，是指疾病發展過程中，某一階段的病理概括。」按照中醫的一般表述習慣，這裏的病理，全稱應為病理機制，簡稱

病機。因為在疾病發展過程中的病理機制是「無數的不斷變化著的」，故臨床中醫辨認的病機必然是階段性的。因此，把這個定義的語詞加一梳理，其句型則是：「證是病機」。這個定義不論從哲學上、邏輯學上講，還是從中醫學上講，都是不能成立的。

第一，本質是指決定事物的性質和相互之間內部聯繫的內在的原因；現象是本質在外部的表現，是事物比較表面的、零散的方面。現象是直接呈現在人的感官之前的；本質是隱蔽的、是人們經過對現象的理性思維才能認識的。同理，病機是疾病發生、發展的本質，是臨床治療的理性根據；而證候是人的感性認識，亦即疾病本質的外部表現，而不是理性所認識到的病機。

中醫臨床上從對疾病外部表現的辨別，到中醫理論基礎上的抽象思維，才是認識疾病病機的辨證過程。

如果把證視之為疾病的本質，亦即病機，那麼辨證就是多餘的了；不經過抽象思維便可一眼看清病機，這在哲學上是不可思議的。如果「證是病機」這一定義可以成立，那麼「辨證求機（因）、審機（因）論治」則是一個邏輯上講不通的命題──只有改為「見證治療」或「對證治療」才是。

由此可見，「證是病機」和「辨證求機」二者之間，只能有一個是正確的。

第二，證候與病機，是中醫學中牽一髮而動全身的兩個中心概念（或範疇）。如果「證是病機」，則意味著這兩個範疇可以合二而一。馬克斯曾經說過：「如果現象形態和事物的本質會直接合而為一，一切科學就都成為多餘的了。」（《資本論》第 3 卷，第 959 頁）據此，既然辨證的目的是

為了尋求病機，那麼「證」就只能是疾病的「臨床表現」這樣一種解釋。

《中醫基礎理論》在「緒論」中稱，辨證論治是「中醫理論體系的主要特點」。但在其後的章節內容裏，只有「病因」、「發病」、「病機」，既沒有辨證的專門章節，也沒有將病機一章更名為證。

這種首尾不一致的狀況，除了概念不清、思維混亂之外，恰好是對其證候定義的自我否定。只有把證候定義為中醫意義上的疾病表現的前提下，「辨證求因、審因論治」才是「緒論」中這一「主要特點」的真正含義。

由此聯想到 20 世紀 80 年代曾轟動一時的《中醫證候鑑別診斷學》一書。書名中雖然寫的「證候」，但是全書真正的內容卻在講「病機鑑別」。用本文的觀點講，重新釐定「證候」和「病機」的含義之後，將該書更名為《中醫病機鑑別診斷學》，並將書中所有寫「證候」的地方統統改為「病機」，才更符合該書的內容、結構和編者的真正意圖。

關於證候的定義

經由以上三個方面的討論，可以肯定地講，證候作為中醫學的中心概念（或範疇），其所陳述的「關於疾病臨床表現」這一基本屬性和特徵，至今並沒有改變，也不能改變。30 年來症、證的混亂已經使我們深受其苦。對證候含義的種種新解釋儘管已經在學術界形成一些習慣看法，甚至成為一種積澱，但是無論如何這不是「學術創新」，而是中醫基礎理論解體和異化的表現。隨著中醫學所面臨的學術環境和語言環境的客觀變化，尤其在中、西醫並存的特定歷史環境

中，有必要對證候定義的陳述方式加以釐正。這種釐正的意義，正是對中醫理論的核心概念異化或解體後的撥亂反正。基於這樣一種觀點，並聯繫到證候一詞的本來含義，這裏試圖對證候的定義釐正如下：

證候是中醫學的專用術語，即透過望、聞、問、切四診所獲知的疾病過程中表現在整體層次上的機體反應狀態及其運動、變化，簡稱證或者候。

按照這一定義，「證候」是中醫學專用術語。與此相應，「症狀」（體徵）是西醫學專用術語；一聲的「症」是中醫學裏為表徵腹內積塊（即癥瘕）的專用字。

本文關於「證候」這一概念的定義，其內涵有五：

1. 證候是四診獲知的，包括病人主觀講述與醫師客觀診察兩方面的臨床表現，與西醫學的體徵以及儀器、實驗室檢查的客觀指標有本質區別，無可比性，也無法相互取代。

2. 證候在時間和空間兩個方面反映了疾病的過程，包括了疾病表現的連續性、因果性、相互依存性關係。

3. 「整體層次」包括「人身一整體」與「天人一整體」兩個方面。

4. 「機體反應狀態」援引自「論中醫學的定義」一文，本意是關於證候或中醫研究對象的一種現代表述。是疾病在生物、精神情志、社會（自然）諸因素作用下的總結果，是自然流露的疾病外在表現的總和。

5. 證候的不斷變化，源於病理機制的不斷變化。

從《黃帝內經》的問世到今天，中醫跳出經驗醫學的窠臼而邁入獨特的醫學理論體系的成熟階段，已經兩千多年了。在這個醫學理論體系裏，「證候」是其研究的對象和賴

以形成與發展的基石。因為中醫學就是一種「以系統方法研究整體層次上的機體反應狀態所形成的防病治病的科學體系」。所以在對證、証、症、候的沿革和證候定義這些基本問題反覆研究的數年裏，常不免誠惶誠恐的壓力和以哀兵之勢在夾縫中孤軍奮鬥的情懷。以上淺見，願學術界同仁不吝賜教，批評指正。只要有利於中醫學走出困惑、健康發展，知我者罪我，亦榮幸之至了。

（註：本文原載於《中國醫藥學報》1996 年第 2 期，發表時署名「韋黎」，收入本書時略有修改補充，原文「參考文獻」部分從略。）

第三節

論中西醫的不可通約性

中醫藥學（以下簡稱中醫）和西醫藥學（即現代醫學，以下簡稱西醫），是兩種不同的醫學科學體系。在這兩種體系裏，各自都包括了基礎醫學、臨床醫學和臨床診療技術三方面內容。因為各自的基礎醫學所揭示的關於生命與疾病的觀念、原理，是兩種醫學的核心，所以本文講的中西醫，主要指兩者的基礎醫學而言。

「通約」一詞的原形，出自數學中分數加減運算時的「通分」與「約分」。即用求「最小公倍數」的方法，先使

分母不同的兩個分數實現「通分」，然後加以計算；接著用求「最大公約數」的方法對繁分數進行「約分」，使其化簡。「不可通約性」之說，出自美國科學哲學家庫恩的《科學革命的結構》一書。特指方式不同的學科之間的關係。在庫恩看來，兩種方式不同的學科之間，是不可通約的。所以不可通約性，也就是不可翻譯性。

本文旨在說明中西醫的「不可通約性」，因此我們著重於兩者基礎醫學範疇之內進行討論。

✤ 從科學多元的基本理念談起

1 | 關於「科學」的含義及科學態度

「科學」一詞的本意是「知識」，即人們在研究客觀世界過程中所獲取的階段性認識。所以「關於自然、社會和思維的知識體系」，均稱之為「科學」。由於客觀世界的複雜性和多樣性，科學必然是多元化的。因此科學的定義也可以解釋為「分門別類的研究客觀事物所形成的知識體系」。

世界上只有人類具有科學研究的能力。科學是人類理性思維的結果，從事科學研究必須有實事求是的態度。

2 | 關於形上科學與形下科學

世界上萬事萬物的存在，都決定於兩個基本前提。首先是支配萬事萬物形成、發展、變化的共同規律；其次是在共同規律支配下各個事物自身的具體規律。對此，《易經‧繫辭上第十二》的說法是：「形而上者謂之道，形而下者謂之器。」所以形上與形下，就成為兩類走向不同的研究路線和

知識體系。於是，人們所獲取的科學知識，便逐步地劃分成形上科學和形下科學兩大類。

前者關注的是萬事萬物相互間的變化、和諧、聯繫及其支配萬事萬物的共同規律，並以此來認識具體事物；後者關注的是具體事物以及內部的結構與功能。

西方先哲亞里斯多德的《第一哲學》（也稱《後物理學》），即超乎物性形體之上的學問。它與中國古代的《易經》以及老子、莊子、孔子、孟子、荀子等先哲們所研究的「道」、「德」、「氣」，都屬於「形而上」的學問──超乎物性形體之上，是萬事萬物存在與運動規律的高度總結。

現今所說的社會科學、思維科學，以及自然科學中的系統性科學（或綜合性科學），多係形上類的科學；而自然科學中的還原性科學（或分析性科學），多係形下類的科學。

3│關於系統性科學與還原性科學

由於事物的複雜性、多樣性，也由於人的天性的侷限和卑微，人們所能看到的客觀實在，常常並不是事物的全部──或物質的運動，或運動著的物質。因此人們的研究工作往往著手於某一類事物的某一個側面。

物質的運動呈現給人們的，首先是事物在時間意義上的異時連續的運動方式，即訊息、狀態、現象及其他們的變化。社會、歷史、人文如此，自然科學中的天文、氣象、物候、生態、生物進化、心理等也皆如此。這些都是以運動著的訊息、狀態、現象為研究對象，逐步獲取該領域所特有的科學知識。

運動著的物質呈現給人們的，首先是具體事物在空間意

義上的物質形態。人們透過研究組成這一特殊形態的結構及其功能，逐步達到了認識和把握它的目標。

在近代，人們常把前者視為系統性科學（綜合性科學）研究的對象，把後者視為還原性科學（分析性科學）研究的對象，並成為近代人們對科學在總體上的分類。

4 | 關於「人」的定義

中國古代有濃厚的「人本」觀念，認為「人是天地萬物之靈」。其實，人就是萬物，人的身上處處都彰顯著萬物的投影。

在西方，由亞里斯多德提出，後經聖托瑪斯·阿奎那認定的關於「人」的定義為：人是「理性的動物」。這個定義有三個內涵：「理性」、「動」、「物」。除「理性」為人所獨有外，其中的「動」，也是任何「物」無與倫比的。因為人是處於不斷地新陳代謝過程中的「自立體」——他與周圍事物廣泛聯繫，處於不斷的運動變化之中，從和諧出發，在與周圍世界的相互聯繫、相互依存中趨於和諧，以保持自身的動態平衡和穩定。

中醫理論的奠基巨著《黃帝內經》上說：「人以天地之氣生，四時之法成」，以「神明」為其「君主」，而「與萬物沉浮於生長之門」。這個觀念與西方先哲的看法一致，更與西方哲學家叔本華不謀而合——「人是天生的形上動物」。

用當代系統科學的表達方式講，這個有「理性」的「形上」的「動」著的「物」，是一個開放的、複雜的，有保持和恢復自穩態能力的巨系統。

5│關於「近代科學主義」

18 世紀以來，還原性科學在人類物質文明發展中發揮了巨大作用，與此同時，人們對「科學」也產生了一種「潮流性誤解」。這種誤解是還原性科學固有的錯誤所造成的，同時也與人的天性的侷限和卑微相關。在當代許多人的頭腦中，往往只有還原性科學的價值標準，並且，「科學」二字甚至被視為還原性科學專用名詞。因此在當代，人們常常越俎代庖，做出過許多用還原性科學代替、解釋、改造、非議形上科學、綜合科學成果與價值的蠢事。這便是當代從事科學學研究的學者一再警示人們的「近代科學主義」。

儘管如此，「近代科學主義」仍然占據著潮流，並引導著當今的「技術瘋狂時代」。面對人類「回歸自然」的覺醒，在我們討論中西兩種醫學關係時，這的確是值得我們冷靜反思、真誠面對的又一個大課題。

6│關於「學科」的要素

任何一門科學，都必須具備三個根本要素，即研究對象、研究方法和概念（範疇）體系。研究對象是該學科的根本出發點，也代表了該學科的本質屬性。研究方法是人們認識對象的方式與方法的學問，它是科學發展最活躍的因素，因為科學總是隨著研究方法的發展而發展的。人們用特定的研究方法來研究特定的對象，便逐步上升為理性的認識，並藉助語詞以概念、範疇的形式加以表述。當用來進行理論思維的概念、範疇積累起來，形成認識或解釋對象的理論體系之後，便標誌著這一門科學走向了成熟。為此，下面圍繞這

三個要素，對中西醫的不可通約性進行一些簡要的討論。

✚ 具體研究對象的不可通約性

　　廣義的生命科學是天地萬物的生生化化之學，狹義的生命科學則是習慣上僅限於生物範疇的生、長、壯、老、已之學。而醫學是生命科學中一個有限的組成部分，其根本的目的在於人的健康、長壽，其主要任務在於防病、治病。

　　長期以來，人們常常把醫學服務的對象和研究對象相混淆。因此，擺在中西醫面前的首要問題，必須明確回答醫學家面對的「人」究竟是什麼。

　　按照「人是天生的形上動物」的理念，從研究對象而言，醫學家面對的人，至少有以下七種屬性：自然屬性的人，社會屬性的人，精神、情志（*心理*）屬性的人，活的整體狀態的人，組織、器官屬性的人，細胞屬性的人和生物分子屬性的人。

　　中醫研究的具體對象，是以活的整體狀態的人為中心而擴展的。

　　所謂活的整體狀態，包括生理的和病理的兩個方面。醫生透過望、聞、問、切四診所獲取的，自然流露於外的機體反應狀態，即中醫學中的「證候」。而生理性的狀態，也是醫者為探求疾病而對正常的人進行觀察所見的表現。《黃帝內經》所稱的處於生理情況下的象、態、候等，其實也是證候，故《素問・五常政大論》說：「候之所使，道之所生」，意思是說，中醫是以證候為研究對象而形成的。

　　證候的顯現，與以下四個方面直接關聯。其一，社會的安定與戰亂，文明與落後，人在其中的貧賤富貴、飢飽勞

逸、榮辱炎涼等，都會塑成肉體和精神的個體特性而表現在證候上。其二，自然的環境氣候，土地方宜，春夏秋冬，陰陽晦明以及風、寒、暑、濕、燥、火等，都會以每個人的體質特點為轉歸，以證候的形式顯現出來的。其三，一個人的文化素養、思想觀念、道德情操以及性格、愛好等，既造就了每個人的精神面貌，也左右著每個人喜、怒、憂、思、悲、恐、驚七情的個體特點及其太過、不及情況下的證候表現。其四，一個人肉體的先天稟賦，後天長養，素體的盛衰強弱、既往疾病以及男女老幼等，既決定了本人對某一方面疾病的易感性，也決定了他在自然、社會、精神情志影響下，發病以後的病機轉歸和證候表現的個體性特徵。

由此可以看出，中醫學裏的證候至少具有以下四個特點。其一，中醫從防病治病的目的出發，把人的自然、社會、精神情志和機體的反應，以證候為聯結點，使之融合為一體。其二，「證候」是「運動」的一種特殊方式，它具有鮮明的形上學特點。換言之，自然、社會、精神情志、活的整體狀態的人，就是形上的人。把它們聯結在一起的證候的形上特點，也就無所質疑了。其三，中醫透過證候，實現了人的形上屬性的具體化和個體化。就是說，中醫的證候，把每一個人生存過程中的形上性個體特點，都以各種不同的脈、舌、色、證，表達了出來。其四，證候來源於病人的主動提供和醫者望、聞、問、切的全面診察。在科學領域中，任何一個學科都沒有像中醫診斷那樣，被研究者（病人）主動參與研究之中。中醫的診斷是研究者與被研究者，即「萬物之靈」的兩方面理性活動的高度配合，這就增進了證候的真實性和可靠性。上述四個特點，奠定了中醫的本質屬性，

也決定了中西醫相互間的基本區別。

西醫的生物醫學，開始見到的人，也首先是人的整個機體。但西醫的視線隨之即往下走——從組織、器官水平到細胞水平，又從細胞水平到分子水平，力求在最微細的水平上研究機體的結構與功能。不難看出，西醫生物醫學最關注的具體研究對象，顯然是形下屬性的人，即人的組織器官、細胞、分子屬性。這與證候的人，完全不在同一個層次上，相互之間自然是不可通約的。

西醫也講症狀與體徵，但是，西醫只把症狀視為診斷疾病的嚮導，沒有作為抓住不放的研究對象對待。嚮導一旦找到發生在局部的病灶及其病理解釋以後，症狀在診斷、治療上的意義隨即淡化，甚至消失。至於體徵，西醫也只把它視為內在的組織、器官病變在體外的特異性反應，沒有在人的形上聯繫上找原因，因此也不具有中醫證候的特點。

當代西醫也講「生物、心理、社會」綜合性醫學模式。但是，心理和社會領域有顯而易見的形上特性，而西醫的生物醫學研究的對象具有鮮明的形下特點。所以西醫的生物、心理、社會三種醫學之間，必然是不相融合的三個醫學分支的關係。

毋庸置疑，只要哲學與化學不能合二而一，那麼，西醫之中的心理、社會醫學，將必然與其生物醫學之間，保持著今天這種多元並存的關係，而不可能相互通約，結合為一。

研究方法的不可通約性

研究對象對於研究方法，是選擇和被選擇的關係，甚至可以說是決定和被決定的關係。譬如，冶煉而成鋼、掏沙以

取金，是鐵礦石與含金的沙，各自天然地選擇了冶煉和淘沙的方法，不可取代或互換。所以，人們不可能因為還原性方法或技術的發達，把它任意拿來解決邏輯學和哲學的難題，更不會用化學方法化合出訊息，用解剖學方法去打開七情。

第一，由於中醫研究對象的形上學特點，因此從方法論的角度講，中醫的學習與研究者，首先要知道形上學。

形上學其實並不神祕。一般來說，形上學是「論有之學」。按照亞里斯多德的定義，形上學是「論萬有之有及其特性之學」。所謂萬有，就是人們感知到的（包括暫時還沒有感知的），不以人們意志為轉移的客觀實在。

我國古代講的天、地、萬物，佛陀講的色、受、想、行、識，現代哲學定義中所指的自然、社會、思維，其實指的都是至大至多，甚至令人難以想像、難以全部把握的萬有。問題的關鍵在於，人們首先必須承認萬有的「有」（即存在）。不要因人為的私慾偏情、卑微無知、狹隘武斷、自立門戶，只承認其中一部分「有」，而否定自己不願意承認或尚未知道的「有」。當普遍確立了萬有的觀念之後，人們共同研究萬有的特性，就容易趨於一致，而減少門戶之見或左道旁門之謬了。

正是因為形上學是關於萬有之有及其特性的學問，因此形上學是一切哲學方法論、認識論的基礎。中國古代的道、德、氣、理是形上學；毫無割裂地把自然、社會、思維看作萬有而總結出來的哲學，是真正的形上學。在形上學上，至今仍有許多不同的學派，這是無關緊要的。因為只要承認「萬有」，承認有共同規律支配著萬有，並不斷朝著真理的方向努力探求，學會用形上學的思維方法來解決實踐問題，

就可以稱得上掌握形上學的真諦了。

人是萬物之靈，人就是萬物，人的身上處處彰顯著萬物的投影。所以，中醫在學習和研究中，必須熟悉形上學的基本原理。這並非要求每一位中醫工作者都必須是形上學家，但起碼要把握其基本概念、原理和思想。如此，我們在理解中醫的陰陽五行學說，以及在陰陽五行學說基礎上架構的經絡藏象、病因病機、診法治則、方劑藥物等理論的科學原理時，便獲得了主動。

第二，中醫研究的證候（狀態），與當代系統論、訊息理論、控制論中所講的訊息，含義相同。所以系統性方法將為中醫的當代研究提供新的思路與可能。

系統性方法是當代科學研究的最新方法，習慣上稱之為綜合性方法，或「交叉」、「橫斷」學科，20世紀70年代以後，已為世人所熟知。在系統方法裏，訊息被看作研究或被調控的對象；控制則作為對訊息進行存儲、處理、調控的方式；系統論是對整個系統性方法原理的揭示。

在中醫裏，證候是活著的人表現出來的不斷運動、變化的訊息；各種治療則是依據證候，察明病機，對疾病施行控制的手段。中醫理論中包含著豐富的現代系統論的思想、方法的合理內核。從系統論的角度看，中醫面對的人則是一個開放的、複雜的，有保持和恢復自穩態能力的巨系統。

因此，認真掌握系統論的原理及其研究方法，對於學習和理解中醫的天人合一論、整體系統觀、動態平衡觀，以及辨證論治的一系列理論、原則和方法；對於研究和推動中醫未來的發展，無疑是必不可少的。

還原論與系統論，綜合與分析，是不可通約的。不同學

科所面對的不同的研究對象，其研究方法也是不能隨意置換的。比如水，用物理學方法看到的水，是無色、無味、無臭、透明的，在攝氏零度時凝固為冰，一百度時變為氣態，四度時比重最大、體積最小。而用化學方法看到的水，則是由兩個氫原子、一個氧原子構成的。假設置換研究方法，用物理學的眼光，怎能說水是由兩個氫原子和一個氧原子結構而成的呢？物理學與化學之間尚且如此，還原與系統，分析與綜合就更是如此了。

數十年來，我們往往從近代科學主義的偏見出發，懷疑或不承認中醫基礎理論的科學地位，無視形上學和系統性方法。常常主觀地把中醫、中藥當作被研究、被解釋、被驗證、被改造的對象，用西醫生物醫學研究中習以為常的還原性方法，對中醫藥進行「研究」，雖代價沉重，但成果寥寥。根本原因就在於忽略了兩種醫學研究方法的不可通約性。

✚ 兩種醫學基礎理論的不可通約性

中醫與西醫的研究對象、研究方法不同，所以兩者所形成的理性認識，藉助語詞形式所概括的概念、範疇體系自然也就不同。

比如中醫的藏象學說。中醫在研究整體層次上的機體反應狀態（即證候）的過程中，首先把人視為證候的人、訊息的人，視為一個由不斷運動、變化著的狀態構成的整體系統。然後在形上學觀念和方法的指導下，運用包含系統方法內核的陰陽五行學說，以綜合——演繹的邏輯原則，把整體系統劃分為若干功能不同、相互聯繫的子系統。這些子系統

以心、肝、脾、肺、腎，大腸、小腸、胃、膽、膀胱、三焦，精、血、津液、氣等名稱命名。對於各子系統的職能，中醫多以不同的「官」或「主」來界定。如「心者君主之官」、「主血脈」、「主神明」等。

表面上，各子系統有粗淺解剖的影子，但事實上，它是訊息系統模型。其命名心、肝、脾、肺、腎等，只不過是某一方面「職能主管者」的代名詞而已，故中醫稱之為「藏象」，而非西醫所指的「臟器」。

惲鐵樵在他的《群經見智錄》中，稱中醫的五藏是「四時之五藏，而非血肉之五臟」。聯繫到現代系統理論，這「四時之五藏」，即天人合一論前提下，人身整體系統內所包含的五個子系統，是「天人相應之五藏」，或曰「天、地、人合一之五藏」，遠非有形質的臟器可比。

再如，中醫的病因病機。在中醫看來，疾病的發生，一方面歸結於外在的自然和社會因素，另一方面歸結於內在的精神情志和整個機體的因素。在上述因素共同作用下，正常的機體反應狀態發生紊亂，於是形成了疾病。在疾病過程中，中醫把導致「善行而數變」之類狀態的原因，歸咎為「風」；把導致「潤下」、「沉滯」、「留連難除」之類狀態的原因，歸咎為「濕」。如此等等。

這些病因是基於病理狀態，藉助「風」或「濕」的屬性，演繹而來的訊息系統性病因模型。它不同於西醫的「致病因子」，也不同於自然界直觀的風或濕。

人體在內、外因共同作用下，可能使人的五藏六府、氣血陰陽出現疾病狀態。臨床上分析產生這種狀態而認識的內在本質，稱之為病機。它同樣是一種訊息系統性病機模型，

不是來源於按照邏輯實證論而設計的實驗室指標，也不是分析性研究下的病理解剖。這種訊息系統性病機模型，表面上看不見、摸不著。因為它是人們認知活動過程中理性思維的總結，所以離開了醫者和病者的共融現場，就變得無所謂有，無所謂無了。「營衛失和」、「樞機不利」、「心腎陽虛」、「肝陽上亢」、「脾虛濕停」、「寒滯經脈」等均是如此。

它來源於人們對客觀實在的理性概括——具體的病理狀態在理性思維的作用下，經過抽象而形成的更高一級的理性具體。應該說，它是經過數千年實踐檢驗的真實不虛、無可置疑的形上病理學。

又如治則與方藥。中醫的「論治」，即根據辨證所得的病因病機，對疾病進行審因審機而採取的負回饋調節的過程。「調和營衛」、「通利樞機」、「溫補心腎」、「平肝潛陽」、「健脾燥濕」、「溫經散寒」等，皆是針對病機從相反方向制定的治療原則，用控制論的語言來表述，即負回饋調節的決策。

用於治療的方法或藥物，是落實治療決策而採取的具體措施。不難看出，中醫的針灸、推拿、按摩，在醫生與病人之間，沒有物質、能量的交換，完全是負回饋性的訊息調節。至於口服的中藥，它的確是包含多種化學成分的物質實體。然而不可混淆的是，訊息同樣是構成物質世界的三大成分之一。自《黃帝內經》到今天，中藥的性質是以寒、熱、溫、涼四氣和酸、苦、甘、辛、鹹五味來判定的；中藥的功效是以宣、通，補、瀉，輕、重，滑、澀，燥、濕等標準來判定的。這些判定的依據，顯然是關於訊息的定性標準。

所以，中醫臨床的治則，如「治寒以熱」、「治熱以

寒」、「虛則補之」、「實則瀉之」等，所信守的不是藥物中的所謂有效化學成分，而仍然是負回饋性的訊息調節。而「訊息的定性」和「有效化學成分」，卻是兩種完全不同、不可通約學科標準。

對中醫基礎理論的特點，我們不妨做一種比喻。

被中醫命名為人身「十二官」的藏府，相當於一個國家的中央各職能部門，因為它擔負著全國某一個方面的管理職能。證候則相當於某一個或某一些職能部門，工作出現失職或紊亂時的病理表現。病機則相當於導致這些部門出現病理表現的本質原因。治療（包括治療原則和各種具體的治療方法）則是從整體出發，對有關職能部門進行相應調控的戰略決策和措施。那麼，中醫大夫呢？他便是總理，即管理每一位病人的總理。

所謂「醫者意也」、「不為良相，即為良醫」，說的便是一個中醫大夫要善於理性思維，要具有良相之才。果能如此，則他眼中有全局，緊緊地盯著境內、境外；心中有整體，明瞭他所管轄的各個職能管理部門的狀態；胸中有明鏡，善於透過現象正確判斷各部門的寒、熱、虛、實；手中有良策，汗、吐、下、和、溫、清、消、補，全是他用於「宏觀調控」的有效決策。

各個職能管理部門的機制理順了，功能正常了，用不著總理去參與工業、農業、國防、科技的原料供給、成品生產、廢料處理等生產力方面的具體問題，也用不著擔心鋼鐵夠不夠用，糧食夠不夠吃，照樣可以實現財源不斷，國泰民安的總目標。

這就是中醫——形而上醫學的防病治病的基本理論。對

於處在世界主流醫學地位的西醫來說，它與中醫在基礎醫學上的不可通約性，不是已經昭然若揭了嗎。

✚ 結束語

人類的科學發展正處於一個特殊的時期。這個時期，在物質財富迅速膨脹的熱潮中，近代科學主義盛行，邏輯實證論、機械唯物論充斥人們的頭腦，「技術瘋狂」正成為一種時代的特點，引導著當代潮流。

在這樣的潮流中，人們甚至忘記了自己天性的侷限和卑微，隨之滋生和蔓延的是人的狂妄與驕傲，以為自己什麼都已知道、都會知道，可以叱吒一切。因此，形上學遇到空前的冷落，科學多元性遇到挑戰。在醫學界內，連人自己究竟是什麼，也幾乎成了一大難題。

「人是各種物質元素構成的一架機器」，至今仍然是許多醫家固守的信條。這個時期，同樣是一個因「熱潮」而多夢幻，因「現代」而廢傳統的時期。人們正以自己執著的努力，實踐看「黑瞎子掰棒子」的滑稽——似乎一類科學的發展，必然要在「現代化」的喧鬧中，以丟掉與己相異的另一類科學為代價。當此之時，植根於傳統文化的中醫，其發展的道路能不艱難嗎！

人類也正在開拓著一個文化、科學多元化的新時期。多元共存，才有五彩繽紛的人類文化、科學的大殿堂。恰好在此時，人類經過實踐和反思，由西方傳來了「回歸自然」、重視傳統的時代呼喚。世界需要中醫，中醫要走向世界，或許正是中華民族這一科學瑰寶，需要重新振興的原因和機遇所在！

本文討論中西醫的不可通約性，只是希望在「近代科學主義」衝擊下，處於「百年困惑」之中的中醫，能夠盡快抓住機遇，找準自己的科學位置。如果把形上和形下兩種醫學，比作太極的兩儀，那麼，與其執於一而偏安，不如合而二以滿全。「孤陽不生，獨陰不長」，人類的醫學發展和健康事業，需要中西醫共存。

（註：2000 年 12 月寫於香港浸會大學，發表於中國科學技術協會主辦的《科技導報》2001 年第 6 期，《上海中醫藥雜誌》2001 年第 8 期轉載。）

第四節

中醫在人類醫學中的地位和作用

20 世紀 80 年代以來，國家在回顧歷史、總結經驗教訓的前提下，把「發展現代醫藥和我國傳統醫藥」寫入國家憲法。後來又將「中西醫並重」作為我國醫療衛生工作的基本方針之一，主張「把中醫和西醫擺在同等重要的地位」。

但是，國際往往只把中醫視為諸多傳統醫學中的一種，視為西醫之外，可以用於臨床的一種「自然療法」或者「替代療法」。這種認識不僅表現了對中醫學的無知，而且也是對人類醫學未來發展趨勢的主觀主義偏見。

這裏簡要談三點看法。

✣ 中醫是最成熟的傳統醫學

在世界四大傳統醫學中，中醫是其中理論最完整，實踐內容最豐富、最有效的醫學。

第一，中醫在中國古典哲學的孕育下形成了自己的陰陽五行學說，並以陰陽五行學說為方法論，以證候為研究對象，形成了以藏象經絡、病因病機為核心，包括診法、治則以及方劑、藥物理論在內的獨特、完整的理論體系。古埃及人崇拜太陽神、大地神、土地神；古印度人提出地、水、火、風為萬物生成之本；古希臘人則認為水、火、土、氣是萬物生成之本。這些處於萌芽階段的提法與中醫的陰陽五行學說，遠遠不能相比。在古希臘四元素說基礎上衍生的「四體液」說，即血、痰、黑膽汁、黃膽汁，與中醫的藏象經絡、病因病機理論相比，也只不過是一種處於萌芽階段的簡單假說而已，既沒有完整的概念、範疇體系，也難以解釋和揭示廣泛、深刻的疾病發生、發展、變化、防治的一般規律，根本稱不上理論與臨床一脈相承的完善的醫學科學。

第二，正是由於印度、埃及、希臘三種傳統醫學沒有成熟的對臨床具有普遍指導意義的理論，其防病治病始終停留在經驗性、隨機性的治療水準上，因此，文藝復興以後隨著現代醫學（即西醫）的迅速發展，上述三種傳統醫學相繼被西醫取代而走向消亡。當前在西方重新受到關注的自然醫學，其實只是自然療法，即一些曾在歷史上出現過的傳統治療方法或「替代療法」。到現在為止，世界上只有傳統的自然療法或替代療法，還沒有出現可與中醫藥學相匹配的傳統醫學。

✛「回歸自然」促進了世界範圍的中西醫並重

當前，國內醫學界需要充分認識在世界範圍內興起的重視傳統醫學熱潮的實質。來自西方的潮流性提法叫「回歸自然」，來自日本某些學者的直率說法叫「痛感西醫的侷限性」。20世紀，西醫在其飛速發展中有四個值得驕傲的閃光點，然而在每一個閃光點的背後，都給西醫自身提出了新的問題與困惑。

第一，從20世紀30年代以後磺胺類藥物和抗生素的問世，使大量細菌性感染性疾病得到了有效控制。但是細菌抗藥性問題，抗生素過敏性問題，廣譜抗生素引發的人體正常菌群失調問題，以及年老、體衰之人劑量一再加大感染得不到控制的問題等，明確地宣告了以抗生素為武器，以病菌為靶點，以人體為戰場的治療學說，是典型的外因論觀點。這是西醫理論最大的侷限性之一。

第二，西醫外科手術是中醫無法相比的突出優勢。當由普外──胸外──腦外──斷肢再植，再進一步發展到器官移植時，西醫外科遇到的最大困惑是無法解決的人體的排異性。當年在解剖學進展中來自西方的「人是機器」的觀念，遇到的恰恰是「人不是機器」的現實，這無疑是對西醫機械唯物論的嚴峻挑戰。

第三，隨著對人體結構的認識由組織、器官到細胞水平，再到分子水平的一步一步深入，西醫藉助於分子生物學的種種檢測手段，對內分泌系統疾病、病毒性感染以及與免疫機制相關疾病的精確診斷，的確令人折服。但是冷靜下來一想，這種診斷只能使人「知其然」，而不能從因果關係上

「知其所以然」。

很顯然，人固然具有細胞和生物大分子的一般屬性，可是在分子生物學的水平上，人的自然屬性、社會屬性、心理屬性全都沒有了。況且，人不是分子的「堆積體」，在分子水平上所見的生物現象與人身整體水平上的生命活動是完全不同的兩回事。應該說，分子水平上所看到的與整體水平的人身上所看到的，相互間的距離越來越遠；而與其他生物的分子（甚至包括植物在內），相互間的相似性卻越來越大。

「精確兮模糊所伏」。醫學的出發點和歸宿是針對活著的人而展開的防病治病工程。當處於生、長、壯、老、已各個階段與自然、社會、心理結為一體的人被肢解為分子形式後，作為整體的人的複雜性便被大大簡單化了。因此，用來自局部的有限理論，不可能從複雜的因果關係上明辨疾病發生與發展的「所以然」，於是治療便失去了特異性的前提。所以西醫界普遍認為 2/3 以上的內科疾病沒有特異性治療方法，其根本原因就在於此。

近幾年來，運用西醫最新的基因組學方法，人們甚至可以當即查明包括感冒在內的基因組表達。但是，從愛因斯坦「因果律非存在不可」的告誡來看，導致基因改變的真正原因，至今並不真正清楚。這正是西醫學進入分子生物學水平以後所遇到的最大困惑。

第四，20 世紀 50 年代後化學合成藥的大量湧現，曾給西醫帶來了一度輝煌。但是，因化學合成藥的毒副作用而造成的大量藥源性、醫源性疾病，卻成為當今西醫界最感困惑的重大難題。正是由於化學合成藥的療效不理想，毒副作用大，才促成了西醫「回歸自然」的歷史性大轉折。

科學的發展就是這樣，越是認為發達的時候，越是容易發現問題、暴露缺陷和需要反思的時候。來自西方的「回歸自然」的強烈呼聲，是西醫透過反思，發現不足而尋求互補的必然結果，是西方要求中醫堂堂正正走向世界的客觀與歷史原因。可以預見，保持特色，發揮優勢，完善自我，將是中醫與西醫在各自發展中的共處守則。

從這個意義上講，「中西醫並重」必將成為世界範圍人類醫學前進中的大趨勢。

真正的困惑在於中醫內部

當前，我國關於發展中醫的大方針已定，但是把中醫與西醫擺在同等重要的地位，實現真正的中西醫並重，仍然困難重重。為此，必須首先解決兩個認識問題。

1 | 要科學地認識中西醫的關係

醫學是研究人的生命過程與防病治病的科學體系。醫學面對的「人」，至少具有七種不同的屬性。即自然屬性的人，社會屬性的人，精神情志（心理）屬性的人，證候（活的整體狀態）形式的人，器官與組織結構的人，細胞屬性的人和生物大分子屬性的人。從研究對象來看，中醫著重研究的是前四種屬性的人，西醫著重研究了後三種屬性的人。

在科學領域裏，研究對象代表了一個學科的本質屬性。研究的對象不同，面對的事物發生、發展、變化的事實則不同，所形成的知識體系自然不同。長期以來醫學界流行著一種說法，認為「中醫和西醫研究的對象都是人」，這是十分簡單的不準確的說法。

中醫與西醫研究的對象不同，各自選擇或適用的研究方法也必然不同。中醫在直接運用哲學方法的基礎上著重運用了一般科學方法，即系統性研究方法；而西醫在物理學、化學的基礎上著重運用了還原性研究方法。從邏輯學角度上講，中醫主要選擇了綜合——演繹方法，西醫主要選擇了分析——歸納方法。由於我們現階段正處於還原、分析性科學占潮流性地位的時代，多少年來總是企圖用還原性研究方法來解決系統性科學的問題。應該說，這是在醫學領域裏的一種「科學幼稚病」。

　　由於研究對象和方法不同，中醫與西醫在表述理論問題時儘管所使用的文字符號有不少相似之處，但各自的概念、範疇體系各不相同。與西醫相比，中醫有四個突出的特點：

　　第一，重視天人相應、心身合一，融生物、自然、社會、心理的防病治病思想、方法於一體。

　　第二，重視人身的整體性，治人以治病，強調局部與整體相統一、部分與部分相聯繫、相協調。

　　第三，重視內因、強調個體差異，突出辨證求因、審因論治的原則。

　　第四，完整地運用自然療法，以中藥為主體，兼容針灸、推拿、按摩、導引等綜合性治療方法。

　　儘管 20 世紀後半期西醫也開始重視人的社會、心理屬性，並提出了生物——社會——心理醫學模式。但是今天，這三者仍然是三個並行而獨立的醫學分枝。在這一點上，我們必須清楚地認識。中醫從概念、範疇起，已經將社會、自然、心理、生物的屬性融為一體，這是西醫不能相比、不可取代的，也是不容混淆的。

2 | 要儘快走出發展中醫的誤區

20 世紀是西方近代文化與科學在中國廣泛傳播、迅速發展的一百年。在歐文化中心論的影響下，在中醫生存與發展問題上至今仍有八個認識、概念上的誤區。

第一，一提到科學，在人們的潛意識中只有還原、分析性科學，而沒有系統、綜合性科學，以此認為中醫不科學。

第二，把優秀傳統片面地理解為歷史的過去，提到傳統醫學，便下意識地給中醫套上落後、不科學的帽子。

第三，口頭上承認中醫是科學的，是「偉大寶庫」，實際上卻將中醫發展的願望寄託在西醫學術身上。形式上看，這是一個悖論，本質上講，還是無視中醫的特色與優勢。

第四，只承認中醫的治療效果，只承認中醫是經驗醫學，固執地把以西醫的方法與標準對中醫基礎理論的驗證、解釋、改造，視為中醫現代化的基本途徑。

第五，不承認中藥、方劑的基本理論，把從中藥材中提取西醫認為的有效成分作為發展中藥的方向，視「中藥西藥化」為「中藥現代化」。

第六，不重視中醫發展史，不尊重中醫自身的科學規律，用管理西醫的模式管理中醫。

第七，以數學「不能分中國數學、外國數學」的說法為依據，完全站在西醫的觀念上抹殺中醫與西醫科學內涵的本質區別，為「以西代中」製造社會輿論。

第八，口頭上贊成「百家爭鳴」，實際上不重視學術討論與爭鳴，甚至將學術討論視為不利於團結的「舌戰」，借此對「西化」中醫的做法聽之任之。

除此而外，還有一些可舉的例子。中醫如果不能儘快走出認識與概念上的誤區，不僅會喪失走向世界的良好機遇，而且有自毀於蕭牆之內的危險。

自從有了中華民族，就有了中華民族的歷史與文化。自從有了中華民族的歷史與文化，就有了中華民族自己的中醫藥學。中國的先輩們用他們的艱苦努力和聰明才智所創造的中醫學，即將成為全人類的財富。那些把自己封閉在用西醫改造中醫的誤區中的做法，注定要受到科學的鞭撻。

我們認為，「中西醫並重」的方針，是我國醫療衛生事業上的正確決策。我們相信，「中西醫並重」也必將成為 21 世紀人類醫學發展的大趨勢。

（註：本文原載於《光明中醫》2000 年第 2 期，台北《自然療法》2000 年第 4 期轉載，收入本書時略有修改補充。）

第五節

中西醫結合定義的研究

「中西醫結合」這一概念，是 1956 年毛澤東主席關於「把中醫中藥與西醫西藥的知識結合起來，創造中國統一的新醫學、新藥學」的講話之後提出的。它在社會上出現之後，始終未經過專家深入、廣泛的論證而達成共識，直到今

天仍然是一個內涵不清晰，外延無定界的初步概念。舉凡與中西醫相關的人或事，科研或管理都可以稱之為「中西醫結合」。轟轟烈烈近 40 年，其中的經驗與教訓、成功與失誤、振奮與擔憂，常使人們深感肩負重任而又裹足不前，甚至如置身於多種矛盾、衝突之中，難以自拔和抉決。

隨著近年來科學技術的不斷進步，儘快給「中西醫結合」一個歷史的、科學的定義，促進中西醫結合按照科學的規律健康發展，是我國醫藥科技工作者義不容辭的責任。

✚ 兩種「半整體」醫學

中醫和西醫是兩種包括基礎醫學、臨床醫學、藥物學等豐富內容的，各具特色的醫學體系。從兩者的基礎醫學入手對其研究對象、研究方法、理論特點進行考察，不難看出中醫和西醫從防病治病的共同願望出發，各自卻只研究了複雜的人身整體中的一部分現象和規律。

1│各以客體之一部分為其研究對象

中醫和西醫研究的客體雖然都是人，但是由於受研究思路和方法的影響，各自從不同角度選定了自己的研究對象。

中醫研究的是整體層次上的機體反應狀態及其運動、變化；西醫研究的是構成人的組織、器官、細胞、分子的結構與功能。

具體地說，中醫在不打開人體「黑箱」、不干擾活的生命過程的條件下，把人作為一個整體，並與自然、社會聯繫起來進行考察，著重研究生命過程中自然流露的，依靠望、聞、問、切四診所收集的機體反應狀態（即脈象、舌象、神

色形態及各種臨床表現），從狀態及狀態運動的過程，總結人的生理與病理規律。故《黃帝內經》說：「候之所始，道之所生。」所謂「候」就是生理與病理的表現，即這所講的「機體反應狀態」；所謂「道」，就是生理、病理規律和治病之法，「道」就是中醫學。

西醫首先以解剖分析的方法把人拆成零件，然後分頭研究構成整體的各個組織、器官乃至細胞、分子的結構與功能，從而認識局部的生理規律和病理特點。

在中醫看來，人是整體狀態的人，它的全部理論與實踐都是以狀態為中心，研究狀態的識別、運動，著力於狀態的調整、控制。比如，中醫的藏象是對全部狀態的單元分類，而不是整體層次以下的「器官」的概念；中醫的病因、病機是對病理性狀態的本質的概括。再如，對疾病的診斷、預後轉歸的判斷、藥物功效的評估、療效標準的制定等，無不是以機體反應狀態為其依據。儘管《黃帝內經》中早有「其死可剖而視之」的記載，但中醫最終仍未將自己的研究對象定位在器官的結構上。

在西醫看來，人是組織、器官組合起來的人，它的全部理論與實踐都是以其結構與功能為中心。儘管西醫也有症狀鑑別診斷之學，但是它對症狀出現的原因，最終要歸結到局部結構或功能的改變上，而不是歸結到中醫的狀態單元上。因此可以說，以打開與不打開「黑匣子」為定界，中醫與西醫把人分為兩部分，中醫研究的是「狀態的整體」，西醫研究的則是「局部結構與功能組合的整體」。

自「西學東漸」以來，中醫研究的對象常因「直觀」而受到非議，這是沒有道理的。

第一，中醫依靠望、聞、問、切四診而收集的研究對象，與直觀的研究自然界的物候、氣候不同——主觀上有醫生的刻意求索，客觀上有會思維、能講話的研究客體（即人）的主動提供。因此可以全面、具體、真實地把握客體的生理與病理狀態。

第二，20世紀50年代以來，「由控制論引進我們世界觀的一個基本觀念是……世界是由物質和能量組成的古老概念已經讓位給世界由能量、物質和訊息這三種成分組成的新概念。」（《控制論基礎》俄·列爾涅爾）。按照這個新概念，中醫研究的「狀態的整體」，即訊息的整體；西醫對局部組織、器官、細胞、分子的研究，即對構成人的物質、能量的研究。正如控制論的創始人，美國的維納教授說的那樣：「訊息就是訊息，既不是能量，也不是物質。」因此中醫研究的訊息（狀態）是構成人的三種成分之一，在當代科學中有其無可非議的存在空間。

第三，中醫研究的對象是自然與社會因素（如土地方宜、自然環境、時令、氣候等）、心理因素（如喜、怒、憂、思、悲、恐、驚七情）和生物因素共同作用的結果。也就是說，中醫把生物醫學、社會醫學、心理醫學的「基因」從研究對象起，便有機地融合在一起。從醫學科學的角度來看，中醫在幾千年前如此明智地選定其研究對象，不僅是科學的，也是令人驚嘆的。

第四，中醫研究的病理性訊息，是人體五藏六府、氣血陰陽在致病因素作用下陰陽消長、邪正虛實的總結果。而西醫重視致病因子作用下的局部組織、器官的病理改變，卻對全身、組織、器官的聯繫、關係注意不夠。相比之下，一者

著重於整體的人，一者著重於局部的人。按照系統論關於「整體大於部分之和」的論斷，中醫研究的對象更能代表生命的真實。

2│兩類研究方法各取其一

從方法論而言，到目前為止自然科學的研究方法只有兩大類，即還原性方法和系統方法。還原性方法習慣又稱「分析方法」，即把事物分解為其組成部分，一個一個加以研究的方法。它產生於西方，興盛於歐洲文藝復興，至今仍然是自然科學領域主要的研究方法，西醫就是以分析方法得到長足發展的。系統方法習慣又稱綜合方法，它是在哲學方法的基礎上，隨著控制論、訊息理論、系統論等學說的出現而逐步形成的最新科學研究方法。它是研究複雜事物（即開放的複雜的巨系統）最理想的方法。

自 20 世紀 50 年代以來，即以不可阻擋之勢改變著人們對物質世界的看法和科學家的觀念，引發了震驚世界的新技術革命。國際公認的控制論創始人之一、我國著名科學家錢學森教授早在 20 世紀 80 年代初就多次強調：「西醫起源和發展於科學技術的『分析時代』……人體科學一定要有系統觀，而這就是中醫的觀點」，「中醫理論包含了許多系統論的思想」。在錢學森的帶動下，80 年代我國中醫藥界發表了大量文章，從不同角度論證了中醫的陰陽五行學說中所蘊含的控制論、訊息理論、系統論的合理內核。為中醫研究方法由樸素、自發的系統方法到現代系統方法的昇華，產生了一定的推動作用。

從學科發展的角度，看研究對象與研究方法的關係時，

有兩個問題是不容忽視的。

第一，對象是學科的基礎，方法是發展的動力。就是說，如果一個學科沒有特定的研究對象，這個學科也就沒有生存的基礎。就像沒有生物便不會有研究生物的科學，沒有思維便不會有揭示思維形式與規律的思維科學一樣，如果中醫不以機體反應狀態為研究對象，中國也絕不會有中醫學。如果幾千年前我們的祖先把醫學研究的對象放在組織、器官上，那麼在中國形成的將是西醫而不是今天的中醫。

關於方法是發展的動力，是指科學研究的方法是認識和改造對象的工具，是對對象的認識由「必然王國」到「自由王國」飛躍的橋和船。如果中醫沒有樸素、自發的系統方法的陰陽五行學說，今天的中醫充其量不過是只知對症治療，沒有辨證論治理論的經驗醫。同樣，如果西醫沒有近代物理、化學基礎上的解剖分析方法，今天的西醫也不過像清代王清任那樣，不懂何為循環系統、泌尿系統、神經系統，甚至仍然將腹主動脈稱為「衛總管」、「營總管」。

第二，對象對於方法是選擇與被選擇的決定性關係，不允許人為的置換。就是說，一定的研究對象必然要選擇特定的研究方法。淘沙以取金，冶煉而成鋼，如果方法不對，面對金礦和鐵礦，望眼欲穿照舊一無所獲。如果用陰陽五行學說可以解開人體組織、器官、細胞、分子的難題，那麼「西學東漸」以來西醫將一點一點地被中醫同化，世界將不存在西醫；同樣，如果解剖分析方法可以解釋訊息或機體反應狀態的問題，經過幾十年中西醫結合的努力，中醫也早被西醫所同化。還原性方法如果可以包打科學的天下的話，那麼控制論、訊息理論、系統論也根本沒有發現和發展的必要。

人類科學的發展史，就是一部科學研究方法發展的歷史。近代科學技術的不斷發展和還原性研究方法的不斷進步，使西醫學術發展非常迅猛。我們相信，隨著自發、樸素系統觀到現代系統方法的不斷昇華，中醫也必將超越還原性研究方法的羈絆，走出困境並長足發展。

3 │ 兩種醫學的本質特點

以人為客體，用不同研究方法認識和改造各自研究對象所積累的全部知識，形成了各具特色的兩個醫學體系。由於各自揭示和總結的，都是人體生命活動與防病治病的一個方面的規律，因此可以說，中醫和西醫都是半整體醫學。就兩者形成的過程來說，西醫基礎理論主要來源於實驗結果的歸納；中醫基礎理論是綜合、演繹的系統狀態模型。這也是西醫理論和中醫理論的本質特點。

西醫在研究組織、器官、細胞、分子時，首先採取解剖的方法，或者藉助顯微鏡、X 光，弄清各局部的結構。然後以生物物理和生物化學的方法，由實驗來瞭解各個局部的生理功能及病理反應。

在藥物的研究上也是這樣，首先依據生理或病理的需要，設計藥物物理或藥物化學實驗以取得預想的藥物，然後經過臨床實驗過渡到人體並取得效果。在西醫基礎研究上，不承認經驗，不承認演繹，把全部實驗結果歸納起來，便是西醫西藥的基礎理論。這種理論很直觀，看得見、摸得著、易掌握，可以由相應的實驗隨時重複。

所謂系統狀態模型，是指中醫首先把望、聞、問、切所獲取的不斷運動變化的全部狀態看成一個系統。然後按照性

能、特點或設計需要把系統分為若干相互聯繫的子系統（或稱單元）。這些子系統雖然以心、肝、脾、肺、腎、胃、膽、膀胱、大腸、小腸、三焦等器官名稱命名，但它不是器官本身，而是由同類狀態組成的生理模型，所以謂之藏象。按照訊息理論最基本的思想，訊息理論只研究事物在「做什麼」，而不關心事物「是什麼」。中醫就是在經驗地總結這些不斷運動變化著的狀態在「做什麼」——發揮什麼作用、產生什麼效應的過程中，再按照陰陽五行學說抽象、演繹出了種種狀態模型。生理如此，病理也如此。

中醫的病因，是在分析疾病發生原因時，基於病理狀態推導演繹的病因模型。比如，把出現「善行而數變」之類狀態的原因歸咎為「風」，把具「潤下」、「纏綿不解」之類狀態的原因歸咎為「濕」。它不同於西醫講的致病因子——自然界找不出什麼「風素」、「濕素」；也不同於自然界的風或濕——看不見、摸不著，離開了病理狀態，離開了疾病現場便無所謂有、也無所謂無了。

中醫的病機，是在對臨床上相互聯繫的一類病理狀態產生原因和機理的總結中，概括而成的病理模型。比如「諸風掉眩，皆屬於肝」、「諸濕腫滿，皆屬於脾」、「諸嘔吐酸，暴注下迫，皆屬於熱」等。

中醫的診斷，是以病人的脈、舌、色、證為觀察、研究對象，以各種生理、病理模型為參照系，識別發病機理與原因的過程。

中醫的治則，是針對病理模型而制定的疾病調整戰略。

中藥的基本理論，也具有模型特點。其四氣五味、升降沉浮、功效、歸經，也是以病理狀態模型為標準，以臨床療

效為基礎，概括出來的相應的理論模型。它不講有效成分，不講藥物物理、藥物化學的標準，卻能在中醫理、法、方、藥一系列模型的聯繫中，合理、有效地控制疾病。

系統模型化，是分析和研究開放的複雜的巨系統時普遍適用的最有效的步驟。以狀態模型為核心的中醫基礎理論，在臨床中產生，在臨床中重複，在臨床中完善和提高。可以說臨床是中醫基礎理論形成與發展的「實驗室」——這個「實驗室」與西醫的實驗室有本質的區別，也無法模擬西醫的實驗。數千年成功的臨床療效，是中醫基礎理論科學性的歷史與實踐見證。以系統狀態模型為特點的中醫學，畢竟是西醫無法代替的又一種醫學體系。

然而，一個多世紀以來，中醫卻遭受著種種厄運：從日本的「滅漢興洋」到我國的「中醫科學化」，其矛頭毫無例外地都直接指向中醫的基礎理論。這是科學對科學的誤解，是文化對文化的摧殘。是一個社會步入分析時代之初，借潮流而膨脹的一元性科學意識對多元性科學文化（尤其是傳統文化）忘乎所以的傷害。

✚ 中西醫結合的誤區

新中國成立以來，國家為保證中、西學術和事業的發展，制定了一系列正確的方針政策。新中國成立初期就將「團結中西醫」作為衛生工作的四大方針之一。

20 世紀 80 年代國家《憲法》關於「發展現代醫藥和傳統醫藥」的規定，中央書記處關於「要把中醫和西醫擺在同等重要的地位」的指示，90 年代新衛生工作方針中的「中西醫並重」，都是國家發展中西醫學術，開展中西醫結合工

作的總原則、總戰略。然而這些總原則、總戰略運用到具體工作中時，卻不知不覺地在一定程度上變了調、走了樣。總結起來，至少存在四個誤區：

1｜「中西醫結合」並未形成獨特的醫學體系

20 世紀 80 年代初，報紙和文件中紛紛出現「中西醫結合」已經是與中醫、西醫並存的「獨特的醫學科學體系」的提法，並由此出現了一些以「學」命名的學術團體和建制，不能不引人質疑。

第一，「中西醫結合學」應該是中醫和西醫基礎上形成的「新醫學」、「新藥學」。既如此，「新」學形成之後，兩個「老」學則失去存在的意義。如果「老」學依舊存在，則源於中西醫又高於中西醫的「新醫學」則不可能形成，不可能與現存的中西醫並存，也更不可能得到生命科學的真正承認。

第二，融中、西醫之長的「新醫學」必須以兩者研究對象的大融合，以還原方法與系統方法的大匯通為基礎。還原方法與系統方法是否能匯通為一，只不過是一些人的夢想或願望而已。當系統方法在中國尚未被中西醫科技工作者普遍認識時，當中西醫的研究對象、研究方法還沒有大融合、大匯通時，當尚未實現中西醫並重的學術平等時，當中西醫的定義還沒有真正規範時，當「中西醫結合」至今還沒有一個一致的解釋時，「中西醫結合醫學體系」怎麼可能超時代而「早產」呢！

第三，「中西醫結合醫學體系」，只不過是用西醫的研究方法（分析方法）來研究中醫基礎醫學與臨床醫學的一些

嘗試而已。在科學研究中，以某一個學科應用的方法，研究另一個學科既成的知識體系，在自然科學領域幾乎找不到先例。試想，以生物化學應用的化學方法去研究生物物理學的結論（假如允許這樣做），拆散了再組裝，其結果只能是抹殺了生物物理學，而留下的還是生物化學，最多不過增加一點內容而已。然而這種做法在醫學界卻長期以來被稱為「中西醫結合研究」。

事實上，以西醫研究的方法來研究中醫藏象、「證」的做法，已經是學術界廣泛質疑、無以自圓其說的問題。在這種情況下，怎麼會產生出一個經得起科學與實踐檢驗的「中西醫結合醫學體系」呢？

2│置換研究方法未必可發展中醫

把中醫藥學作為被研究的對象，用解剖分析方法加以「研究」的「中西醫結合」，曾一度作為發展中醫的「唯一道路」。儘管這個觀點後來被否定，但其做法卻仍然延續至今。用本文前面的論述對此加以剖析，大體有三個問題。

第一，用西藥藥理藥化的方法從中藥中提取有效成分所獲之新藥，因其化學結構、作用機理、適應範圍均為西醫西藥的指標，所以是為西醫增添了一種新的臨床西藥。比如，青蒿素、川芎嗪、丹參素、葛根總甙等。這類研究從大醫學的角度看，值得鼓勵。如果視為中藥學發展的出路，則南轅北轍。

第二，對中醫的藏象、經絡、病機、證候，採取西醫實驗研究的方式進行研究，長期以來在這方面投入的力量很大，卻收效甚微，反而在科研導向上產生了不小的副作用。

中醫復興論——沉思・啟蒙・正本・清源

這種研究的問題是：一方面把系統狀態模型扭曲為實體性的組織或器官，中醫意義上的許多內容被人為割捨，因而失去了中醫的本來面目；另一方面，用生物學領域的一種方法來研究包括社會（自然）醫學、心理醫學、生物醫學內容的系統狀態模型，猶如小牛拉大車，小船過大海，事實上是不可能的。

第三，從還原方法的視角看中醫望、聞、問、切所獲的狀態，往往不把它視為中醫的研究對象予以尊重，甚至認為直觀、模糊而予以捨棄，再另尋求「微觀化」指標。研究對象既改，中醫的基礎即告終結，此種工作開展得越多，中醫的消亡則越快。

3 │ 具體管理與總原則、總戰略不相應

從國家《憲法》、衛生工作總方針和中央書記處指示所規定的總原則、總戰略看，「中西醫結合」應該立足於整個中西醫事業、學術、管理之上進行統籌。但是從 20 世紀 50 年代起，中西醫結合一直作為中醫管理職能的一部分。這種管理模式，與當時「重西輕中」、「以西代中」的思想有關，因此客觀上產生了許多副作用。

比如，我國是中醫的故鄉，是世界上兩種醫學並存的唯一國家，也是可能為人類做出貢獻的希望所在。不從高層次、高起點對中西醫結合進行統籌，無疑是自我削弱優勢的戰略性失誤。

又如，中西醫結合劃歸中醫管理，淡化了西醫工作者學習中醫的意識和責任，使近百萬西醫工作者游離於中西醫結合大業之外。

再如，由於「中西醫結合」概念不清、思路不順，所以繼承與發揚、泥古與離宗、特色與西化等不同觀點，夾雜著人事糾葛、功利得失等因素，像攤麻花一樣死死地交織在一起，「斬不斷、理還亂」。其結果，把團結中西醫的方針，扭曲為在中醫管理系統內部中醫與「西學中」的團結——使中醫管理部門困擾在多重矛盾之中，難以自拔。

還有，這種管理模式不利於對「中醫科學化」、「中西醫結合是發展中醫的唯一道路」等謬論的糾正，客觀上影響了中醫按照自身規律的健康發展。

下面聊舉數則，或可見微知著。

西醫醫院的中醫不受重視，中西合作的臨床制度未能形成。連全國最有影響的北京協和醫院，至今還沒有為中醫開設中藥房。

中醫院實行中西醫兩套診療制度，中醫特色卻不突出，多數醫院中藥使用率不到 50％。西醫院校本科醫療專業的中醫課程，僅占整個課時的 2％，而中、西醫課程之比卻接近 1：1。中醫高等院校招收「中西醫結合」研究生，僅有的三門專業考試竟然全是西醫課目。

中醫科研項目，絕大多數是仿照西醫實驗研究的標準招標、驗收的項目，以系統方法設計的項目至今還沒有見過。

4 │「中西醫結合」不是一支獨立的力量

20 世紀 80 年代初在批駁判「中西醫結合是發展中醫的唯一道路」以後，曾有建議說：「中醫、西醫、中西醫結合三支力量長期並存、獨立發展」。對中西醫結合來看，此說是不適當的。

比如，一個人學點西醫又學點中醫，就像學了物理又學化學一樣，不會把兩者結合為一的。故不應稱其為「中西醫結合」者。

又如，把 20 世紀 50 年代的一批「西學中」人員稱為「中西醫結合」人員，那麼在中醫院校學了近一半西醫課的中醫大學生豈不也應該是「中西醫結合」者嗎？

再如，中西醫結合是整個中醫與西醫的事，是當代全體醫學工作者的責任。如果只依賴「第三支力量」的努力，顯然與總方針、總戰略不一致。

產生上述誤區的原因有三。

一是受長期處於落後挨打地位而形成的民族虛無主義的思想影響。因此在中西醫關係上，常常是抬高三分看西醫，自貶五分對中醫。

二是忽視了對中醫基礎理論正本清源的深入研究，尤其對方法論之學知之太少，以致在強大衝擊之下，缺乏自強奮進的深厚內蘊。

三是不重視軟科學研究，尤其對於「中西醫結合」這樣一個涉及中醫與西醫事業、學術、管理諸範疇的核心概念，至今尚缺乏必要的科學論證。

✪「中西醫結合」的定義

本文討論「中西醫結合」的定義，是將「中西醫結合」作為一個概念，從內涵的角度對概念所做的限定。這一個概念在中國的出現已經半個世紀了，至今沒有一個準確、統一的定義。這對於一個文化大國來說，的確是一個本不該出現的違背科學精神的奇怪現象。為此，在上述討論中西醫理論

特色，回顧「中西醫結合」誤區的基礎上，這裏從現實與未來著眼，以概念定義的邏輯學原則為準，我們認為「中西醫結合」應該是一個內涵大、外延小的概念。

另外，從上述討論來看，「中西醫結合」這一概念，稱之為「中西醫配合」更為合理。「結合」強調的是中西醫兩者合一，「配合」則是在承認、尊重中西醫各自學術特色與優勢的前提下，強調的是中西醫兩者的臨床優勢的互補。

鑒於歷史的原因，這裏需要說明，本文關於「中西醫結合」的定義，其實就是「中西醫配合」的定義。因此，這一概念的定義應該是：**中西醫工作者相互合作，中西醫學術相互配合，以提高臨床療效為目的的實踐過程，謂之中西醫結合，亦即中西醫配合。**

這個概念的內涵包括四個方面：

1 | 相互尊重是基礎

人是學術的載體，是學術發展最活躍的決定因素。所以中西醫結合必須以中、西醫工作者的團結合作為基礎。而團結合作來自相互尊重，首先是主動尊重對方。唯我獨尊、向我靠攏，不可能實現心悅誠服的團結。

2 | 相互學習是動力

中西醫既然都是半整體醫學，中西醫工作者都應以半為憾、以全為望。眼睛向內，仔細尋找、發現自己之短，希望向外，認真學習對方之長，或者以對方之長，反思自己之短。這樣才能產生中西醫結合的動力，有利於兩者學術優勢的相加和互補，有利於中、西醫學術在醫療實踐中的配合。

在兩種學術間「二取其一」，或以西醫的標準來評定中醫，對其驗證、解釋、改造，必然把中醫理論搞得支離破碎，使中西醫結合走向歧途。

3 | 提高療效是目標

提高防病治病的品質是醫學研究的根本出發點。中醫與西醫都必須從臨床入手，以提高療效為目標，一個病一個病的研究中醫與西醫的結合點。

即在什麼情況下以中醫為主，在什麼情況下以西醫為主，而不是不加分析的中西醫兩種療法雜投。把「中西醫結合」的目標盯在「創造」新醫學、新藥學上，不符合認識論的基本原則，而且容易導致脫離實踐、脫離臨床的傾向。

4 | 立足於實踐是根本

「理論來源於實踐」、「實踐是檢驗真理的唯一標準」，同樣是中醫與西醫的生命與靈魂。中西醫配合的實踐過程，是中西醫探討臨床優勢相加的最佳模式的過程，也是兩種研究對象、兩種研究方法由二到一的必然過程。時間可能很長很長，至少要到 21 世紀生命科學取得全面突破性進展以後。所以今後相當長時期，中西醫仍將是兩種學術體系並存，相互取長補短，在實踐中不斷積累經驗的量變過程。

設想它是一個「雙軌交叉式」的實踐過程，即中西醫各自站在自己的學術立場上，學習和吸收對方的長處，為豐富和發展自己而努力。在相互學習，取長補短的長期過程中，交叉和融合將越來越多，到一定階段，就可能出現總體上的融合，最終形成量變到質變的飛躍。

本文只是就中西醫結合，亦即中西醫配合概念的定義，做了一些初步的論述，希望能引起大家討論，逐步形成共識。本人相信，隨著「中西醫結合」這一概念內涵的進一步明確，必將有助於中西醫兩種醫學體系在相互配合前提下的健康發展。

（註：本文原載於《中國醫藥學報》1995 年第 2 期，發表時署名韋黎，曾以單行本由中華全國中醫學會發放各省、市、自治區中醫學會，進行討論、學習。錄入本書時略有修改補充。）

第六節

從文化與科學的角度論中西醫結合

「中西醫結合」這一概念（或範疇）是 1956 年毛澤東主席「把中醫中藥的知識和西醫西藥的知識結合起來，創造中國統一的新醫學新藥學」的講話之後，在我國醫藥衛生界逐步約定俗成的。

從文化與科學的角度來看，「中西醫結合」在中國的出現是歷史發展的必然，世界上不會有任何一個國家先於中國思考和研究這一命題。這是我們的驕傲，同時也是責任。

40 年過去了，儘管我們花費的精力很大，然而收效甚微，教訓不少。連「中西醫結合」這一概念的含義，我國醫

藥界至今沒有形成共識，這是令人倍感緊迫和憂慮的，為此，僅從文化與科學的角度談一些看法，供參考。

東西方文化差異與衝突下的中西醫結合

中醫藥學（簡稱中醫）是我國傳統文化中的瑰寶，它在中華民族繁衍昌盛上不可磨滅的貢獻是舉世公認的。應該說，在西方傳教士把西醫帶到中國之前，中醫在我國一直是「獨自一家，別無分店」。儘管在其自身的發展中學派林立、爭鳴不斷，但它至今仍得天獨厚地生長在我國傳統文化、科學的氛圍中，在不同學派、不同觀點的爭鳴中，日趨成熟與完善。中醫真正遇到難以抗禦的衝擊，開始於西醫傳入中國以後，20世紀以來不斷加劇。

西方社會從文藝復興起，在物理學、化學、數學等近代文化與科學成果的基礎上，工業、農業、國防、科學技術都取得了長足的發展。1840年，當西方的堅船利炮戰勝了中國的大刀長矛侵入國門以後，中國人在被武力征服的同時，也看到了中國與西方在文化與科學上的巨大差異。當時的中國人對西方的文化與科學尚缺乏深刻的認識——人們來不及、也不可能分清這種巨大差異的本質原因，更不可能從多元性文化觀出發對東西方文化與科學進行全面的、理智的比較研究，卻片面地把挨打歸結為落後，進而把這一結論強加給整個傳統文化與科學。於是崇洋媚外與民族虛無主義就成為鴉片戰爭以後相當長時期裏中國人的特殊心態。

1919年爆發的五四運動，對於西方文化與科學在中國的傳播起了重要的作用。但是在請進「德先生」、「賽先生」的同時，卻在反封建的旗幟下提出了「全面反傳統」的口

號。儘管「全盤西化」與「中學為體、西學為用」成為五四運動以後中國學術界長期爭論的課題，然而爭論歸爭論——傳統的便是落後的、過時的，這一簡單而又幼稚的思維定式像幽靈一樣，長期困擾著中國傳統文化與科學，以致時至今日仍步履維艱，難以振興。尤其令人難堪的是，在傳統文化與科學上「臟水還在蕩漾，胎兒已被潑出」的憾疚，常使人既憤慨不已，又無可奈何。

人類的文化與科學是多元的。正是因為相互的差異和衝突，才具有共同存在的客觀合理性。這正像德國哲學家歌德說的那樣：越是民族的，便越是世界的。所以，各個地區、各個民族優秀的文化與科學，構成了光輝燦爛的人類文化與科學的殿堂，成為全人類取之不盡、用之不竭的財富。

中國傳統文化與西方文化以及世界各國的文化是多元共存的關係，而不是孰者先進，孰者落後的問題。因此文化多元與共同繁榮，是對待人類文化與科學的基本態度。然而，1929 年國民黨政府關於取締中醫的叫囂，卻是不折不扣的崇洋媚外和民族虛無主義心態的驅使下，只承認西醫的一元性醫學地位而對中醫藥學的錯誤扼殺。

新中國成立初期，以毛澤東主席為首的黨和政府在傳統文化的態度上，既反對兼收並蓄，又反對民族虛無主義；在傳統文化與外來文化的關係上，既提倡古為今用、又堅持洋為中用。在對待中醫與西醫的關係上，也是從多元性文化觀出發，堅持中西醫並重，反對歧視和排斥中醫。早在新中國成立前，毛澤東主席就提出：「很好地團結中醫，提高技術，做好中醫工作，發揮中醫力量」。在 1950 年 8 月為第一屆全國衛生會議的題詞中又強調：「團結新老中西各部分

醫藥衛生工作人員，組成鞏固的統一路線，為開展偉大的人民衛生工作而奮鬥」。這一指示後來成為長期指導我國衛生工作四大方針之一的「團結中西醫」的基礎。20 世紀 50 年代初，針對社會上出現的輕視、排斥中醫的錯誤傾向，毛澤東主席 1953 年在中共中央政治局會議上指出：「中國對世界有大貢獻的，我看中醫是一項……中西醫一定要團結，西醫一定要打破宗派主義」。1954 年，毛澤東主席又強調：「祖國醫學遺產若干年來，不僅未被發揚，反而受到輕視和排斥……對中央關於團結中西醫的指示未貫徹，中西醫的真正團結也還未解決，這是錯誤的」。他重申，「今後最重要的是首先要西醫學習中醫，而不是中醫學習西醫」他要求西醫應當抱著「很虛心的態度」「經過學習與提高，就可以把中西醫界限取消」。他還嚴厲地警告說：「今後哪一級衛生行政部門如做不好這個工作，就將被撤職」。

正是基於這一點，毛澤東主席新中國成立初期對於中醫工作的有關指示，構成了黨和政府中醫政策的基本點。

20 世紀 80 年代以來，中醫工作逐步走上法制化、正常化發展軌道。1982 年，中國把「發展現代醫藥和我國傳統醫藥」寫入憲法；1985 年，中共中央書記處做出了「要把中醫和西醫擺在同等重要的地位」的決定；1986 年國務院決定成立國家中醫管理局；1988 年又批准改為國家中醫藥管理局；1991 年修訂的中國衛生工作「五大方針」中進一步確定了「中西醫並重」的方針。所有這一切，都說明黨和政府始終是以文化多元觀來看待中西醫關係、制定中醫發展政策與方針的。因此可以說，中西方文化與科學的差異和衝突，乃至中西醫之間的差異和衝突，是「中西醫結合」這一

概念（或範疇）產生的社會基礎。在這種差異和衝突的環境下，要使國家的方針政策真正落到實處，無疑還需要付出堅苦卓絕的努力。

✚ 完整準確地理解當代中西醫結合的過程

科學是文化的組成部分，中醫和西醫是科學的組成部分。國家關於發展中醫的方針政策和「中西醫結合」的命題，是在文化與科學層次上講的。至於中醫與西醫採取什麼方法和步驟來結合，則必須對中醫與西醫兩者的理論規律、臨床特點進行深入細緻的比較研究。只有「中西醫結合」由宏觀的、一般性的方針政策，深化為特殊的、具體的醫學科學概念（或範疇），並在廣泛論證的基礎上確定出定義之後，這時的「中西醫結合」才是真正的醫學科學概念。否則，它將是一個可以接受而難以操作的命題，而且往往因為種種隨意的解釋而極易產生人為的混亂。

影響「中西醫結合」由方針政策向醫學科學概念過渡的原因有四：

第一，在 20 世紀 50 年代以後的相當長時期裏，由於「最高指示」統帥一切的政治環境，人們對「中西醫結合」不論理解不理解都得執行，因此寧可盲從或曲意附會，也不敢冒天下之大不韙去深究。

第二，在崇洋媚外和民族虛無主義思想影響下，人們未能用多元性文化科學觀來看待中西醫之間的關係，未能把中西醫放在同等重要的地位，常常抬高三分看西醫，自貶五分看中醫，不自覺地滋長了「以西代中」的傾向。

第三，管理上「重西輕中」，符合中醫特點的管理體制

至今仍然沒有建立；本來應當立足於整個中西醫學術之上統籌管理的「中西醫結合」，一直劃歸為中醫管理職能之一部分。這種體制與職能劃分，不利於對「以西代中」傾向的徹底糾正。

第四，對中醫基礎理論和中西醫的比較研究未深入開展，尤其對方法之學重視不夠，因此對中西醫在研究對象、研究方法和理論體系三方面的本質區別缺乏深究。所以，看不清中西醫兩者二元性的特點，則難對「中西醫結合」確定出科學的定義。

由於上述四方面原因，人們常常懷著執行國家方針或領袖指示的熱情，以感情代替科學，甚至在「中西醫結合」的名義下發揮己意，造成種種不應有的混亂。

比如，有的把懂一點中醫又懂一點西醫的人稱為「中西醫結合」；有的把臨床上中西藥並用或雜投稱為「中西醫結合」；有的把中西醫課程混合安排稱為「中西醫結合」；有的把用西醫還原性研究方法研究中醫知識體系的做法稱為「中西醫結合」；有的把管理西醫的方法套搬到中醫管理上稱為「中西醫結合」；有的把用西醫實驗研究方法對中醫的驗證、解釋、改造稱為「中西醫結合」……凡此種種，不一而足。

這些錯誤的要害是只承認西醫的科學性，懷疑甚至不承認中醫的科學性。這就不自覺地走向「中西醫並重」總方針的反面，用文化一元性的觀點在中西醫之間「以西代中」，二取其一。如此下去，中醫將不復存在，那還有什麼「中西醫結合」可言呢？

應當指出，「中西醫結合」由方針政策到醫學科學概念

的過渡，是一個極為複雜、嚴肅的醫學科學問題。只有從中西醫的基礎理論入手，對各自的研究對象、研究方法、理論特點進行比較研究，才可能給「中西醫結合」確定一個真正科學的定義。

其實，就醫學科學來說，中醫和西醫都是「半整體醫學」。中醫研究的是整體層次上的機體反應狀態及其運動、變化；西醫研究的是組成整體的各個局部（組織、器官、細胞、分子）的結構與功能。中醫運用的陰陽五行學說實質上是早期的系統科學研究方法；西醫則選擇了還原性研究方法。中醫理論是綜合、演繹的關於機體反應狀態及其運動變化規律的系統狀態模型；西醫理論是分析、歸納的人體結構與功能的物質與能量變化規律。所以，如果給中醫學下一個定義的話，那就是「以系統方法研究整體層次上的機體反應狀態所形成的防病治病的醫學科學體系為中醫學」。與此相應，以還原性方法研究人體組織、器官、細胞、分子的結構與功能而形成的防病治病的醫學科學體系則應該是西醫。

人是萬物之靈，是宇宙間最複雜的生物。在人類醫學上，中醫與西醫的研究對象和方法，幾乎占據了人類文化科學研究的兩極或大部分內容。這二者可以互補，但難以相互取代。所以「中西醫結合」這一概念的定義應該是「中西醫工作者相互合作，中西醫學術相互配合，以提高臨床療效為目的的實踐過程」。

✚ 有中西醫的共同繁榮才有中西醫結合的存在

如果把中醫藥學比做一棵碩果纍纍的大樹，那麼傳統的文化與科學是其根，以《黃帝內經》為代表的基礎醫學是其

本，臨床醫學為其主要枝幹，方藥和療效則是其花、葉與果實。所以強調中西醫並重，主要是指中西醫的基礎醫學應當並重，不可以西代中；中西醫賴以生存的文化與科學應當並重，不可重此輕彼。

數千年來，中醫的基礎醫學沒有本質的變化——這是一個成熟學科的基本特性，是用不著懷疑和大驚小怪的。而不斷變化著的，則是因歷史變遷而出現的文化環境和品評者。就近代而言，這些「變化著的環境裏，使用的竟是不變的原則；而不相同的評價中，流通都是相同的貨幣」。這個不變的原則或者貨幣，就叫作「西醫一元觀」。如果人們或明或暗信奉的都是西醫的方法和標準，那麼，「春去秋來天地轉，你方唱罷我登場」，不過是一種外部表象而已，中醫衰落的危機，注定難以改變。

早在春秋戰國時期，莊子就曾經指出過這種道理。他說：「道隱於小成，言隱於榮華，故有儒墨之是非，以是其所非，而非其所是。」按照莊子的說法，對於人類大醫學來說，中醫與西醫都不過是「小成」，各自都是「半整體醫學」，分別揭示了人類生命過程的一部分規律。

如果把某一「小成」美化並誇大，那就犯了「言隱於榮華」的毛病。或以西醫的標準肯定中醫並非正確的東西，或以西醫的標準否定中醫真正正確的東西，則猶如「是其所非，而非其所是」的「儒墨之是非」。在莊子看來，這是人類認識活動中的愚蠢和悲哀。

20 世紀的中國，西方文化與科學滾滾而來，占領當代中國文化與科學的潮頭；而傳統文化雖步步為營，卻節節退縮，甚至苟延殘喘。在這種特殊的文化與科學背景下，我們

急需要多一點民族自尊心和責任感，急需要學會以文化多元的眼光來認識五彩繽紛的世界。因此在中西醫之間應當像荀子曾經呼籲的那樣，「以仁心說，以學心聽，以公心辨」。不論明裏暗裏、事業學術，都要切切實實地中西醫並重，以「仁心」、「學心」、「公心」為中西醫營造出一種「和而不同」的環境和條件。這才是我們期盼的「大同」，才是有可能實現真正的「中西醫結合」。

美國社會學家阿爾溫‧托夫勒曾經指出：「中國自己就可以成為科學、思想發展的源泉，中國自己就可以成為生產者，它有這種潛力和能力。中國不僅是一個知識消費者，它還是一個製造者。文化的產品或者文化的生產過去一直是西方往東方流動，那麼，現在它可能由東方流向西方。」在這種新的文化與科學潮流的前夜，面對「中西醫結合」大業，我們有什麼理由「重西輕中」、「以西代中」呢？

基於上述觀點，在理解和貫徹「中西醫並重」中，要防止以下五種錯誤傾向：

第一，中醫研究的對象，是透過望、聞、問、切四診對疾病過程與臨床表現的客觀把握，它與西醫對組織、器官、細胞、分子水平上的病理變化的認識，是兩種不同的客觀標準。用西醫的標準指責中醫「四診」不客觀，是完全錯誤的。

第二，醫學的社會功能是防病治病，醫學理論的實踐意義在於指導臨床。社會上的外行或急功近利者往往把關注的熱點放在臨床上，重臨床而輕理論，甚至「以用代學」、「以藥代醫」是不對的。

第三，「研究方法是每一個學科最活躍、最具決定性的

要素，是科學進步的強大「發條」。要防止以西醫還原性研究方法取代中醫系統方法、包打醫學科研天下的傾向。

第四，越來越多的例證表明，陰陽五行學說不僅充滿了唯物論、辯證法思想，而且包含了控制論、訊息理論、系統論以及模糊數學、模糊識別、辯證邏輯等現代科學方法論的合理內核。在重視中國傳統文化與科學的同時，切不可忽視陰陽五行學說的現代破譯。

第五，中西醫並重不是事業發展上人、財、物的簡單平均分配，更不是中西醫相互對壘。要尊重中西醫各自的學術規律，防止在中西醫事業的規劃中，脫離學術內在規律的行政化傾向。

中西醫學術並重是「中西醫結合」的基礎，所以要從四個方面來理解上述「中西醫結合」概念的內涵。

(1) **相互尊重是基礎**。人是學術的載體，是學術發展的決定因素，所以中西醫結合必須以中西醫工作者團結合作為基礎。這種團結是相互尊重前提下的平等相處，而不是向誰靠攏的問題。

(2) **相互學習是動力**。中西醫既是兩種不同的醫學，學習和吸收對方之長，反思和補充自己之短，是各自發展的明智選擇，也是中西醫結合的動力源泉。

(3) **提高療效是目標**。提高防病治病的質量是醫學研究的根本出發點。從臨床入手，發揮中西醫的各自優勢，必然會提高療效，造福人類。

(4) **立足於實踐是根本**。理論來源於實踐，實踐是檢驗真理的唯一標準。這兩條同樣是中西醫結合的生命和靈魂。脫離臨床實踐，把中西醫結合的目標盯在「創造」新醫學、

醫藥學上，不符合認識論的基本原則，注定是行不通的。

中西醫結合是人類醫學科學發展的趨勢，是我國中西醫工作者率先遇到的課題。這個課題開展 40 年了，「中西醫結合」的概念還未達成共識，確實令人難堪。不過，這種難堪也是一種召喚，它召喚我國的中西醫工作者需要有愛因斯坦所講的那麼一種「特殊的宗教感情」。這種感情就是「對自然規律的和諧所感到的狂喜的驚奇……只要他能夠從自私慾望的束縛中擺脫出來，這種感情就成了他生活和工作的指導原則」。

願每一位中西醫工作者都能以這種對人類、對醫學負責任的感情，拋開私慾，忠實於優秀的民族文化和中醫藥學的自然規律。只要這樣，何愁中西醫結合不能闖出誤區，邁入坦途呢！

（註：本文原載於《中國中醫藥報》1996 年 5 月 6 日第 3 版，發表時署名韋黎，收入本書時略有修改。）

第七節

中西醫結合亟待定義

讀《健康報》2001 年 10 月 19 日第 2 版（傳統醫藥專欄），感觸良多。其中令人最感急切的是「中西醫結合」這一概念，亟待透過定義，認真加以規範。這個概念從出現到

今天，已經 40 多年了。儘管人們天天在講中西醫結合，但是人們心底裏的中西醫結合卻各不相同。有人說：「中西醫結合是個框，什麼都往裏面裝」。此話說得既準確，又形象，與客觀事實全面相符。

邏輯學認為，概念是思維的細胞。所以，中西醫結合這一概念的定義不清，人們思考和討論中西醫相關問題時的歧義性就不可避免。中醫界為這一概念不清的問題，糾結了40 多年，混亂了 40 多年。無論如何，現在是中西醫結合亟待定義的時候了。

🏥 關於定義的若干邏輯規則

人們在實踐活動中，在感性認識的基礎上，逐步抽象出一類事物所具有的而其他事物所不具有的屬性。於是，就逐步形成了反映事物本質屬性和特徵的各種各樣的概念。

概念是思維的「細胞」，語詞是概念的語言形式。一個概念形成的同時，便要對其進行定義。就是說，把概念所包括的該事物的本質屬性和特徵，以語詞表達的方式確定下來。如果一個概念提出來之後卻長期沒有明確的定義，這樣的概念事實上是不成立的。如果某一個提法只代表了一些朦朧的意識或者一種想像，而又難以用準確的語詞對其定義，這樣的提法不能視之為概念。

提升一點講，這樣的提法最多只能算做缺乏確定性的「初步概念」。在理性思維中，人們無法運用初步概念進行推理、判斷，所以初步概念是不能進入科學殿堂的。

「定義」是揭示概念內涵的邏輯方法。所以給一個概念下定義，必須遵循一定的邏輯規則。

(1) 關於下定義的方法，要注意以下三點

①第一，每一個定義都是由三個部分構成的。即被定義項、定義項和定義聯項。比如，「細胞學是研究細胞的結構、機能和生活史的科學」。這個定義中「細胞學」一詞，是被定義的概念；「研究細胞的結構、機能和生活史」，是定義項；兩者中間的「是」字則是定義聯項。②定義一般由一個判斷句來完成，以準確、精練地揭示概念的內涵為原則。一般來說定義聯項在被定義項與定義項之間，有時也可在句尾以「謂之」、「即」、「稱為」等字樣來表達。③給概念下定義，可以從揭示概念所反映的屬性和特徵方面進行，也可以從揭示語詞的含義方面進行。不過，給科學領域裏某一個專門學科下定義，應以前者為準。就是說，作為學科命名的這一語詞所表徵的概念，在其定義項中必須準確揭示出該學科的本質屬性或特徵。

(2) 必須遵守定義的邏輯規則

①定義項中不能直接或間接地包括被定義項。比如「生物學是研究生物的科學」，就犯了「循環定義」或「同語反覆」的錯誤。②定義項的外延和被定義項的外延必須完全相同。比如「人類學是研究人類體質特徵、類型及變化規律的科學」。在這裏，被定義項「人類學」和「體質特徵」、「類型」、「變化」這些定義項之間，彼此的外延是完全相同的。即定義項和被定義項所包括的關於「人類」的種族、民族、區域、歷史、性別、年齡等外延的所指，必須全同，否則就犯了「定義過寬」或「定義過窄」的錯誤。③定義項除非必要，一般不應包含否定概念。比如，「中醫不是中西醫結合」。這個說法雖然是對的，但是作為定義則不合適，因為

它沒有揭示「中醫」的內涵，即本質屬性或特徵。在特殊情況下也可以例外。比如，20世紀40年代，美國數學家維納在創立「控制論」之初，當人們還沒有來得及給「訊息」推敲出確定的語詞來定義時，他說：「訊息就是訊息，既不是能量，也不是物質」。這個定義首先排除了訊息不是能量和物質，在當時來說也只能如此，而且直截了當，簡單明白。④定義項不能包括含混的概念或語詞。比如，「中國醫藥學是一個偉大的寶庫」，作為定義就不恰當。這個「寶庫」裏是鐵礦還是金礦，富含量多高，開採價值有多大；「寶庫」顯示的研究對象、研究的方法是什麼，屬性、特點是什麼，與西醫的理論觀念以及概念（範疇）體系有何不同等，都沒有確定的揭示。這句話除了可以對社會上起到一點「鼓氣」的作用以外，在科學上沒有任何意義可言。

(3) 在專門學科的定義時還必須遵循以下規則

①是研究對象。研究對象代表著一個學科的屬性和特徵，所以在科學領域裏，絕大多數學科都是以研究對象而定義的。比如，「天文學是研究天體位置、分佈、運動、結構及演變的科學」；「氣象學是研究大氣的各種性質以其變化規律的科學」。②是研究方法。研究方法是決定科學發展的最活躍的因素，任何一門科學總是隨著研究方法的發展而發展的。所以對專門學科定義的另一種形式，是由研究對象與方法兩方面要素結合起來進行。比如，「生物化學是運用化學理論和方法研究生物活動規律所形成的科學」、「生物物理學是運用物理學理論和方法研究生物活動規律所形成的科學」。③是知識體系。「科學是關於自然、社會、思維的知識體系」。所以衡量一個學科是否成熟，一是要看它是否具

有一整套表述本學科（而不是搬用其他學科）知識的概念、範疇體系。二是要看運用這些概念、範疇體系，是否正確地解釋、解決了本學科研究對象賦予或要求解決的理論與實踐問題。三是要看它經過實踐和歷史反覆檢驗的可重複性。不具備以上三條，說明這個「學科」還沒有達到可以定義的成熟程度，故還不能稱之為「學」。

說明有關定義的若干邏輯學方法和規則以後，下面再看「中西醫結合」的定義問題。

如何定義「中西醫結合」

「中西醫結合」這一概念，是 20 世紀 50 年代毛澤東關於「把中醫中藥的知識與和西醫西藥的知識結合起來，創造中國統一的新醫學、新藥學」的講話之後，逐步在中國醫學界出現的。20 世紀上半葉或者再早之前，當時尚處於朦朧狀態的「中西匯通」、「中西合璧」、「衷中參西」等說法，同提出「中西醫結合」以來在醫學環境、歷史特點以及出發點、目標等方面的差距很大，當然不可以同日而語。

從 20 世紀 50 年代起，「中西醫結合」這一概念出現已經近半個世紀了。這期間，在政治上作為新生事物的「中西醫結合」，誠可謂席捲全國，傳遍全球，轟轟烈烈，非同凡響了。然而直到今天，它一直沒有一個內涵確定、外延清晰、符合上述邏輯規則的科學定義。這期間，有把懂得一些中醫又懂得一些西醫的人稱之為中西醫結合；有把臨床上中西藥並用稱之為中西醫結合；有把教學上中西醫課程混合安排稱之為中西醫結合；有把用西醫還原性研究方法對中醫理論體系進行驗證、解釋、改造稱之為中西醫結合；有把管理

西醫的方法照搬到中醫管理上來稱之為中西醫結合；有把「發展中醫的唯一道路」稱之為中西醫結合；近年裏還有把「中醫西醫化」、「中藥西藥化」稱之為中西醫結合；有說中西醫結合是與中醫、西醫並重、並存的一支獨立的力量；有的則聲稱中西醫結合已經形成了「獨立的知識體系」，甚至已經「發展」成為「中西醫結合學」了等。

對於這種狀況，略有邏輯學常識的人一看便不由得要問：這麼多說法裏，到底哪一種代表了「中西醫結合」的屬性和特徵呢？而且人們還要問：如果在中國已經形成了「中西醫結合學」，這就意味著中醫和西醫在中國已經實現了大融合，而現有的「中西醫並重」自然沒有存在的必要。

其實，以上種種說法顯示的不是豐富多彩、成竹在胸，而是胸無定見、混亂不堪。所以，「中西醫結合」不能再沒有定義了。

「中西醫結合學」的定義，值得審慎。①從研究對象而言，本人在《論中西醫的不可通約性》一文中提到，醫學家面對的人，至少有以下七種屬性：自然屬性的人，社會屬性的人，精神、情志屬性的人，活的整體狀態的人，組織、器官屬性的人，細胞屬性的人和生物分子屬性的人。②從人類從事科學研究的方法論而言，方法論基本上可歸納為兩大類。即系統性方法（綜合方法）和還原性方法（分析方法）。③從中、西醫兩種醫學的區別而言，中醫著重運用系統性方法研究了人的前四種屬性，西醫著重運用還原性方法研究了人的後三種屬性。值得思考的是，「中西醫結合學」的研究對象是人的全部七種屬性，還是其中的哪幾種？它在研究對象上與現有的中醫西醫有什麼區別？

在科學領域裏，沒有任何一個學科是以另一個學科作為自己的研究對象的——中醫沒有把西醫作為自己的研究對象，西醫也沒有把中醫作為自己的研究對象。中國中醫科學院的陸廣莘先生曾詼諧地說，他主張「中醫研究」，不贊成「研究中醫」。「中醫研究」是中醫自己的事，「研究中醫」則是用西醫的觀念與方法，把中醫作為研究對象的做法。

「中西醫結合學」是否把中醫作為自己的研究對象了呢？果真如此，那就犯了科學上一個常識性錯誤。因為「科學科學，分科之學；對象不同，各成其科；對象不清，哪有科學」。再者，「中西醫結合學」運用的研究方法是系統性方法，還是還原性方法？兩類研究方法各自適用於不同的研究對象，而且研究方法是因研究對象而決定、選擇的，不能憑人為的主觀想像而相互置換。

「中西醫結合學」如果用還原性方法研究中醫的研究對象，科學上允許這樣做的根據是什麼？由此可見，「中西醫結合」的定義，應是「中西醫結合學」創立之前，首先必須研究解決的第一學術課題。以上疑問，是「中西醫結合學」首先應當回答的最起碼、也是最根本的問題。

本來，在「中西醫結合」這一概念提出的時候，就應當同時確定其定義。而定義落後於概念近半個世紀，這在科學領域裏已經屬於史無前例的了；直至今天依舊不以為然，這就更令人不無遺憾了。退一步講，如果說當初心中無數，那麼實事求是地把半個世紀的經驗和教訓總結一番，對「中西醫結合」的屬性和特徵，還是可以梳理清楚的。然後，再參照上述關於定義的若干邏輯規則，這個定義相信並不難確立。看來在當今，除了學術上如何對「中西醫結合」下定義

中醫復興論——沉思・啟蒙・正本・清源

之外，更需要的應該是實事求是，對歷史、對自己的徹底負責精神！

🔧 拋磚以引玉

本人呼喚亟待給「中西醫結合」下一個定義，為此，這裏不妨「拋磚」在先。

當代辭書中對「醫學」的定義比較一致：「醫學是研究人的生命過程和防病治病的科學」。這個定義，對今天的中醫西醫都適用，但是都不準確。所以在中、西醫並存的中國，我們有責任、有必要在「醫學」這一上位概念的基礎上，首先給「中醫」和「西醫」這兩個下位概念一個準確的定義。所以本人出於上述急切的心情，積十年之思考，於1995 年發表了《「中西醫結合」定義的研究》一文。此文之前，又以《論「中醫學」的定義》一文作為基礎，率先討論了中醫學的定義。

當時關於中醫學的定義是：從研究對象來講，「中醫學是研究證候及其變化規律而形成的防病治病的科學體系」。從研究對象與方法相結合來講，「中醫學是以陰陽五行學說的理論、方法研究證候及其變化規律而形成的防病治病的科學體系」。如果站在前瞻性的角度，從現代科學方法論的啟示和證候的現代解釋來講，「以系統性科學方法研究整體層次上的機體反應狀態所形成的防病治病的科學體系，謂之中醫學（或中醫藥學）」。

因為「中西醫結合學」是源於中西醫，而又高於中西醫的「新學科」，所以按常理，在中醫尚且處於「百年困惑」的衰落狀態時，則應以復興中醫為先決條件。在中醫衰落的

情況下，高於中醫和西醫的「中西醫結合學」在中國產生，如果不是虛張聲勢，那就一定是超越客觀現實、令人震驚的巨大奇蹟。「中西醫結合學」的形成，是以七種研究對象的大融合，兩類研究方法的大融合為前提的。而「中西醫結合學在我國已確立為一門獨立學科」，那就意味著真正意義上的整個人類醫學革命成功的到來。然而在今天，在這個「巨大奇蹟」和「人類醫學革命成功」之時，我們卻實實在在地正為著給「中西醫結合」如何定義而憂心、而著急。這種情境，對於憂心著急的學子來說，無疑又增加了一種別樣的感受——莫可名狀的尷尬！

在科學研究上，我只認定「實事求是」四個字！「中西醫結合學」問世以後可能是什麼樣子，本人實在想像不出來，當然更不敢拿夢囈來譁眾取寵。關於「中西醫結合」的定義，我的態度依然一如既往——從現實和臨床出發。所以，1995 年在《「中西醫結合」定義的研究》一文中，本人對「中西醫結合」的定義是這樣講的：「中西醫工作者相互合作，中西醫學術相互配合，以提高臨床療效為目的的實踐過程，謂之中西醫結合」。這一定義，其實是關於「中西醫結合」的定義。這一點，已經在《「中西醫結合」定義的研究》一文中有所說明。因此今天看起來，這個定義立足於現實，從實踐和臨床出發，至今仍然沒有過時。

✚ 結束語

近年裏一個人靜下來時常常想：「概念不清幹勁大，心中無數主意多」、「豁出去生存求發展，自帶上鐐銬闖世界」。這難道就是當今的「中醫時代」嗎？中醫基礎理論之

「皮」不存，中醫臨床診療之「毛」安附呢？中醫根源不保，何處有生存、發展的前途呢？有時也會不由得心悸起來：如果透過轟轟烈烈卻沒有定義的「中西醫結合」，有一天人們突然明白了過來，發現自己全身心的投入、數十年的辛勞而參與的，竟然是一場「沒有起跑線的田徑賽」。那時候，上上下下將該說什麼好呢？由此又聯想到：這場沒有起跑線的「中西醫結合」，在使中醫日趨萎縮的同時，又令「中醫藥走向世界」大業有雷而無雨，未興而先衰，誰有勇氣站出來承擔這個責任呢，而且承擔得起嗎？

我非杞人，不必憂天，只是祈望中醫不要因此夭折而已。醒一醒吧，人們！因為不論中國還是世界人民，他們都需要中醫！

（註：2001 年 10 月 24 日於香港浸會大學，發表於《湖北中醫學院學報》2001 年第 3 期，同年，台北《自然療法》轉載。）

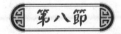

第八節

誰說中醫不科學

——《科技日報》記者 李大慶採訪記

前不久，記者參加一個研討會。一位中國的西醫工作者

在會上發言說，不要奇怪為什麼西醫總瞧不起中醫，因為中醫的許多治療方法都屬於經驗性的，難以像西醫那樣做出科學的實驗。就此問題，記者採訪了中國中醫藥學會教授李致重先生。

記者：李先生，最近我在一次會議上聽一位學者公開宣稱中醫是不科學的，不知您作為一個中醫研究者對這個問題是怎麼看的？

李致重：你提出的問題是一個老問題，也是一個新問題。自「西學東漸」以來，中醫一直處於西方科學文化（包括西醫學）的難以抗禦的衝擊之中。20 世紀 30 年代，中國曾出現過「廢止中醫」的喧鬧。新中國建立以後，制定了「團結中西醫」、「中西醫並重」的衛生工作方針，並把「發展現代醫藥和我國傳統醫藥」寫入國家憲法。中西兩種醫學並存，為中國人民的防病治病服務，已經是全民認同和歡迎的我國醫療衛生的基本格局。

按說，你提到的那種觀點早已不應該存在。況且在西醫學單獨承擔民眾防病治病的西方，由於藥源性疾病、醫源性疾病、各種功能性疾病以及病毒性疾病的不斷增加，自 70 年代以來世界各國「回歸自然」、重視傳統醫學和天然藥物的呼聲越來越高。在今天，國內竟然還有人重彈中醫不科學的老調，確實是一種怪現象，是一個新問題。

應該說，世界各民族優秀的文化與科學，構成了光輝燦爛的人類文化與科學的殿堂，成為全人類取之不盡的財富。所以人類文化是多元的。正是因為相互的差異和衝突，也才更具有共同存在的客觀合理性。文化多元，則價值標準各

異。以西醫的理論標準來評判中醫之是非，至少不是一個醫學工作者應有的科學態度。

記者：那麼您對中醫是怎樣認識的呢？

李致重：用簡單的幾句話來說明中醫的特點是困難的。中醫有卓越的臨床療效，這一點人們不會懷疑。但要看到，療效是其果而不是因，療效是在中醫學基礎理論的指導下才能重複出來的。

如果有人對於在臨床實踐中重複了兩千多年的中醫學基礎理論，自己不瞭解，而又主觀地認為中醫「都屬於經驗性的」，那就不對了。所以我想就中醫研究的對象、方法和理論特點，談談中、西醫的差異。

中醫研究的是整體層次上的，透過望、聞、問、切四診所獲知的人在生命活動過程中的機體反應狀態。也可以說，中醫研究的對象是「狀態的整體」或「訊息的整體」。西醫研究的則是構成整體的組織、器官、細胞、分子的結構與功能，可以說是局部結構與功能疊加的整體。中醫研究的「狀態的整體」，是疾病在生物因素、精神情志（心理）因素、自然（社會）因素作用下的總結果。它不僅更全面、更真實地反映了疾病的全部過程，而且能動地減少了在治療疾病中「拋開整體修零件」的片面性、侷限性。從 20 世紀 40 年代以來，隨著控制論、訊息論、系統論的出現，「世界是由物質和能量組成的古老概念已經讓位給由能量、物質和訊息這三種成分組成的新概念」。所以，中醫研究的「訊息的整體」得到了當代最新的科學理論的肯定和支持。

研究方法是科學發展的強大「發條」，它是認識和改造

對象的工具，同時也是由對象來選擇的。就是說，一定的研究方法適用於一定的研究對象。以《黃帝內經》為標誌，中醫在歷史上選擇了陰陽五行學說為其研究方法，於是在2500年前便進入理論的成熟階段。現時的大量事實表明，陰陽五行學說不僅充滿了唯物論、辯證法思想，而且包含了控制論、訊息論、系統論以及模糊數學、模糊識別、辯證邏輯等現代科學方法論的合理內核。所以國際公認的控制論創始人之一錢學森先生指出：「西醫起源和發展於科學技術的『分析時代』……人體科學一定要有系統觀，而這是中醫的觀點。」可以說，歷史已經給了中醫一個千載難逢的發展機遇。在這種形式下，如果還要堅持用西醫選擇的分析方法對中醫進行驗證、解釋和改造，無疑是不可取的。

談到中醫的理論特點，我首先要說明一點：中醫與西醫揭示和總結的，都只是認識人體生命過程和防病治病實踐的一方面規律，可以說，兩者都只是「半整體醫學」。中醫在基礎理論上除了整體性、動態性、綜合性、人與環境統一性等特點外，另一個本質特點即是理論結構的模型性。中醫首先把望、聞、問、切四診所獲知的不斷運動變化著的全部訊息（或狀態），看成一個開放的、複雜的巨系統。然後按照生理、病理、診法、治則的實際需要，再分為若干相互聯繫的子系統。透過對各個系統的識別、調控，使人體機能處於平衡協調的狀態，從而達到防病治病的目的。系統模型化是當代分析和研究開放的、複雜的巨系統時，普遍適用的、最有效的方法和步驟。

中醫的系統狀態模型（或系統訊息模型），與西醫在解剖分析方法下所歸納出來的人體組織、器官、細胞、分子的

中醫復興論──沉思・啟蒙・正本・清源

結構與功能，差異很大，二者無法相互代替。中醫在治療心腦血管病、病毒性疾病、免疫系統病、腫瘤及各種功能性疾病方面，之所以療效卓著，就在於中醫不注重於局部去「修零件」，而是著眼於整體來調節系統的平衡與穩定。這就是中醫理論的優勢和生命力的所在。

記者：聽了您的解釋，對於我們正確理解中醫是很有幫助的。中醫是醫學科學的一部分，與西醫研究的是不同的規律，不能互相替代。李先生，我注意到了，在您的中醫思想中，已經融進了不少的現代科學思想。您認為現代科學對中醫很重要嗎？

李致重：現代科學對中醫發展當然很重要。問題在於什麼叫科學？如何看待現代科學的分類問題？現代科學是否是以物理學、化學為基礎的分析（還原）性科學的代名詞？綜合（系統）性科學是不是現代科學的內容？在世界上首先把系統科學方法成功地運用於醫學之中的中醫學，為什麼中國人就不願意承認它的科學地位等這些問題，是當代人們普遍模糊不清而又不應當模糊不清的常識性問題。在整個醫學界，表現得尤其突出。

與西醫相比，中醫在科學研究方法論的認識上，當今仍然十分不足甚至頗為困惑。假如一個研究中醫的人能夠對中國古代哲學，對東、西方形上學有比較深刻的把握，對控制論、系統論、訊息論、耗散結構論、協同論、突變論以及辯證邏輯、模糊數學等有進一步的理解的話，那麼，當他回過頭來再看中醫時，必定會有另一番清新、深邃和為中華傳統文化無比欣慰甚至驕傲的感受。但是現在我們不能不說，中

醫正處於即將消亡的邊沿，也處於新的突破的前夜。上面我的說法正是從這兩個意義上來講的。如果中國人把中醫的科學原理認識清楚了，從這個意義來看，中醫學處在新的突破的前夜，絲毫不是誇張。

記者：您對中醫走向世界如何看？

李致重：中醫走向世界，成為人類醫學科學的重要組成部分，是歷史發展的呼喚。不過目前社會上流行一種說法，叫作「接軌」。這個提法還是「西體中用」的翻板，對中醫來說，完全不適合。國外沒有中醫理論與臨床，自然無軌可接。至於把中醫改頭換面、削足適履，變得讓國外的西醫可以毫不費勁地理解時，那時的中醫之軌，便改造為西醫之道了，其特色和優勢必然被丟掉了。要把人類需要的中醫原原本本、堂堂正正地傳播到世界各國去，我不贊成「接軌」之說，更反對「改軌」的做法，其出路只有一條，那就是「鋪軌」。鋪軌之舉，成敗在我，時不我待，責無旁貸！

（註：本文原載中國《科技日報》1996 年 4 月 28 日第 3 版。）

第二章

百年困惑沉思

近年來常想：概念不清幹勁大，心中無數主意多；豁出去生存求發展，自帶上鐐銬闖世界。這不應該是當今的中醫時代吧！中醫的基礎科學體系之「皮」不存，中醫的臨床技術之「毛」安附！中醫的科學技術體系不保，何處有生存、發展的前途呢？面對幾十年來轟轟烈烈而又沒有定義的「中西醫結合」，如果有一天人們突然發現自己全身心投入、數十年辛勞的，竟然是一場沒有起跑線的田徑賽，那時候上上下下將該說什麼好呢？這場沒有起跑線的「中西醫結合」，在使中醫日趨萎縮的同時，又令中醫藥走向世界的大業，有雷而無雨，未興而先衰，誰有勇氣站出來承擔這個責任，而且承擔得起嗎？

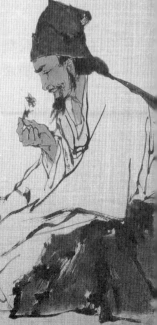

中醫生存與發展的理性思考

　　1985 年，國家最高領導決策層針對長期以來中醫從屬於西醫的狀況和學術界「西化」中醫的思潮，明確提出了「要把中醫和西醫擺在同等重要的地位」、「中醫不能丟」的指示。這一指示是 1982 年我國《憲法》中「發展現代醫藥和我國傳統醫藥」精神的重申，也是 1991 年中國制定「中西醫並重」這一衛生工作方針的基礎。

　　世紀之交，面對「振興中醫」和「中醫藥走向世界」的歷史使命，學術界依然疑團未釋——既有中醫不能丟的期盼，又有中醫可能丟的隱憂。近讀《上海中醫藥雜誌》1999 年第 5 期《變亦變，不變亦變》一文，深感「中醫不能丟」看上去是老話題，實際上也是新問題。為此，談一些個人思考供學術界討論。

✥ 中醫藥有可能發展為我國最具獨創優勢的知識經濟產業之一

　　國際上常常把一個國家醫療衛生費用的投入量，視為其醫療衛生事業發展的重要條件之一。與美國相比，中國國內生產總值大體為美國的 1/8，總人口是美國的 5 倍多。近年來中國醫療衛生費用的投入約占國內生產總值的 4%左右，而美國占 14%，相當於中國的 3.5 倍。合起來計算，美國人均醫療衛生費用的投入是中國的 140 倍左右。若按人均美元數來計，1997 年中國人均國內生產總值相當 730 美元，美

國為 30000 美元，所以中國人均醫療衛生費用為 30 美元左右，美國為 4200 美元以上。

當然，美國的物價指數比我國高，在美國 3.5 美元的商品在中國大體 1 美元即可買到。因此按實際購買力來計，美國人均醫療衛生的費用仍然是中國的 40 倍。

國際上常常把人口平均期望壽命視為一個國家醫療衛生效果的重要標準之一。據最近的調查，美國人口平均期望壽命為 79 歲。自 1990 年起中國已進入老齡化社會，據 1995 年的抽樣調查，人口平均期望壽命已超過 70 歲。由於城鄉醫療衛生條件相差較大，有人估計中國城市人口的平均期望壽命已超過 73 歲，接近發達國家水準。最新調查表明，另一個發展中大國印度，人口平均期望壽命僅 58 歲。

為什麼中國醫療衛生投入不高，而人口平均期望壽命增長卻如此之快呢？近 20 年來中國社會穩定，經濟繁榮，基本滿足了人們賴以生存的良好的社會環境與經濟條件。另外，中國醫療衛生事業最大的特點是有中醫中藥，而且國民樂於接受。衛生部門公佈的數據顯示，中國在藥品銷售上，中藥占總銷量的 40%，這一點是世界上任何國家無與相比的。健康的文化是人們身心健康的有效保證。中醫植根於中國優秀的傳統文化之中，「道法自然」、「恕道中庸」、「和為貴」等思想，以及太極拳、導引、吐納等健身術，是不可忽視的中國特色的長壽之道。

中國醫療衛生投入少的原因可以歸納為三點：①中藥的價格遠比西藥低，中醫醫療成本相對也低。②與發達國家相比，中國現代醫療設備裝備水準低。③中國醫療保障體系尚不健全，近 10 億的農民不享受公費醫療。

從歷史和現實看，必須充分認識到中醫藥在中國醫療衛生事業上的特色與優勢。中國有獨特的、完整的中醫藥醫學體系；中國又是世界上唯一的、最大的、具有壟斷性的中藥生產國；中醫藥是幾千年來中華民族賴以生存、繁衍的瑰寶，也是當今世界範圍內可持續開發、利用的文化與經濟資源。

　　據上述情況，從知識經濟的角度出發，我們可以做以下分析和預測：

　　第一，當前，中國城市人均享受醫療費用為 100 美元，農村為 10 美元左右。如果讓農民的醫療衛生費用也達到城市的水準，即需增加投入 900 億美元，城鄉合併計算，則相當於 1997 年國內生產總值的 14%。

　　第二，如果中國沒有中醫，而且人均醫療衛生投入也與今天的美國相當（這在短期內不大可能），中國約需花掉 1.6 年國內生產總值才可以保證全國人民 1 年的醫療衛生開支。

　　第三，如果我們再努力 20 年，在現有國內生產總值的基礎上翻 3 翻，則可能達到美國現在國內生產總值的水準，到那時，假設中國醫療衛生的投入也上升到 14%的比例，但中國總人口是美國的 5 倍這一點不會改變。因此 20 年後我們醫療衛生費用的人均數仍然低於美國 5～6 倍。所以到那時，解決好國民的醫療衛生還有賴於發揚中醫藥的優勢。

　　第四，全世界每年醫療衛生的總投入 2 萬億美元以上（1990 年的統計為 1.7 萬億），中國僅占 1.6%。如果我們努力 20 年，透過醫學傳播、醫療服務、藥品出口等途徑拿回全世界醫療衛生總投入的 10%，應該不是空話，僅中醫的年創匯即可能達到 2000 億美元以上，相當 1997 年國內生產

中醫復興論——沉思・啟蒙・正本・清源

總值的 22%。

為此，可以得出這樣的結論：只要今後在政策引導與學術發展上不再失誤，中醫藥很有可能成為我國獨具創新優勢的知識經濟產業之一。

✚ 中西醫並重可望成為人類醫學的大趨勢

「中西醫並重」是 20 世紀 90 年代以來中國醫療衛生的基本方針之一。從人類醫學的現狀和發展來看，也有可能成為 21 世紀全世界醫療衛生事業的大趨勢。

1 │ 從世界傳統醫學的情況看

在世界四大傳統醫學中，中醫是其中理論最完整、實踐內容最豐富、最有效的醫學。

中醫在中國古典哲學的孕育下，形成了自己的陰陽五行學說，並以陰陽五行學說為方法論，以證候為研究對象，形成了以藏象經絡、病因病機為核心，包括診法、治則以及方劑、藥物理論在內的獨特、完整的理論體系。古印度人講地、水、火、風，古希臘人提出水、火、土、氣為萬物生成之根本，這些提法與中醫的陰陽五行學說遠遠不能相比。在古希臘四元素說基礎上衍生的「四體液」說，即血、痰、黑膽汁、黃膽汁，與中醫的藏象經絡、病因病機理論相比，也只不過是一種處於萌芽階段的簡單假說而已。

由於印度、埃及、希臘三種傳統醫學始終停留在經驗性、隨機性的治療水準上，所以文藝復興以後相繼走向消亡。當前在西方重新受到關注的自然醫學，其實只是自然療法——一些曾在歷史上出現過的傳統治療方法或「替代療

法」，根本算不上理論與臨床實踐相結合的完善的醫學科學。

2│從西醫的現代發展情況看

要充分認識在世界範圍內興起的重視傳統醫學熱潮的實質。20 世紀，西醫在其飛速發展中有四個值得驕傲的閃光點，然而，在每一個閃光點的背後，都給西醫提出了難以解決的問題與困惑。

第一，20 世紀 30 年代以後磺胺類藥物和抗生素的問世，使大量細菌性感染性疾病得到了有效控制。但是細菌抗藥性的產生、抗生素過敏、廣譜抗生素引發人體正常菌群失調，以及年老體衰之人劑量一再加大，感染仍難以有效控制等問題，明確地宣告了以抗生素為武器，以病原微生物為「靶點」，以人體為戰場的治療學說，是典型的外因論觀點，是西醫理論最大的侷限性之一。

第二，西醫外科手術由普外──胸外──腦外──斷肢再植發展到器官移植時，遇到的最大困惑是人體的排異性。當年在解剖學進展中形成的「人是機器」的斷言，今天遇到的恰恰是「人不是機器」的現實，這無疑是對西醫機械唯物論的挑戰。

第三，隨著對人體結構的認識由組織、器官到細胞水平、分子水平的步步深入，西醫藉助於分子生物學的種種檢測手段，對內分泌系統疾病、病毒性感染以及與免疫機制相關疾病的精確診斷，的確令人折服。但是這種診斷只能使人「知其然」，而不能從因果關係上「知其所以然」。在分子生物學的水準上，人的自然屬性、社會屬性、心理屬性全都沒

中醫復興論──沉思‧啟蒙‧正本‧清源‧

有了。況且，人體不是分子的「堆積體」，在分子水平上的所見，與人身整體水平上的生命活動是全然不同的兩回事。應該說，分子水平上的所見與整體水平上的人，相互之間的距離越來越大，而與一般生物分子的相似性卻越來越近。當處於生、長、壯、老、已各個階段的與自然、社會、心理結為一體的人，被肢解為分子形式後，因為分子水平的診斷不等於整體水平上的客觀現實，難以從複雜的因果關係上反映並指導人們認識、把握疾病發生與發展中真實的「所以然」。這是西醫界普遍感到 2/3 以上的內科疾病沒有特異性治療方法的根本原因，也是西醫進入分子醫學水準後遇到的最大困惑。

第四，20 世紀 50 年代後化學合成藥的大量湧現，曾使西藥出現了一度輝煌。但是，因化學合成藥的毒副作用而帶來的大量藥源性、醫源性疾病，成為當今西醫界最感困惑的重大難題。這也是促成西醫「回歸自然」的主要原因之一。

科學的發展就是這樣，越是發達的時候，越是到了容易發現問題、暴露缺陷和需要反思的時候。與西醫在 20 世紀的四個閃光點相比，更突出地看到了中醫是重視內因，強調個體差異和辨證論治的醫學；是重視整體、治人以治病，強調局部與整體相統一、局部與局部相協調的醫學；是重視天人相應、心身合一，熔生物、自然、社會、心理的防病治病思想與方法於一爐的醫學；是完整地運用自然療法，以中藥為主體，融針灸、推拿、按摩、導引等綜合性療法於一體的醫療體系。

來自西方「回歸自然」的強烈呼聲，是西醫由反思，發現不足，尋求互補的必然結果；是西方要求中醫堂堂正正走

向世界的客觀、歷史原因。可以預見，保持特色，發揚優勢，完善自我，將是中醫與西醫在各自發展中的共處守則。從這個意義上講，中西醫並重必將成為世界範圍內人類醫學前進中的大趨勢。

中醫在中國仍然有可能被丟掉

中醫學術包括科學與技術，即基礎理論與臨床醫學兩大部分。正如嚴復所說：「學者考自然之理，定必然之則；術者據已知之理，求可成之功。學主知，術主行。」所以，中醫基礎理論是中醫的核心，是臨床醫學的根基所在。

我們擔心中醫可能丟失，就是指中醫基礎理論的科學地位可能丟失。丟掉了「已知之理」，則丟掉了辨證論治的靈魂，那就可能蛻變到經驗治療的水準上去；欲「求可成之功」，因失去了「必然之則」，所行之術必然成為無源之水、無本之木。鑒於印度、埃及、希臘古代傳統醫學被遺棄的歷史教訓，中醫一旦丟掉了指導辨證論治的基礎理論，則離消亡不遠矣。

20 世紀，是西方近代文化、科學滾滾傳入中國的 100 年。由於目不暇接的西方文化、科學產品夾雜著政治、軍事的壓力，因此使這一時期中國學術界未來得及冷靜思考，未來得及從文化、科學多元性的立場上積極面對之時，便下意識地把中國傳統文化、科學視為歷史的過去，自覺不自覺地自我貶抑。20 世紀 20 年代廢止中醫的叫囂、20 世紀 50 年代「中醫科學化」的口號以及形形色色歧視和排斥中醫的做法，其根源都是站在西方文化、科學（包括西醫學）的學術觀念上，否認中醫基礎理論的科學性。

20 世紀 50 年代以後，中醫在相當長的時期裏仍處於悖論的困擾之中。這個悖論的核心是既承認中醫是科學的，又將自身的發展與提高寄託在西醫學術的觀念、標準與方法上。其癥結在於，既承認中醫是科學的，又不能按照自身的科學規律自我發展、自我完善。

「中西醫並重」的正確方針是在撥亂反正的基礎上，經過中醫界的不斷努力，於 20 世紀 90 年代初才制定的。但是，這個方針的真正落實，即中西醫在學術上的真正並重——兩種醫學間有機的平等互補，還需要長期不懈的努力。

因為直到今天，用西醫的觀念、標準、方法對中醫進行改造的做法，在中醫醫療、教學、科研、管理的各個方面仍然根深柢固，積重難返。應該敏銳地看到，不徹底改變中醫在學術與事業管理上從屬於西醫的狀況，中醫生存與發展的危機將隨時存在。

在當今特定的歷史環境中，「中醫可能丟」的表現形式及特點主要有三：

第一是在「發展」、「創新」的旋律中，從基礎理論上「西化」中醫，即「以西化中」，斷根絕源。

第二是「重用輕學」、「以用代理」，在臨床應用部分「技術先行」，即所謂「豁出生存求發展」。

第三是在漸變中走向消亡。在潛移默化中逐漸改弦易轍，則更容易使當事者迷、當時者迷。所以與日本明治維新時消滅中醫的情況相比，因為其隱蔽，故危險性更大。

為了客觀地說明中醫學術上存在的困惑與危機，這裏列舉兩個材料。

1994 年 1 月，中國中醫藥學會前會長崔月犁主持召開了「第一次中醫藥發展戰略討論會」。從該會議紀要（見《中醫沉思錄》，中醫古籍出版社，1997 年第 1 版，232 頁）可以看出，老一輩中醫藥學專家對中醫藥學術水準的滑坡和「西化」傾向，表示了極大的關切和憂慮，認為當務之急是認真總結中醫藥學術走過的曲折道路，在學術上首先正本清源，回到中醫藥學術的特色和優勢上來，否則，就積重難返，就難以撥亂反正。

　　老專家們還指出：中醫院的急症差不多全西醫化了，為中醫急症而推廣的一些製劑，幾乎全是配合西醫的急症用藥，中醫真正的東西很少看到。大家擔心，中醫院再過幾年就全變成西醫院了，因為學術內容和治療思路、方法變了，只會剩下一塊空牌子。與會者對當前中醫教育討論尤其熱烈。

　　有與會者說：「所帶的研究生畢業論文必須是實驗研究性論文，沒有突出中醫藥學術，要西醫方法點頭才行。再過 10 年，等這些研究生成為教授以後，中醫就全變了。」

　　還有與會者強調：「在中醫教育方面，要著眼培養一批中醫基礎理論過硬，臨床辨證論治能力強，像老中醫樣子的原樣人才。不要等到從科學上真正認識中醫了，全世界都來熱心學習我們的中醫藥時，而真正懂中醫的人卻沒有了。」

　　學術期刊是科學研究的龍頭和龍尾，科研工作中的思路和成果大多集中反映在期刊中。1997 年 5 月，國家中醫藥管理局和中國中醫藥學會在北京召開了「中醫基礎理論研究學術研討會」。大多數專家對 40 年來的「證明性研究」——即用西醫實驗研究的方法對中醫基礎理論進行驗證、解釋、

中醫復興論——沉思・啟蒙・正本・清源

改造性的「研究」，提出了質疑。

從中醫學術界頗具權威的兩種期刊發表文章的事實，說明專家們的質疑是正確的、有根據的。

比如，由中國中醫藥學會主辦的《中國醫藥學報》中，《論著》和《學術動態》是反映科研思路與成果的兩個欄目。在 1993—1996 年由筆者主持編輯工作的 4 年裏，儘管採取了鼓勵中醫傳統性論文的多種措施，但是上述兩個欄目中「證明性研究」的論文仍然只占 70%左右。

又如，《中國中西醫結合雜誌》1995 年出版了一期《基礎理論研究特集》，共發表了 192 篇論文，全部是用西醫實驗研究的思路和方法對中醫中藥理論進行驗證、解釋、改造的論文。尤其值得關注的是，研究中藥的論文竟達 182 篇，說明用西藥藥理學的思路與方法驗證、解釋、改造中藥，已成為近年裏的新熱點。

上述例證告訴我們，中醫學術至今仍然處於生存、發展的危機和困惑之中。在西方提出「回歸自然」和「重視傳統醫學」的今天，這種危機與困惑，竟然出現在中醫的故鄉，的確無法向國家、民族和歷史交代。

走出「中醫西醫化」的誤區，是擺脫生存危機、獲得健康發展的決勝之舉，也是擺在中醫面前「變亦變，不變亦變」的歷史使命，不可坐待，不容徬徨。生存與發展是一個統一體，中醫自身的科學規律是其生存的基因，生存就孕育著發展。

（註：本文原載於《上海中醫藥雜誌》1999 年第 12 期）

中醫現代化的若干思考

在我國科學技術朝著現代化目標蓬勃發展的當代，自 20 世紀 80 年代以來，振興中醫的呼聲不絕於耳，發展中醫的形勢日益引人注目。然而，對於「中醫現代化」的提法，積極倡導者有之，諱莫如深者有之，甚至一聽「中醫現代化」就下意識地大加反對者亦有之。在現代化大環境下，這一令人難以理解的現象值得我們認真思考。

✿「中醫現代化」的困惑

《黃帝內經》的問世，標誌著中醫學步入理論思維階段。之後，在我國傳統的科學與文化背景下，中醫學雖然發展緩慢，但也代有才人，漸趨完善，為中華民族的繁衍昌盛立下了不朽的功績。然而隨著西學東漸，到 20 世紀 30 年代，在中華大地上竟然出現了「廢止中醫法」的叫囂。中醫界始而憤怒，繼而迷惘，一種前所未有的生存危機，從此一直困擾著中醫學界。

新中國成立以後，雖然國家在方針政策上給中醫以很大的支持與保護，但也曾有過不少「好心辦壞事」的失誤。直到今天，中醫學的繼承與發揚仍然處於兩難境地。因此，在「中醫現代化」的認識上依舊存在著種種困惑。

1│學術主體與交叉領域的錯位

醫學是研究人類生命過程以及同疾病做鬥爭的科學體

系。我們的祖先從醫療實踐之初，就力圖從各個層面上探索人類生命之謎，所以早在《黃帝內經》中，即有「其死可剖而視之」的記載。由於當時的科學技術尚未給醫學的研究提供解剖的分析的手段和方法，因此中醫對人類生命過程的研究始終被定格在「整體層次上的機體反應狀態」，即脈、舌、色、證。

從研究對象來劃分，中醫和西醫研究的「客體」都是人，但中醫研究的對象側重於整體層次上的機體反應狀態及其運動過程，而西醫則側重於整體層次以下的器官、組織的結構及其功能變化。因而，把握整體層次上機體反應狀態及其運動過程的規律，並由此形成的防病、治病的知識體系即是中醫學。或者說，以辨證論治為核心的理法方藥相貫通的生理病理觀，以及治療技術、方法和經驗，是區別於西醫而獨立存在的另一個醫學科學體系。這是中醫學的主體，是中醫學真正的科學價值所在。

從研究對象來看，中醫與西醫存在著一些交叉領域，即整體層次上的器官和組織。如眼、耳、口、鼻、皮膚、骨骼、肌肉等。對於交叉領域的疾病，儘管中、西醫各自的生理病理觀不盡相同，但治療技術、方法和經驗可以相互取長補短，為我所用。從 20 世紀 50 年代起，令人欣慰的中西醫結合的成果，如金針撥白內障、小夾板固定治療骨折、枯痔注射液治療痔漏等，皆屬這一交叉領域。

然而在中醫學術的主體領域，中西醫結合的成果甚微，至今仍處於探索階段。人們常常把中醫和西醫在交叉領域的相互取長補短的經驗，視為中醫發展的方向和道路，顯然是以偏概全、喪失主體的一大失誤。

2｜「以西代中」偏見的積澱

新中國成立之初曾一度推行的「中醫科學化」、「中醫西醫化」，實質上是「以西代中」的偏見，是 20 世紀 30 年代「廢止中醫」的翻版。

1954 年，國內旗幟鮮明地批判了「中醫西醫化」的錯誤。接著在以後的幾十年裏，國家採取了一系列重大措施，制定了一系列發展中醫的方針政策，有效地促進了中醫事業的發展。

但是在學術領域裏，一方面因為「百花齊放，百家爭鳴」的方針沒有全面貫徹，另一方面因為沒有引導學術界在方法論和認識論上，深入研究中醫學術主體與西醫學術的本質區別，所以在學術界「以西代中」的偏見仍然在發展中醫的良好願望背後，此起彼伏、時隱時現地存在著。

比如，1955 年光明日報社論中「西醫學習中醫，是做好中醫工作，發揚祖國醫學遺產的關鍵」的提法；1958 年毛澤東關於培養「中西結合的高級醫生，其中可能出幾個高明理論家」的願望；20 世紀 70 年代衛生行政部門關於「中西醫結合是發展中醫的唯一道路」的指示；長期以來在中醫科研上關於「中醫不客觀」的議論；中醫教育在中、西醫課程設置上幾比幾的爭議；相當多的中醫醫院內中醫治療率達不到 50％的現實；國家自然科學基金委員會的科研課題中，數年來連一項研究中醫辨證論治的課題也沒有等。

所有這些，不能不使人感到在中醫學術主體領域「以西代中」的沉重積澱。如何引導中醫界清除上述積澱，走自身發展的正確道路，是「中醫現代化」面臨的首要難題。

3 | 「中西醫結合」概念的混亂

「中西醫結合」這一概念，是以 20 世紀 50 年代毛澤東主席關於「把中醫中藥的知識和西醫西藥的知識結合起來，創造我國統一的新醫學新藥學」為根據而概括出來的。但是這一概念的確切定義，即其概念的內涵與外延，至今含混不清。按照毛澤東主席的原意，是希望中醫和西醫工作者相互合作，中醫學術與西醫學術取長補短、相互配合，經過長期努力，逐步實現中、西醫在更高層次上的統一，形成超越現代中醫與西醫水準的新的醫學體系。

應該說，這是我國中醫和西醫共同肩負的，涉及整個人類醫學科學革命的根本戰略目標。然而在以後的實踐中，「中西醫結合」這一概念卻出現了種種歧義。有的把它解釋為中醫發展的唯一道路；有的解釋為與中醫隊伍和西醫隊伍並存的「一支力量」；有的解釋為與中醫學術和西醫學術並存的「另一門學科」；有的解釋為既懂中醫又懂西醫的醫學工作者；有的解釋為臨床上的中西藥並用；有的解釋為用西醫方法對中醫學術的解釋、驗證和改造。

於是種種各行其是、隨心所欲的機構、組織、團體、學說，都打著「中西醫結合」的旗號而競相登場，給中醫事業和中醫學術的發展造成許多困擾和混亂。前車之鑒，後事之師，在今天提出「中醫現代化」的時候，不能不提醒我們對這一概念的內涵與外延，進行科學的論證與研究。

4 | 參照系與目標的困難

「現代化」一詞的含義是，「使之達到先進的科學技術

水準」。它有兩個核心：「現代」是一個時間概念，它是針對「落後」而言的。「化」是一個空間概念，它是指多方位或全方位而言的。也就是說，站在相對落後的起跑線上，看到了與先進者的諸多差距，以此為目標從多方位（或全方位）趕上先進水準，這就是現代化的真正內容。中國在改革開放中提出的「四個現代化」，是全社會向前發展的巨大系統工程。中國與發達國家在工業、農業、國防、科學技術諸多方面明顯的差距，既給我們提供了向前發展的參照系，又是我們擺脫落後的奮鬥目標。因為參照系和目標很明確，所以就容易形成統一的意志和協同的行動。

中醫是中國的特產，是國際傳統醫學中相對最完善的學術體系。自西學東漸以來，中醫面臨著種種困惑，在數十年發展中又有過不少失誤和挫折。與我國的四個現代化大業或西醫發展相比，客觀上沒有為中醫學術提供出可以借鑑的參照系，而中醫自身又需要對過去和現實進行認真的反思。在這種情況下，「中醫現代化」的內涵和目標，仍是需要我們冷靜思考、反覆論證的難題。

現代科學方法論的啟示

任何一個獨立的學科都包含著三個基本要素，即研究對象、研究方法和研究內容。就這三者在一個學科內的關係而言：研究對象代表了本學科的根本特性，比如研究思維形式和規律的科學是思維科學，研究心理過程和規律的科學是心理學；研究方法是認識對象和改造對象的手段和方式，它決定了對對象認識的範圍，比如以化學方法來研究生物形成了生物化學，以物理學方法研究生物形成了生物物理學。同

時，方法的先進程度也決定了對研究對象認識與改造的深度與水準；以研究方法所獲得的對對象本質與改造的知識，則構成了本學科的研究內容。

在這裏，研究方法是每一個學科最活躍、最具決定性的要素，是科學進步的強大「發條」。正如控制論創始人維納說的那樣：「如果一個生理學問題的困難實質上是一個數學的困難，那麼十個不懂數學的生理學家和一個不懂數學的生理學家的研究成果完全是一樣的，不會更好。」可見，我們在研究一個學科的未來和發展的時候，首先必須深刻研究本學科研究方式和方法的學問——即方法論。

當我們探討「中醫現代化」的時候，有必要對科學方法論做一簡單的回顧。

在人類科學活動的實踐中，人們認識世界和改造世界的方法論不斷豐富。到現在為止，按不同的概括層次來劃分，方法論可分為具有隸屬關係的三個層次：

①適應社會科學、自然科學和思維科學的概括層次最高的哲學方法論。

②適用於各門科學，較哲學方法論更具體的一般科學方法論，如邏輯方法、數學方法，以及控制論、訊息論、系統論所體現的系統方法論。

③適用於專門學科的特殊方法，即具體科學方法論，如物理學方法、化學方法等。

按照民族、區域、社會、歷史等原因形成的研究習慣來劃分，方法論大體分為兩大體系。其一是以綜合為主要傾向的研究方法，即在整體層次上把握對象的方法。它多以哲學方法、系統方法、邏輯學方法以及最新出現的模糊集合、模

糊識別方法等為基礎。其二是以分析為主要傾向的研究方法，即把整體分為若干部分來研究的還原性研究方法，多以物理學、化學、數學方法為基礎。

按照科學發展史來劃分，人類認識和改造世界的方法論大體經歷了三個發展階段。中國的春秋到秦漢之際，西方的古希臘、羅馬時代，在當時自然哲學基礎上的自發的整體綜合性研究方法為第一階段。中醫即是在此基礎上形成和發展起來的。從歐洲的「文藝復興」開始，科學進入了第二個發展階段，即習慣所稱的「分析時代」。在物理學、化學、數學成果的基礎上，形成了以分析為主要傾向的研究方法。這正是西醫產生和發展的方法論基礎。

20 世紀中期以來，科學在高度分化的同時又出現了高度綜合的傾向，產生了以綜合為主要傾向的現代科學方法論。現代科學方法論的產生，徹底改變了當代的科學圖景和科學家的思維方式，成為當代新技術革命的理論支柱。

從自發的整體綜合到「分析時代」，再到現代科學方法論，人類認識世界和改造世界的方法論經歷了一個「否定之否定」的過程，即一個重大質變的「螺旋式上升」。正如美國社會學家阿爾溫・托夫勒談到自發的整體綜合與現代科學方法論的關係時說的那樣：「今天許多驚人的革新，都像在昔日的記憶中加上一條彗星尾巴」，頗有似曾相識之感。

自 20 世紀 80 年代以來，中醫界許多有識之士對以陰陽五行學說為核心的中醫方法論與現代科學方法論進行了比較研究，大量的例證表明，陰陽五行學說不僅充滿了唯物論和辯證法思想，而且包含著控制論、訊息理論、系統論、模糊集合、模糊識別、辯證邏輯等現代科學方法論的合理內核。

科學是隨著研究方法所獲得的成就而前進的。可以預言，以高度綜合為主要傾向的現代科學方法論把中醫推上發展的「螺旋」，必將是中醫現代化的基本趨勢。如果需要為「中醫現代化」確定「參照系」，那麼這個參照系不是國外先進科學技術基礎上所形成的新成果、新水準，而是當代新技術革命帶給我們的現代科學方法論。

🏵 中醫現代化的近期任務與目標

這裏所提的「中醫現代化」，實質上是指中醫學術主體而言的。至於中西醫研究的交叉領域，過去已經取得了不少令人注目的成果，今後仍將會在西醫的長足發展中不斷深化，不斷前進。中醫現代化正在起步，有許多基礎工作要做，因此這裏所說的「近期」，也許可理解為中醫現代化的準備階段或「前現代化期」。在這個階段我們似可抓好以下四個戰略重心。

1 | 加強以綜合為主要傾向的現代科學方法論的研究 與普及

人類科學技術史表明，當一個社會處於科學技術發展的第二階段，即「分析時代」時，由於人們所受的教育和社會潮流的影響，在科學研究中往往著重提高把問題分解成各個部分的能力，而對各部分重新綜合的能力卻很少予以鼓勵。多數人從受教育起，就善於分析而不善於綜合。這正是中國長期以來習慣於用西醫的方法驗證、解釋、改造中醫的社會思想根源。

當以綜合為主要傾向的現代科學方法論給我們送來中醫

發展曙光的時候，我們仍不自覺地用分析方法去蔑視產生於自發的整體綜合方法基礎上的中醫學，這便是多數人從受教育起，就善於分析而不善於綜合而形成的社會性偏見。

因此，中醫界的科技人員和管理人員必須對當代科學技術有高度的敏感性和研究熱情，應當認真學習和研究科學技術史，研究和普及以綜合為主要傾向的現代科學方法論。

在研究和普及過程中，首先要認真研究中國古代哲學史和科學技術史，研究《易經》、《道德經》、《墨辨》、《易傳》，以及惠施、公孫龍、荀況、韓非等的著作。然後對照《自然辯證法》和控制論、訊息理論、系統論、辯證邏輯、模糊集合論等代表著作，就會在思想上架通自發的整體綜合方法論與現代科學方法論之間的橋樑。

2│深入開展東西方文化與中西醫的比較研究

20 世紀 80 年代以來，學術界從諸多層面對東西方文化進行了大量的比較研究，對東西方文化的交流與合作起了很大的推動作用。

20 世紀 70 年代初，中國著名的中醫學家趙錫武在談論中西醫結合時曾經提出，「要結合首先必須分清」。他所講的分清，即是進行比較研究。當我們以方法論為基礎對中西醫的生理、病理、診斷、治療深入比較研究後，對於發展中醫的思路與方法自然會了然於胸中。

在長期的以「西醫西藥的方法研究整理中醫」的環境中，中醫基礎理論中的許多概念在潛移、在解體，許多指標如表裏、寒熱、虛實、升降、開闔、出入、浮沉、正邪、標本、奇偶、反正、順逆等，在被曲解、被取代。所以持悲觀

中醫復興論──沉思‧啟蒙‧正本‧清源

論者擔心「廢醫存藥」的局面難以扭轉，認為中醫正處於即將消亡的邊沿；持樂觀論者則認為中醫正處在新的突破的前夜，因為中醫終於盼來了比自發的整體綜合方法大為先進的現代科學方法論。

當此之時，只有透過對中西醫進行深入的比較研究，中醫基礎理論才會得到鞏固和完善。這是關係到中醫生死存亡的重大戰略步驟，不可徬徨，不可坐待。

3｜以辨證論治為核心，以提高療效為目標，開展全方位的臨床研究

中醫注重個體差異，強調辨證論治，這是中醫與西醫相比最突出的優勢。發揮中醫的優勢，提高中醫隊伍辨證論治的臨床素質，是中醫現代化的基本戰略。為了提高療效，方便病人用藥，應當廣泛吸收其他學科的先進成果，在新藥開發、劑型改革等方面開展廣泛的研究。

近年來，這方面的研究十分活躍，應當鼓勵，並在實踐檢驗中不斷完善。

4｜深入開展中醫軟科學研究，實現決策的民主化和科學化

科學事業的發展有賴於科學的管理與決策，而軟科學研究是管理與決策科學化的保證。在中醫現代化的進程中，中醫發展的戰略問題，中醫學與其他學科的軟結合問題，未來的諸多可能性和最優決策方案等問題，都是中醫軟科學研究的對象和內容。

當然，在中醫現代化的準備階段，還有許多工作要做。

上述四個方面僅僅是「前現代化」階段的幾個戰略重心而已。

　　恩格斯曾經說過，要把科學首先看成是歷史的有力的槓桿，看成是最高意義的革命力量。所以，只要我們以現代科學方法論為動力，就可以消除困惑，促使中醫在當代新技術革命的潮流中沿著現代化的目標長足發展。

　　（註：本文原載於中國科學技術協會主辦的《科技導報》1993 年第 12 期）

第三節

中醫現代化的再思考

　　1993 年 12 月，筆者曾在中國科協主辦的《科技導報》發表了《中醫現代化的若干思考》一文。就中醫（包括中醫、中藥，下同）現代化的困惑、現代科學方法論的啟示、中醫現代化的近期任務與目標談了自己的一些觀點。

　　1997 年召開的全國衛生工作會議上，中央明確提出了「中醫現代化」的號召。為此在原有基礎上談一些進一步的看法，與同道討論。

✚「中醫現代化」的含義

　　「現代化」一詞是我國當代使用最廣泛，最具召喚力的

詞彙，許多辭書對它的解釋是：「使之達到先進的科學技術水準」。從文字表面看，「現代化」有兩層含義。

其一，「現代」是一個時間性的概念，它是針對「落後」或「發展緩慢」而言的。

其二，「化」是一個空間性概念，它是針對多角度或全方位而言的，即有人說的「徹頭徹尾之謂也」的意思。因此實現全面的發展或達到最先進水準，就可以稱之為現代化。

從現代化的具體內容或目標而言，科學技術的門類數以千計，各自的歷史與現狀、問題與困難、任務與要求差別很大，因此，先進或發展的內容、目標也就各不相同。

關於「現代化」的內容，不論在哪一個國家或地區，大體都包括外來的文化、科學技術與本土的文化、科學技術兩大類。從歷史的角度看，對於文化、科學技術的輸入國說來，外國先進的、新的東西自己需要，外國傳統的、有用的東西也需要。

同樣，對於文化、科學技術的輸出國來說，本國傳統的好東西，不論歷史多久，也會被國外認為是新鮮、先進的東西而受到青睞。

眾所周知，當今世界上大多數國家的軍事院校都將「孫子兵法」作為學員的必修課，有誰會因為它產生於 2000 多年前的中國而無視其不朽的科學價值呢？可見人類優秀的文化、科學技術是超越時間與空間的，相互之間是一種多元共存、共同繁榮的和諧關係。從這個意義上講，在知識、訊息迅速傳遞的今天，我國流行的「現代化」一詞的詞意應該理解為：當今人類在多元性的文化與科學技術上相互學習，共同發展的新時代、新格局，謂之現代化。

基於這樣一種觀點，關於「現代化」的目標，也相應地分為兩個方面：

　　①對於外來的文化、科學技術，別人已經有的，或者比我們先進的東西，就是我們制定發展目標的參照系。

　　②對於本土文化、科學技術，因為國外沒有可供學習和借鑑的參照標準，因此它的發展目標則應該是保持特色，發揮優勢，完善自我，走向世界。

　　這裏應當特別指出，在「西方文化中心論」占統治地位的近代，我國作為西方文化、科學技術的輸入國，在我們受益的同時，千萬不要忘記由於歷史和社會的原因給我們民族帶來的文化自尊心上的傷害。在「全面反傳統」的陰影裏，我們對中華民族優秀文化、科學的揚棄與批判的喧鬧，常常超過了繼承與發揚的熱忱。在此期間，中醫雖然以卓越的臨床療效為世人所矚目，但是長期以來人們習慣於用西方的科學技術（包括西醫）的標準來貶低和改造中醫，甚至不承認、懷疑中醫的科學原理，叫嚷要取締、廢止中醫，這是令人痛心的。

　　一個民族如果沒有文化心理的支撐，那無疑是民族的危機。因此必須理直氣壯地承認中醫是中華民族優秀傳統文化中的瑰寶，它有自己內在的科學規律。在討論中醫現代化時，國外沒有現成的參照系可直接拿來為我所用。因此我們應當遵循「文化多元」的立場，按照「中西醫並重」的方針，在堅持中醫基本原理、規範的前提下，保持特色，發揮優勢，努力完善自我，逐步走向世界。

　　這就是我們實現中醫現代化的指導思想，也可以視為「中醫現代化」的定義。

✛ 中醫現代化研究中應當理清的十個關係

在中醫現代化研究中，充分理解和準確把握以下關係，具有戰略性的指導意義。

1 | 關於東方文化與西方文化的關係

從科學技術的角度來說，東方文化習慣指中國春秋戰國到秦漢之際的先哲們，以及印度一些思想家所奠基的文化與科學；西方文化則多指歐洲文藝復興以來在物理學、化學、數學成果基礎上新發展起來的科學技術。東方的科學家多以綜合、演繹的邏輯思維方式，從整體、宏觀入手，由大到小、由外到內、由高級到低級、由一般到具體、由系統到要素地研究事物。而西方的科學家則多以分析、歸納的方式，從局部、微觀入手，由小到大、由局部到整體、由簡單到複雜、由低級到高級、由具體到一般地研究事物。

按照美國社會學家阿爾溫‧托夫勒「三次浪潮文明」的觀點，東方文化是「農業革命階段」的產物，西方文化是「工業革命階段」的產物。在科學技術上，這兩者雖有簡單的時間與區域上的差別，但本質上的差別則在於各自的自然觀、方法論的巨大不同。這二者是並存、互補的關係，不是先進與落後的關係，不是孰優孰劣的關係。

2 | 關於事業與學術的關係

中醫事業，包括機構、設備、人才以及醫療、教學、科研、管理、生產、經營等諸多方面。而中醫學術是「第一生產力」，是事業的根基所在。因此，離開了學術，事業就成

了空洞的、沒有靈魂的軀殼。

中醫學術的振興或萎縮，直接決定著中醫事業的興衰存亡。所以，中醫管理的任務除了機構、設備這些外部條件外，最根本的任務是加強中醫軟科學研究，遵照中醫學術的自身規律，推動中醫學術的發展與振興。

3 | 關於理論與臨床的關係

中醫的社會功能是臨床，是防病治病，而臨床療效的提高決定於中醫從業人員的理論水準。當前，人們普遍認為中醫臨床領域在縮小，治療的病種在減少，治療效果在下降。根本原因是，在西方文化與科學的衝擊之下，中醫處於百年困惑之中，處於信念危機之中，理論體系在異化中逐步萎縮，臨床隊伍中熟諳辨證論治者的比例在逐步降低。為扭轉這種被動局面，社會一方面呼籲提高臨床療效，而另一方面卻只重視一方一藥式的臨床經驗的繼承，而不重視理、法、方、藥的一致性，這就難以提高辨證論治的水準。

我們不能再重複那種「重用輕理」、「以幹代學」的簡單化、庸俗化的做法，要把中醫臨床牢牢地建立在堅實的中醫理論基礎之上。

4 | 關於科學與技術的關係

科學與技術是兩個不同的概念。對於技術而言，科學是理論思維的產物，是事物運動的基本原理，是技術的根基所在。技術是科學的實踐應用，任何技術都是在特定的科學原理基礎上演化出來的。我國古代的四大發明，是技術發明而非科學發現，由於缺少物理學、化學的科學驅動，故長期在

原地踏步，未曾發展。

植根於東方文化、科學的中醫，既有對生命科學原理的深刻發現，又有在此基礎上的技術運用和實踐檢驗，因此是東方科學中當之無愧的成功典範。世界許多古國的傳統醫學相繼消亡，但是在人類文明進步的今天，中醫仍然一枝獨秀，為世人所矚目。

日本明治維新以後，漢方醫學輕視甚至背離以經典著作為代表的中醫基礎理論，由「方證相對論」滑向「方病相對論」──使用中醫的一個方劑對號入座地治療西醫的一種病，結果導致療效不可靠而逐步走向衰落。

從 70 年代起，日本的「漢方顆粒劑」以其先進的生產工藝、精美的包裝和貌似科學的劑型蜚聲亞太地區。然而，由於先進的技術與中醫理論相脫離，近年來連遭日本朝野的非議，處在被剔除於「健康保險用藥」之列的危機之中。

可見，脫離自身的科學原理，或者藉口以「技術先行」推進中醫學術的發展，是本末倒置、主次不分的糊塗觀念，這就難免產生事與願違的結果。

5｜關於中醫與中藥的關係

中醫與中藥，是同一個理論體系。「藥為醫之用」，故中藥的研究與臨床使用必須遵循中醫理論原則。近年來，把用西醫藥物物理學和藥物化學的方法，按照西醫生理和病理的原則，從中藥中提取西醫認為的有效成分，然後根據西醫臨床藥理的指標用於臨床的藥物，視為中藥研究的成果和中藥發展的方向，這是一個大誤會。

從天然藥物中提取西醫認為的有效成分而製成的藥，如

麻黃素、黃連素、莨菪鹼、元胡索乙素、川芎嗪等，是西藥研製的途徑之一，這些藥當然是西藥而非中藥。

中藥研究倘若脫離四氣五味、升降浮沉以及歸經、臨床功效、使用宜忌的自身理論與標準，按照西化的路子走下去，終將出現有中醫而無中藥的怪現象。其實那時候，中醫中藥也就同歸於盡了。因此，我們強調中醫中藥是一家，其中的要害是，有利於保證中藥科研、生產、開發不脫離中醫理論與臨床的軌道。

6 │ 關於研究對象與方法的關係

任何一個成熟的學科，都有其特定的研究對象和研究方法。研究對象決定了本學科的根本屬性，研究方法則是認識或者揭示對象內在本質的方式和手段。沒有研究對象的學科是不存在的；沒有研究方法則在對象的認識上永遠是零散的、經驗性的。也就是說，用一定的研究方法研究特定的對象所形成的概念、範疇體系，才是該學科的基礎理論。應該強調的是，對象與方法的關係是選擇與被選擇的關係，特定的、具體的研究對象必然選擇相應特定、具體的研究方法，這是不以人的意志為轉移的公理。

中醫研究的是人的生命過程中自然流露的、表現在整體層次上的機體反應狀態，即證候及其運動、變化；西醫研究的是人體內部的器官、組織、細胞、分子的結構與功能。中醫在直接運用哲學研究方法的同時，著重運用了一般科學研究方法，即系統性方法；西醫則在近代物理學、化學成果的基礎上，著重運用了還原性研究方法。人們常常認為，中醫發展緩慢是因為中醫沒有趕上近代科學技術潮流，沒有得到

工業革命的驅動，因而習慣用還原性研究方法對中醫進行解釋和改造。這是科學對科學的誤解。

早在春秋戰國時期，中國人就曾有「其死剖而視之」的熱忱，希望以此方法知道人體內部器官、組織的結構與功能。一直等到 17 世紀，工業革命也沒有出現在中國，中國的特定歷史，阻礙和限制了西醫在中國的形成與發展，使我國古人的「剖而視之」，停留在希望中達 2000 年之久。這正是西醫沒有在中國形成與發展起來的根本原因。

但是在此期間，中醫以證候為研究對象，以陰陽五行學說為研究方法，得天獨厚地在世界的東方造就了一個獨特的、西醫不可取代的醫學體系。

人類的科學技術進入現代，即「新技術革命」以來，越來越多的中醫界學人發現，當接觸到系統方法和最新的模糊數學時，常常有一種「似曾相識」之感。其原因就在於中醫陰陽五行學說中不僅包含著豐富的辯證法思想，而且也包含著系統方法、模糊數學的合理內核和原型。

科學發展史，本質上就是人類科學研究方法論、認識論發展的歷史。科學總是隨著研究方法所獲得的成就而前進的。所以，在哲學方法指導下，運用系統方法、模糊數學的原理和方法推動中醫發展，必將是中醫現代化的基本趨勢。用西醫的還原性方法來研究中醫的對象，違背了對象與方法相互關係的最基本的原則，所以是行不通的。

7│關於中醫與西醫的關係

中醫和西醫各自研究和總結了人體生命過程中的一部分現象和規律。可以說，兩者都是「半整體醫學」。這正是我

國「中西醫並重」方針在科學上的根據。兩者相互學習、取長補短是必要的，但是，以一者的理論原則、方法和標準，解釋、驗證、改造對方，其結果必然是取代或消滅另一者，這當然不是我們的選擇。

人類醫學至今仍有許許多多的生命奧秘尚待我們去揭開、去探索。按照我們現在的科學視野和能力來看，中醫和西醫研究對象的總和，也許才是完整的人。所以，中醫與西醫雙方立足於自我，各自運用自身所選擇的最新研究方法，並接納對方的啟示，使自己的認識不斷深化，才是中、西醫各自的根本出路。在複雜的生命奧秘面前，至少在現代，中醫與西醫誰也不可能包打醫學科學的天下。從這個意義上講，中西醫並存的格局仍將長期存在。

中國著名的社會學家費孝通指出：「東方社會為追求現代化和現代特性，如何避免在充滿『東方學』偏見的西方現代化的理論指導下跌入以歐美為中心的文化霸權主義陷阱？怎樣醫治這一文化心理危機？在學術表述上應採用什麼理論？」我們現代的人應當為「這一系列『考題』提供應試的答卷」。他認為，生活在一定文化中的人對其文化有「自知之明」。明白它的來歷，形成過程，所具有的特色和發展的趨向。不帶任何「文化回歸」的意思，不是要「復舊」，同時也不主張「全盤西化」或「全盤他化」。

他還主張，要認識自己的文化，理解所接觸到的多種文化，才有條件在這個已經形成中的多元文化的世界裏確立自己的位置。經過自主的適應，和其他文化一起，取長補短，共同建立一個有共同認可的基本秩序和一套各種文化能和平共處，各施所長，連手發展的共處守則。這個共處守則，就

中醫復興論——沉思．啟蒙．正本．清源

是費孝通先生在日本與老朋友歡敘會上所講的一句名言，即「各美其美，美人之美，美美與共，天下大同」（《讀書》1997 年第 10 期）。

費老的這番話，不僅可以成為中西醫關係的守則，而且也是中醫現代化的指導原則。

8│關於中醫與中西醫結合的關係

筆者關於「中西醫結合」（亦即「中西醫配合」）的定義是：「中、西醫工作者相互合作，中、西醫學術相互配合，以提高臨床療效為目的實踐過程」（見本書第一章）。按照這個定義，中西醫結合不是「獨特的醫學體系」，也不是「一支獨立的力量」，它是我國中西醫工作者為提高臨床療效，發揮各自的優勢，更好更快更有效更經濟地解決民眾疾病痛苦而肩負的共同使命。因此，只靠中醫或西醫一方，是不能實現中西醫結合的。主觀地認為「中西醫結合」已經形成了「獨特的醫學體系」，當然不是事實，還要以本來不是事實的東西來代替中醫，那更是不可取的。

對於西方文化中心論衝擊下處於「百年困惑」的中醫學術，首要的任務是保持特色，完善自我，自強自立。否則，中醫日趨萎縮，中西醫結合也自然失去了存在、發展的土壤。

9│關於「硬科學」與「軟科學」的關係

就中醫領域而言，「硬科學」即中醫藥學；「軟科學」即研究中醫發展，並為決策與管理提供依據的科學。毫無疑問，對中醫科學原理準確、完整的認識，是對其歷史與現

狀、問題與困難、任務與戰略等進行研究的根本出發點。可以說，中醫學是磐石，中醫軟科學是在磐石上建立高樓的技術與方法。

中醫發展的問題一直是近百年來學術界共同關心、爭論不休的問題。之所以如此，原因有二。

第一，自「西學東漸」以來，中醫在西方文化與科學觀念的衝擊下，長期處於信念危機之中，至今仍未擺脫「百年困惑」。

第二，自 20 世紀 60 年代以來，「以西代中」的觀念始終困擾著整個中醫的醫療、教學、科研、管理，至今仍未徹底走出誤區。

在這種情況下，中醫軟科學研究的突破口，則是在東西方文化與科學的比較研究中，理智地、科學地把握中醫區別於西醫的根本原理，在人類共處的多元文化的世界裏確立自己的位置。只有站在當代科學的制高點上，真正懂得了中醫究竟「是什麼」，才能以軟科學的睿智，懂得中醫的今天與今後究竟應該「做什麼」、「怎麼做」。

10 │ 關於戰略研究與工作計畫的關係

戰略是對重大的、帶動全局或決定全局的謀劃。中醫現代化的號召和中西醫並重的方針確定之後，如何使之變為現實，這就是中醫發展戰略研究的任務。在這裏，戰略指導思想與戰略重心，是帶動全局、決定全局的關鍵。關於中醫現代化的指導思想，已經在本文的第一部分做了論述。在第二部分，之所以不厭其煩地論述這十個關係，就是要在錯綜複雜的相互聯繫的比較中，找出決定全局的戰略重心。

還需要強調的是，戰略不同於策略，規劃不同於工作計畫。比如國畫，它是文化、歷史、哲學、技藝高度綜合的藝術產物，但它不是工筆花鳥畫——不著重於細部，也不獨重技藝。如果把戰略計畫搞成工作計畫，就難免源流顛倒，捨本逐末，甚至背離中醫理論，造成更大的失誤。

現代化研究的思維方式

1997 年的全國衛生工作會議以後，「中醫現代化」是我們面對這一號召必須首先研究的軟科學課題。軟科學研究要求我們必須以系統科學的原則和方法來思考問題。所以討論中醫現代化時，在認識上述十個關係的前提下，我們應以「三、三」式的思維方式來思考這一軟科學課題。也就是說，從一點、一線、一面的角度思考軟科學問題都是不行的。這種「三、三」式的思維方式，即建立在系統科學原理上的動態、立體的思維方式。

第一，在設計中醫未來目標時，要歷史、現狀、未來三方面綜合考慮，以歷史為主。因為歷史地、辯證地、科學地回顧和分析過去，才能準確地評估現狀，進而才可能科學地、可靠地預見未來。如果對歷史和現狀認識不透，而又急於描繪未來的藍圖，那就像一場沒有起跑線的田徑賽一樣，任何努力都難有意義。

第二，在面對困難或問題時，要問題、原因、辦法三方面綜合考慮，以原因分析為主。只有對產生問題的原因進行歷史的、全面的剖析，才可能抓住主要矛盾或矛盾的主要方面，防止主觀片面性和盲目性。這樣，解決問題的辦法也就不言自明了。

第三，在研究解決問題的辦法時，要上策、中策、下策三方面綜合考慮。取法乎上，得其中；取法乎中，得其下。以上策激勵奮進，以下策引為自警，才能進退有餘，超然主動，有可能達到最佳的預期目標。

現代化的戰略重心及步驟

基於上述三部分的討論，中醫現代化進程中牽一髮而動全身的戰略重心，是中醫學術現代化。在學術現代化中，中醫基礎理論的自我完善是其核心。

中醫基礎理論現代化的含義是：以現代語言和以系統方法為代表的綜合性研究方法，使中醫理論在保持固有的特色與優勢的前提下不斷完善，實現現代科學意義上新的、全面規範化。

在基礎理論逐步規範的同時，推進醫療、教學、科研、管理以及中藥開發、生產、經營的現代化，推進中醫走向世界的工程，是中醫現代化的全部內容。

中醫基礎理論的現代規範化，大體分兩步。

第一，以經典醫著和出於歷代臨床家之手的代表醫著為依據，從一個個最基本的概念入手，在專家共同參與、深入論證的基礎上，逐步實現中醫概念、範疇的規範化。20世紀 80 年代以後，在許多最基本的概念尚不規範的情況下，大規模地開展了許多隸屬於基本概念之下的具體的「規範化」、「標準化」研究，並頒佈了若干《指導原則》與《標準》之類的「規範」性文本。譬如，「證候」這一概念至今未形成規範的定義，所以倉促制定的有關「證候診斷標準」，自然無法為臨床所接受。因此，第一步是基礎，是關鍵。

中
醫
復
興
論
——
沉
思
·
啟
蒙
·
正
本
·
清
源
·

第二，在現代哲學的指導下，在系統方法和其他現代科學研究方法的不斷成熟與完善的同時，使中醫的經絡藏象、病因病機、診法治則以及中藥、方劑和臨床各科理論，在現代科學方法論基礎上，形成一個全新的體系。隨著中醫基礎理論的現代化，一個獨具特色優勢的，完善先進的中醫學術體系，將屹立於人類科學之林，並堂堂正正地走向世界。

時代呼喚英雄。實現中醫現代化，需要愛道、明道、守道、樂道、衛道以至殉道的精神，需要一批富有這種精神的人。

（註：本文原載於《中國醫藥學報》1998 年第 1 期，並在多次全國性學術研討會上演講。）

第四節

困擾中醫發展長達四十年的悖論

40 多年來，中醫藥學（以下簡稱中醫）一直處於一種悖論的困擾之中。悖論，原本說的是邏輯上彼此相反的命題。這裏指的是既承認中醫與西醫是不同的醫學科學體系，又將中醫自身的發展與完善寄託在西醫學術上。這種狀況的產生既有時代的必然性，也有很大的偶然性和戲劇性。毛澤東主席一向關心和重視中醫的作用與發展，用西醫的觀念和方法整理提高中醫卻出於他的親手批示。主觀上的出發點本

來是積極的，客觀上的效果卻是負面的。這種糾結在一環又一環矛盾之中的相反狀況，就像「羅素悖論」問題一樣，常令人舉步唯艱，是非辯。

站在歷史與社會的高度看，這是特定的歷史時代與社會環境中的一種文化現象。具體而言，是「西方文化中心論」的潮流中，表現在中國傳統文化與西方近代文明之間的文化衝突，與任何人的個人意志無關。

在改革開放的時代裏，我們應當解除疑慮，實事求是地清理文化對文化的誤會；在東西方文化並存的長期實踐中，我們也積累了在比較中前進，在共存中發展的文化經驗與思想智慧。因此，現在是我們回顧歷史過程，走出悖論困擾，實現中醫復興的時候了。

20 年前「實踐是檢驗真理的唯一標準」的大討論，是我國衛生界認真分清學術之是非一次大好時機。但是，當時人們的思想認識沒有趕上形勢，使中醫失去了走出悖論困擾的一個最好時機。在紀念「實踐是檢驗真理的唯一標準」大討論 20 週年之際，提出這個問題固然落後於歷史，卻仍然勢在必行，尚不為晚。無論如何，我們不能總是糾結在悖論之中，耽誤中醫的復興，辜負民眾的需要與期望。

20 世紀 50 年代初，當時衛生行政部門的主要負責人錯誤地認為中醫有技術而無科學，有經驗而無理論，因而採取了種種歧視、排斥中醫的態度，用西醫的觀念和理論標準，對中醫進行改造。對此，中央進行了嚴肅的處理，毛澤東講了許多實事求是的話。他在 1953 年的中央政治局會議上說：「中國對世界有大貢獻的，我看中醫是一項」，西醫「看不起中醫是不對的……西醫也有唯心論。中西醫一定要團

結，西醫一定要打破宗派主義。」1954 年 7 月在又一次會議上說，「真理的標準是實踐」，「行之有效，這就是真理」。

對於西醫學習中醫，當時是從貫徹團結中西醫的方針和保護中醫的角度上講的。認為「首先要西醫學中醫」、「因為經過學習與提高，就可以把中西醫界限取消」。但是在以後衛生行政部門開展西醫學習中醫的過程中，湯雖換了，藥還是原藥，仍然堅持用西醫的觀念和理論標準，對中醫進行改造。

1958 年 10 月 11 日，以毛澤東對衛生部黨組「關於組織西醫離職學習中醫班總結報告」，親自做了一篇比較長，也很具體的批示。毛澤東的批示是：

「今後舉辦西醫離職學習中醫的學習班，由各省、市、自治區黨委領導負責辦理。我看如能在 1958 年每個省、市、自治區各辦一個 70～80 人的西醫離職學習班，以兩年為期，則在 1960 年或 1961 年春，我們就有大約 2000 名這樣的中西結合的高級醫生，其中可能出幾個高明的理論家。此事請與徐運北一商，替中央寫個簡短的指示，將衛生部的報告轉發給地方黨委，請他們加以研究遵照辦理。指示中要指出這是一件大事，不可等閒視之。中國醫藥學是一個偉大的寶庫，應當努力發掘，加以提高。指示和附件發出後，可在人民日報發表。」

於是 1958 年 11 月 18 日的人民日報社論中，對毛澤東的批示畫龍點睛地強調說：「我國的民族醫學遺產是一個偉大的寶庫，必須組織西醫人員認真學習，繼續努力加以發掘提高。」並提出這是「一項嚴重的政治任務」，要「進一步開展西醫學習中醫運動」。

這個批示的核心有三：

第一，從正面肯定了中醫「是一個偉大的寶庫」。

第二，把發展中醫的使命寄託在西醫學術上，希望學習中醫兩年以後便可能出現「幾個高明的理論家」來發掘、提高中醫。

第三，這一批示頗具指令性，除了批示中直接強調「遵照辦理」、「不可等閒視之」之外，人民日報進一步將批示精神上升到「一項嚴重的政治任務」和「運動」的高度來對待。

需要明確的是，毛澤東的個人批示是針對發展中醫講的而不是針對創造中西結合的「新醫學」講的。他沒有否定「團結中西醫」的方針，也沒有反對中西醫相互取長補短、共同提高，同時更沒有把創造中西醫融合的、高於中醫又高於西醫的新醫藥學體系的艱巨使命規定給學習了中醫的西醫。半個世紀之後冷靜、理性地來看，當時這一發掘、提高中醫的批示，有以下不足之處。

第一，中醫的發展問題，是中醫自身的科學學研究的課題。中醫界應遵照「百花齊放、百家爭鳴」的方針，經專家論證，由科學點頭，不是行政包辦或政治家一句話所能解決的。況且，「雙百」方針是毛澤東提倡的。不「從群眾中來」，又如何能「到群眾中去」呢？

第二，20 世紀 50 年代，我國的中醫從業人員近 50 萬人，把中醫發展的自身課題交給學習過短期中醫的西醫，那麼原有的 50 萬中醫大軍如何使用，中醫教學、科研單位該發揮何種作用呢？在這種情況下，「團結中西醫」的方針如何理解，在中醫界如何貫徹落實呢？

第三，繼承與發揚是辯證的統一。對於一門具體的學科來說，就是內在於自身傳統的歷史性演進。20 世紀 60 年代出現的「繼承靠中醫、發揚靠西醫」的論調，正是批示精神的寫照。中醫和西醫是兩個不同的醫學體系，各自的繼承與發揚的內容和形式互不相同。而要實現兩種不同學術體系的繼承與發揚的辯證的統一，這在馬克斯的辯證唯物主義原理中是無法找到理論根據的。

　　第四，毛澤東堅信「真理的標準是實踐」，他說：「中醫有效，這就是真理」。從這個觀點來看，他過去贊成「團結中西醫」的方針，肯定也會贊成今天「中西醫並重」的方針的。既然如此，這個批示也可以換成「西醫藥學是一個偉大的寶庫」，應當由中醫學習兩年西醫後，對西醫「努力發掘，加以提高」。如此公平地替換，西醫會同意嗎？為什麼當初不這樣批示呢？

　　第五，新中國成立初期的衛生行政部門主要負責人「歧視」、「排斥」中醫的實質，是認為中醫有技術而無科學，有經驗而無理論，所以在當時制定的《中醫進修規定》和《考試暫行辦法》中，要求中醫從業人員必須學習西醫多門理論與臨床課程，並透過考試才可重新執業。批示中固然沒有「歧視」中醫之處，卻把中醫「排斥」於自身研究、發展之外，這豈不與當初的做法異曲同工、殊途同歸了嗎？

　　第六，中醫與西醫兩種醫學體系的存在，是東西方文化的差異在醫學科學領域的必然反映。西醫基本上屬於自然科學中的還原性科學，而中醫在人體科學中則更接近系統性科學。因此，評判兩種文化、科學（包括醫學）之是非，應當站在統攬東西的高度，對東西方文化、科學做深入的比較研

究，其中最為關鍵的，是要以嚴密的邏輯原則，在同一性的價值標準裏做比較。毛澤東講「中國醫藥學是一個偉大的寶庫」，使用的是社會學中的價值判斷，而在講「發掘、加以提高」時，他頭腦中的標準卻是還原性科學基礎上的西醫觀念的價值判斷。假如讓西醫對自身的歷史與未來發展進行科學論證時，他們絕不會在承認西醫過去社會貢獻的同時，而做出用中醫的科學方法來發掘和提高西醫的結論。

第七，批示中因為有「中國醫藥學是一個偉大的寶庫」這樣一句話，使中醫聽起來似乎有所安慰，實際上卻有苦說不出。其中之苦就在於對中醫抽象的肯定，具體的否定。這不僅在客觀上庇護了一種極其不良的學風，而且也阻礙了中醫在實事求是中的反思和前進。

第八，從當今世界上「回歸大自然」、「重視傳統醫學」的現實來看，毛澤東當年關於「中國對世界有大貢獻的，我看中醫是一項」的預言，是完全正確的。但是以後 40 年的事實表明，用西醫生理、病理的觀點與方法研究中醫的藏象經絡、病因病機；用西藥藥物物理、藥物化學的觀點與方法研究中藥、方劑，幾乎占據了中醫研究課題的主流。因而導致了中醫固有的理、法、方、藥的概念體系在「西化」式的被研究中異化、解體。這種異化與解體，不僅從根本上動搖了中醫基礎理論的存在，而且已經直接影響到中醫辨證論治的臨床療效。毛澤東原來所希望的，當然不是這種情況。

這個悖論在正常情況下其實並不難破解，因為它是特殊歷史環境中的特殊產物。

一方面，它是學術上的某一種觀點藉由某種特殊的形式，把學術問題行政化了。如果毛澤東知道其中的隱曲，或

者他是一位老中醫專家，相信不會出現這種情況。另一方面，因為 1958 年是反右派運動尚未結束，大躍進正在高潮，而且毛澤東的「個人迷信」迅速膨脹的時候。

這一悖論又是以「文件」、「社論」形式佈置、推廣，以「群眾運動」的形式開展的。所以，不需要討論，沒有人懷疑，用不著理解，更不敢反對。批示發出之後，全國上下很快透過組織、人事等措施，全面地貫徹落實。由此形成了中醫學術發展和醫療、教學、科研、管理的基本思路和基本格局。這個悖論式的格局正好也是在社會主義計畫經濟模式極盛時期出現的，所以也就在體制上被長期固定了下來。

20 世紀 60 年代初，許多方面的事實已經證明這個批示是不切合實際的。因此中央在 1962 年又針對性地提出了一條以後被稱為「12 字方針」的「系統學習、全面掌握、整理提高」。但這一正確的方針沒有得到應有的重視，在「文化大革命」中反而被列為劉少奇、鄧小平的罪狀，受到了錯誤的批判。

到「文化大革命」後期，一方面是「一根針、一把草」的群眾運動的狂潮和「知識越多越反動」的蠱惑，一方面是由悖論而演變的「中西醫結合是發展中醫的唯一道路」以及「中西醫結合不能遙遙無期」的叫囂，使中醫遭到極其嚴重的破壞，已經到了後繼乏人，後繼乏術的地步。倘若不是中央在撥亂反正中及時發出「78.56 號文件」，中醫還不知何時才能走出瀕於消亡的困境。

為了走出悖論的困擾，需要解決三個認識問題。

第一，衝破悖論的禁錮，實現中西醫之間的真正團結。40 年來許多人總以為困擾中醫發展的主要原因是內部的團

結問題，其實這不是問題的癥結。在悖論的格局中，是堅持中醫沿著自身的科學規律向前發展，還是走「中醫西醫化」的道路，這兩者是截然不同的，卻都是符合「最高指示」精神的。「西化」和「反西化」、「中西醫並重」和「以西代中」、「重西輕中」本來是關係到中醫生死存亡的至關重要的是非問題，卻要在悖論格局中「合二而一」。這一點，令任何人都難以有所作為。所以實現中西醫兩個隊伍真正的團結，首先必須衝破悖論的困擾。

第二，「批示」的精神與國家關於中醫工作一系列法規、方針、政策，有相左之處。1950 年「團結中西醫」的方針，1978 年關於解決中醫後繼乏人問題的中共中央「56號文件」，1982 年我國《憲法》中「發展現代醫藥和我國傳統醫藥」的規定，1985 年中央書記處關於「要把中醫和西醫擺在同等重要的地位」、「中醫不能丟」的指示，1986 年國務院成立國家中醫藥管理局的決策，1996 年「全國衛生工作會議」的決定等，這一系列正確的方針和政策，都是根據中醫事業和學術的實際情況，在總結歷史經驗與教訓的基礎上由中央集體做出的，是完全正確的。

第三，衝破悖論的困擾，要充分認識到其複雜性與艱巨性。這個悖論是 40 年來中醫工作上的一個特殊問題：如果從政治角度上講，似乎有告別「凡是」的意味，然而這的確是一個實實在在的學術發展問題；如果從學術上講中醫的發展，人們又似乎感到一種政治的疑慮。因此，在 20 年前「實踐是檢驗真理的唯一標準」的大討論中，這個似是政治，又是學術的雙重難題沒有得到澄清。40 年過去了，它幾乎消耗了中醫界兩代人的時間和心血，許多人早已習以為

常，甚至麻木了。醫療、教學、科研、管理方面許多應該做好的事沒有做好，許多不應該有的矛盾卻在時間的煎熬中趨於複雜。尤其這個悖論是透過計畫經濟管理模式，在 40 年前從人事、組織、體制上固定下來的。所以只有在提高思想認識的基礎上，透過改革舊的體制，並實現管理的民主化與科學化，才能徹底衝破悖論的困擾。這其中不僅需要勇氣和犧牲，而且上上下下再也「不可等閒視之」了。

在東西方文化的廣泛交流中，世界上越來越多的有識之士看到，21 世紀將是東方文化復興的世紀。在東方文化復興中，作為東方的科學，中醫已為世人所矚目。可以說，中國和世界人民需要中醫，我國的中西醫結合大業更需要中醫。沒有中醫，中西醫結合永遠是一種泡影；「中醫西醫化」了，中醫對人類的大貢獻也永遠是一句空話。困擾中醫 40 年的悖論一日不破除，中醫則一日不能騰飛。在紀念「實踐是檢驗真理的唯一標準」大討論 20 週年之際，我們一定要按照黨的「十一屆三中全會」和「十五大」的精神，實事求是，解放思想，衝破悖論，振興中醫。

但願我們不要把 40 年的切膚之痛，帶到人類的 21 世紀。

（註：本文原載於《光明中醫》1999 年第 1 期，並多次在國內及港台學術研討會上演講，收入本書時略有修改補充。）

走出中醫學術的百年困惑

　　20世紀，是西方近代文化、科學技術滾滾流入中國的100年。在推動中國社會取得劃時代進步的同時，也給中國傳統文化、科學帶來了巨大的衝擊。本來，與任何文化、科學的發展一樣——中醫藥學（以下簡稱中醫）的自我更新與完善既是時代性的，也是傳統性的，時代性與傳統性發展才是其歷史性的整體。但在綿長的100年裏，主張取締、廢止者有之，認為其有技術而無科學、有經驗而無理論者有之，堅持用西醫藥學（以下簡稱西醫）的觀念和方法對其驗證和改造，欲使「中醫西醫化」者亦有之。誠可謂百年困惑，危機時起。

　　讀《三聯生活週刊》1997年第20期，記者朱彤採訪中國科學院院士陳可冀先生的《中醫要引進現代科學》一文，感觸良多。正如記者所談，陳先生的許多觀點，代表了「西化中醫」者的看法。為此本文謹就其中的兩個學術問題，談一些個人的認識，以糾正於同道。

✛ 關於「歐美文化中心論」和「西醫一元觀」

　　從科學技術的角度看，「東方文化」即人們習慣所指的我國春秋戰國、秦漢之際的先哲以及同時期印度一些思想家所奠基的文化與科學；「西方文化」習慣上指歐洲文藝復興以來在物理學、化學成果基礎上發展起來的近代科學與技術。一般認為，東方的思想家、科學家多以綜合、演繹的思

維方式，從整體、宏觀入手，以「物質的運動」為研究對象，由一般到具體、由系統到要素地認識事物；而西方的近代科學家則多以分析、歸納的思維方式，以「運動著的物質」為研究對象，從局部、微觀入手，由具體到一般、由結構到整體地認識事物。

其實，用「東方」和「西方」來界定文化與科學的特點是不太恰當的。古代西方的哲學家柏拉圖、亞里斯多德與中國古代哲學家的哲學思想有許多相通之處。古希臘醫學之鼻祖希波克拉底的養生觀以及人體與自然相通的觀點，與《黃帝內經》的觀點大部分一致。所以美國社會學家阿爾溫‧托夫勒未拘泥於東方和西方的界定，他在《第三次浪潮》一書中表述的觀點認為，東方文化是人類農業革命階段的產物，西方文化是人類處於工業革命階段的產物，而當代人類正進入第三次浪潮文明階段，即新技術革命階段。

按照他的觀點，東西方文化與科學不是簡單的區域上的差別，而是人類文化與科學發展的不同歷史、環境條件下，其自然觀、方法論上的不同而產生的結果。一者著重於整體、綜合，多運用系統科學方法，一者著重於局部、分析，多運用還原性研究方法。

從發展的眼光來看各類文化、科學間的關係，阿爾溫‧托夫勒認為：「第三次浪潮文明」對於「農業革命階段」的文化與科學來說，就好像「在昔日的記憶中加上了一條彗星尾巴」，頗有似曾相識之感。因為第三次浪潮文明出現的以系統論、控制論、訊息理論為代表的系統科學方法論，是在農業革命階段方法論基礎上的螺旋式上升。基於這樣的理論，東西方文化與科學是人類共同的精神財富，他們相互間

應該是多元共存的關係，既不是現代與古代的關係，也不是先進落後、孰優孰劣的關係。

而且農業革命階段的文化與科學，必將在新技術革命的推動下，隨著系統科學方法的進步而取得長足的發展。所以，從科學方法論的角度講，「現代科學」應當包括兩大類，即系統性科學與還原性科學。

然而，要使多數中國人都能有此認識，的確還需努力。因為我們畢竟有一段特殊的不堪回首的近代文化與科學技術史。19 世紀，處於工業革命階段的西方，在科學技術的推動下，物質生產迅速發展，經濟實力日漸雄厚。從此，驕傲的西方人在宣揚「歐美文化中心論」的同時，逐步滋長起政治、軍事、經濟、文化的霸權主義。這使處於農業革命階段的中國在各方面都感到相形見絀。

1840 年的鴉片戰爭，表面上看中國敗在了西方的堅船利炮上，本質上看中國是敗在了以物理學、化學為基礎的近代科學技術與封建政治上，在以後的總結與反思中，我們自己把問題轉嫁到全部傳統文化與歷史上，人為地擴大化了。五四運動中提出的反帝反封建和請進「德先生」、「賽先生」的口號，無疑是正確的。但是不加分析地高喊「全面反傳統」、「砸爛孔家店」，不能不說是自掘文化祖墳、錯怪前賢的不明智之舉。

在西學東漸的百餘年裏，一方面是「歐美文化中心論」的強大潮流，一方面是失去支撐的民族文化心態，崇洋媚外和民族虛無主義像兩塊巨石，壓得中國人直不起腰、抬不起頭，難以振作。

這種歷史環境，助長了「西醫一元觀」在中國的迅速滋

長，動不動便用西醫的標準指責中醫「不科學」。「中西醫並重」的方針制定多年了，直到今天，中醫在學術上仍未得到真正的並重。

在新技術革命的新觀念、新思路、新方法的推動下，中醫學術在 20 世紀 80 年代顯得非常活躍，頗有生氣，但很快又被「西醫一元觀」指導下的「標準化」、「規範化」的熱潮壓下去了。為此，經過學習、研究、思考，本人先後發表了《論中醫藥學的定義》、《中西醫結合定義的研究》、《中醫藥學走向世界的若干理論問題》、《中醫現代化的若干思考》、《中醫現代化的再思考》以及《證、證、症、候的沿革和證候定義的研究》等多篇文章，從陰陽五行與系統科學方法的內在聯繫中，論證這一貌似古老，實則最具現代意義的醫學科學的內在原理與規律，以期望中醫能走出「西醫一元觀」的羈絆，站在當代科學的制高點上，在「多元文化的世界裏確立自己的位置」。

因為中醫「百年困惑」，雖眾說紛紜、千頭萬緒，而萬惑之源只有一條──只承認中醫療效而始終懷疑或不承認其理論的科學性。所以，走出「百年困惑」的決勝之舉也只有一條──明辨中醫理論的科學價值與地位。

從基礎理論的角度講，中醫至少有以下不同於西醫的根本特點：

①在研究對象上是整體性，非特異性，動態性，訊息性。

②在研究方法上是綜合性，非還原性。

③在理論體繫上是系統模型原則，以辨證為基礎的訊息負回饋原則和高層次的真實性。

可以說，中醫學包羅了我國歷代在生物、心理、自然諸

方面的醫學認識於一體，在當今國際上提出生物、心理、社會綜合性醫學發展模式的 2000 多年之前，就已經將上述諸方面內容，以獨特的而又是同一的概念體系與指標系統，有機地融合到同一個醫學理論之中。「實踐是檢驗真理的唯一標準」，用中醫理論指導辨證論治經歷了 2000 多年的實踐檢驗，已經證明它是科學的、有效的。這在人類文化史上是第一家，在世界範圍內也是第一家。

儘管中醫自身還有許多理論與實踐問題需要研究、需要解決，但這是科學發展中的自我完善問題，不需要西醫的理論與方法對中醫進行解釋、驗證和改造。如果 20 世紀 60 年代初，我們把用西醫的方法解釋與驗證中醫視為一種嘗試的話，那麼今天還要沿著老路走下去就不能允許了。如果今天還有人只承認中藥的療效而無視中醫基礎理論的科學性，繼續堅持「廢醫存藥」的錯誤，則必將出現中醫自毀於蕭牆之內的現代悲劇。

幾千年來，中醫就是在不斷消化、吸收同類文化與科學的成果中豐富和發展起來的。在人類文化與科學快速發展、傳播的現代，中醫自然要引進現代科學。但是，根據自身的特色與優勢，中醫更急需引進的是現代系統科學，而不是還原性科學。在這一點上，我們必須有清醒的認識。

關於辨病與辨證相結合的研究

「症和病的結合」，即 20 世紀 60 年代以來風靡的「辨病與辨證相結合」。中醫的西化，中醫在現代形勢下的存亡危機，正是從這裏開始的。為此，我們不妨做一些簡單的分析。

1 | 「辨病與辨證相結合」的「結合點」問題

西醫臨床上首先接觸到的是來自病人主訴或者觀察而得知的「症狀」，然後把這些「症狀」作為認識疾病的「嚮導」或「重要線索」，再進行大量的、有針對性的儀器或實驗室檢查，以確定局部病灶（器官、組織、細胞）的病理改變或產生病理改變的致病因子。所以，完成對疾病的病理診斷，就抓住了西醫意義上的疾病的本質。

中醫臨床上首先透過望、聞、問、切獲取「證候」，然後按照中醫的藏象經絡、病因病機理論，在證候的相互聯繫中，在證候與自然、社會、心理諸多因素的關係分析中，確定產生證候的病因與病機。這就是辨證求因、求機的過程。

中醫的病因是「因果關係」之「因」，而非西醫「致病因子」之「因」。在中醫看來，病因是用以解釋病機的，病因是組成病機的一個部分，故「因」附於「機」。所以，完成了對疾病的病機診斷，就抓住了中醫意義上的疾病的本質。

由此看來，辨病與辨證相結合，不是一個人兼通中醫、西醫兩套學術，也不是臨床上中西醫相互配合與合作就能解決的。它的重心在於「結合」，即中西醫兩種理論上的真正共融。所以，它的「結合點」應該是西醫的病理與中醫的病機之間的大融合。

人是萬物之靈，是世界上最複雜的生物。研究中西醫兩者關於疾病本質認識的結合問題，就像「綜合與分析」、「宏觀與微觀」的結合一樣，難度很大，涉及的知識領域很寬。幻想以「至粗至淺之思」，便輕而易舉地把中醫和西醫融合

為一，是非常天真的想法。但是不能因為難，而閹割中醫的理論實質，然後再偷樑換柱。

2│偷樑換柱源於對「證候」的錯誤理解

《素問·五運行大論》說：「夫候之所始，道之所生。」「候」是表現於外的各種現象，「道」是規律和法則。在我國東漢的《說文解字》裏，繁體「證」字的含義是「告也」，「候」字的含義是「伺望也」，故漢以後「證候」一詞的一致的含義是「病人告訴的和醫師觀察到的兩方面病理狀態」。從這個意義上講，中醫即是「研究證候和證候演變規律的防病治病的醫學科學。」

對「證候」錯誤的理解，始於 20 世紀 20 年代，混亂於 20 世紀 60 年代，症候群說是其代表。為了正本清源，本人積十餘年之研究，給「證候」下了一個現代人容易理解的定義：「證候是中醫學的專用術語，即透過望、聞、問、切四診所獲知的疾病過程中表現在整體層次上的機體反應狀態及其運動、變化，簡稱證或者候」。

這個定義的文字表述是否恰當，需要中醫界同仁進一步討論，但是從其內涵上看，是經得起推敲的。①證候是中醫研究的對象，中醫之「道」始於對證候的研究。②證候是由中醫四診而獲知的，是醫生對疾病表現的理性認識。③證候的整體性包括人身整體與「天人相應」之整體兩個方面，並非構成人的器官、組織、細胞的病理表現所能包容。④證候是一種病理「狀態」，或稱「物質的運動」過程中的病理「訊息」，與「運動著的物質」反映在局部病灶的病理改變是兩回事。⑤證候在疾病過程中是不斷運動、變化的，故由它所

反映的病機也是不斷變化的而非固定不變的。

把中醫的證候扭曲為一組「症候群」，始於西醫傳入中國以後，最早是對中醫一知半解的西醫提出來的，它的核心是說，中醫臨床治療是針對一組症候群的施治。這種觀點與西醫的「綜合徵」有相似之處，與日本漢方醫學中的「方證相對論」同出一轍，其錯誤有二：

第一，閹割了中醫「證候」的完整性和真實性。歸納起來，主要有六個方面：

（1）「症候群」說基本上丟掉了疾病過程中病人的生理特點、心理情志、生活習性、土地方宜、四時氣候、社會條件等因素與證候的關係；忽視了同一病因病機在不同人身上證候表現的差異性。比如腎虛，小孩談不上性功能，是否就不會有腎虛？老年人普遍有腰痠、耳鳴、性功能減退，是否人人有病皆是腎虛呢？

（2）證候在理論中的再現問題。人們對客觀事物的認識中，感覺到了的東西，不一定能立刻理解它，只有理解了的東西才深刻地感覺它。所以，對證候變化趨勢的把握，離不開中醫理論。比如，「見肝之病，知肝傳脾」，是說臨床見到肝病的證候時，根據藏府相關理論，即應該知道往後可能出現脾病的證候，故治療上「當先實脾」，則可取得主動。治病於未然，這是《素問·至真要大論》「謹守病機」、「有者求之、無者求之」的思想。「證候群」說不可能把尚未出現而將要見到的「無」列在其中。

（3）證候全面真實地體現於臨床的問題。久經臨床的醫師都知道，活生生的、最能反映疾病變化的全面、真實的證候，只有在臨床中才可以見到。比如，四診中最難把握的

望診和切診的內容，常使醫生「胸中了了，指下難明」。而將這兩方面內容完整、準確地表達於書面則更難，故有「可意會而不可言傳」之說。

這不是因為中醫的四診不精確，而是因為影響色、脈變化的因素太多、太複雜。如果研究者脫離活生生的臨床而紙上談兵，只在「症候群」的教條裏打轉轉，則難以掌握望診與切診之真諦，看不到全面、真實的證候。

（4）異證同機的問題。比如，桂枝湯的使用：出現頭痛、發熱、汗出、惡風、脈浮緩的太陽中風時，病人藏無他病「自汗出而不癒」的自汗病時，太陰病中風時等，皆可選用。故對於桂枝湯醫界常有「外病得之可以解肌和榮衛，內病得之可以化氣調陰陽」之說。不難看出「外病」、「內病」，其證候當然有別，但病機皆係表虛、衛陽不振。這在死板的「症候群」中如何體現呢？

（5）證候的真假問題。事物的外部形式常常歪曲和不正確地表達事物的真正本質。故人們常提醒說「不要被現象所迷惑」。在中醫臨床上也常有「內真寒外假熱」、「外假寒內真熱」，所謂「大實有羸狀，至虛有盛候」等，即是指此。這種情況在忽視其內在病機的「症候群」中是無法得到解釋的。

（6）證候的因果聯繫、異時連續問題。在中醫臨床辨證中，今天的病機是昨天病機的果，今天的病機則是明天病機的因，而證候又是隨著病機的變化而變化的。如果不能完整地瞭解昨天的病機與證候，就不能準確地理解今天變化了的證候，自然也就難以把握今天新的病機。必須把握了昨天、今天的證候與病機變化，才可能有機地掌握疾病的演變

趨勢、預後轉歸以及治療方法。這就是中醫辨證求因（機）、審機論治的原則和治病求本思想的含義。這裏講的昨天、今天、明天，是藉以說明過去、現在、未來三個時限上，病機變化的因果關係和證候異時連續的病程關係。20世紀60年代以來在症候群說基礎上形成的辨證分形式的診斷裏，該型疾病的證候演變，同樣也還有初起和向癒，輕微和危重的時間與空間意義上的差別。可見，在症候群之說裏，病程意義不見了。

第二，丟掉了藏象、病機學說為核心的中醫基礎理論。

（1）辨證是中醫基礎理論指導下的認識疾病本質的理論思維過程。當證候的全面性與真實性被閹割以後，中醫辨證論治的理論和臨床辨證的思維過程，便隨之枯竭了，變得多餘了。

（2）證候與病機的關係，是疾病的表象與本質的關係。在思維邏輯中，兩者不是同一層面的東西，不是一一相對的並列關係。而在「症候群」裏，病機與證候卻變成了同一層面上的並列關係。比如，「腎虛，就有腰痠、耳鳴、性功能減退等一組症狀」。這裏講的「腎虛」是病機的稱謂，理應是疾病的本質部分；「一組症狀」是疾病的表象部分。如果按照「症候群」的邏輯來診斷腎虛，只要看腰痠、耳鳴、性功能減退這幾個症狀是否具備就夠了，這就意味著見到了證候就等於見到了病機，見到了本質。於是，「辨證論治」即蛻變為「見症就治」或「對症治療」，根本用不著中醫基礎理論指導下的臨床辯證思維了。馬克斯在《資本論》中說：「如果事物的表現形式和事物的本質是直接相符合的話，那麼任何科學都是多餘的了」。可見，症候群說在肢解證候的

同時，也變相地抽掉了病機學說的靈魂，而且連中醫學「都是多餘的了」。因此必須明確地認識到，這是導致中醫學術萎縮的一個根本性問題。

（3）「症候群」說的產生與頑固地延續，是有其歷史原因的。20世紀20年代以來，西醫在臨床中遇到了許多找不到病灶部位和致病因子的疾病。應該說這是西醫理論的侷限性所表現出的對疾病認識的盲區。在捉襟見肘無可奈何之中，才產生了諸多以「綜合徵」命名的疾病，如梅尼爾氏綜合徵、帕金森氏綜合徵、華佛氏綜合徵等。當「綜合徵」尚屬一種無可奈何下的新提法時，對中醫證候、病機理論不甚瞭解的人們，便趕時髦式地把中醫的證候稱之為「症候群」。在症候群裏，像肝陽上亢、陰虛肝旺、腎虛、脾虛、血瘀、濕熱等這些病機意義上的概念，便蛻變成表述一組證候（實際上已替換為「症候群」）時僅含有命名意義的簡單的代名詞。在西醫以後的發展中，當迷路積水、耳源性眩暈、瀰漫性血管內凝血這些病理名稱出現後，美尼爾氏綜合徵、華佛氏綜合徵隨即成為歷史的過去，在西醫文獻中消失。所以不難想像，症候群與綜合徵，是名異實同的「孿生」兄弟。當中醫的病機稱謂蛻變為「症候群的」代名詞的同時，病機理論也就隨之名存實亡了。

3│難以自拔的怪圈和令人尷尬的結局

「症候群」說使西醫辨病與中醫辨證相結合的研究陷入難以自拔的怪圈。

（1）辨病與辨證相結合的結合點，是西醫的病理與中醫的病機之間的大融合。當「症候群」說肢解了證候、丟掉

中醫復興論──沉思・啟蒙・正本・清源

了病機之後，辨病與辨證相結合的研究（實踐中稱其為「中西醫結合」的研究）就進一步扭曲成為「一組症狀」尋找西醫病理解釋的研究——研究方向便從根本上改變了。

（2）症狀——因為其產生的原因，往往是生物、社會、心理、自然多種複雜因素對機體綜合作用的結果。所以，在以還原性方法研究的生物醫學模式的傳統西醫裏，不可能得到確切的解釋。因此，症狀在西醫的臨床診斷中，一直被視為認識疾病的一種「嚮導」或「線索」，而不是認識病理的特異性指標。既然西醫的研究視野和理論框架裏找不到「綜合徵」的病理解釋，那麼，為一組由症狀編織起來的「症候群」尋找西醫病理學解釋的研究，則照理不會成功。

（3）本來，症候群說到此應該休矣。但是在這個原則問題上，半是望文生義，半是偷換概念的「相近」、「相當」、「相似」、「大體就是」，卻將中醫的藏象、病機理論，先拆為只言詞組或孤立的詞組，隨之再在所謂的「研究」中徹底替換掉。於是，「西醫的病理與中醫的病機之間的結合」，又一次被扭曲為用西醫的病理對中醫病機的解釋。

20世紀60年代以後關於「證的研究」，基本上都是這樣一個思路。比如，在脾虛證的研究上，有的說「胃主受納」、「脾主運化」大體就是「消化功能」，於是便圍繞西醫的消化系統尋找西醫的實驗指標。有的說「脾主肌肉」、「主四肢」與西醫的「肌肉系統」功能相當，於是便圍繞西醫的「運動耐力」來尋找指標。有的說「脾統血」、「中焦受氣取汁」變化而為「血」，於是又圍繞西醫的「營養」、「造血」來尋找指標……其結果，中醫的脾以及脾虛等概念，一個一個都被肢解了。但是將各方面研究的「新結果」綜合起來以

後，不僅看不出中醫的脾和脾虛的特點來，而且其雜亂與悖謬，連西醫自身也無法解釋。

（4）一面高喊「中西醫並重」，承認「中醫與西醫是截然不同的體系」，一面又把中西醫視為本無區別的「中國數學、外國數學」的關係，抱怨西醫「為什麼不可以套中醫」。這種自相矛盾的態度，正是上述偷樑換柱的研究在理論與實踐上不能自拔、「氣虛神怯」的反映。

在這種怪圈中進行的「研究」，往往產生了兩種尷尬的結局。

第一是非西非中的混亂

比如在血瘀證的研究上，其「成果」的確鋪天蓋地的「推廣」了。但是仔細讀一下《中醫沉思錄》一書中匡萃璋、袁景珊二位先生關於血瘀證和活血化瘀的思考，就不難看出學術界反思血瘀證研究的強烈呼聲和深刻質疑，「因為在這種無病不血瘀、無證不血瘀、無藥不活血化瘀的情況下，血瘀證作為一個有特定內涵與外延的科學概念已不復存在，或者說作為研究對象的血瘀證已在概念的附會與濫用中消失。那麼，所謂血瘀證與活血化瘀研究就變成無的放矢」。「因為血瘀證在這種結合中不但沒有更清晰，而且變得更游移不定，更不可捉摸。與中醫傳統概念已愈去愈遠，甚至完全脫離了中醫辨證論治的認識基礎與方法，成為一個非中醫的概念」。如果匡先生的結論並非危言聳聽，那麼對於正在宣揚和推廣中的活血化瘀研究將做何解釋呢？

第二是由「辨證論治」滑向「方病相對論」

用中醫的一個方劑對應地治療西醫的一種疾病的思路，稱為「方病相對論」。按照中醫的特點，對於中醫意義上的

中醫復興論——沉思・啟蒙・正本・清源

某一種病，固然要辨證求機、審機論治。同樣，對於西醫意義上的某一種病，也要先辨證而後論治。中醫的方劑，是針對中醫病機的特異性方劑。而對西醫的病理學來說，則是非特異性的。當中醫的證候被閹割，以藏象、病機學說為核心的中醫基礎理論則失去了意義。故「症候群」說，即是日本的「方證相對論」。更有甚者，在走向「方病相對論」以後，連症候群也沒有意義了。比如說治療肝炎，不檢查「澳抗」的陰性、陽性，轉氨酶的高低，就是什麼也不懂。這不就變成了西醫的病名或實驗室檢查指標，「相對」於中醫的方劑了嗎？所以，「發展」到這一步，中醫藥的理論與實踐就蕩然無存了。因為這時的中藥方劑只不過是嫁接在西醫理論上的，貼著「回歸自然」標籤的一種最初級、最簡單的經驗而已。可見，「方病相對論」是「方證相對論」的再倒退，是由辨證論治的特異性治療回歸到早期的經驗性治療的倒退。這種結局，不僅徹底否定了中醫，而且也是對「辨病與辨證相結合」研究的誠意和初衷的自我否定。

討論到此我們不能不說，最令人可怕的是，這種偷樑換柱的研究已經 40 年了，而且至今仍在延續。它消耗了兩代人的心血，「研究」者卻「名利雙收」了，所以寧可毀掉中醫，也不能不要名利——錯路還要堅持走下去。在這期間，觀念在潛移默化中西化，學術在漸變中萎縮，隊伍素質在混亂中下降。我們真不明白，「辨病與辨證相結合的研究」，還要在這種尷尬的誤區中消磨多久呢？

✚ 並非多餘的話

以上只是個人對「西化中醫」的兩個觀點的簡單分析。

應該說，這方面還有許多學術誤區，正待中醫界同仁去思索、去辨別。作為本文結束語的這幾段話，其實並非多餘。

其一，在學術交流中，我贊同中國古代頗有辯證法思想的一句名言——「和而不同」。「和」是人文道德的一種境界與標準，是人與人之間以相互尊重而營造的團結、融洽的共處環境。「不同」是對客觀事物「仁者見仁、智者見智」的各種認識。「和而不同」才是百花齊放、百家爭鳴的學術氛圍，是學術提高與發展的動力。若強調「和」而壓制不同意見，因「不同」而貶抑對方其人，都是我們不願意看到的。

其二，「官本位」的社會背景，在學術研究上往往產生行政干預和「欽定標準」。「辨病與辨證相結合的研究」，在 20 世紀 60 年代便是官方褒揚在先的新事物，具有先天的政治優越感。科學發展有自己內在的規律，不以長官意志為轉移。「有心栽花花不發，無心插柳柳成蔭」，在體制改革不斷深化的今天，更值得我們深思。

其三，教師評判學生的答卷，天經地義。然而儘管老師多有「青出於藍而勝於藍」的企盼，而學生果真取得「勝於藍」的成功時，卻是原來的老師難以評判的。愛因斯坦的相對論問世時，真正理解的只有兩個半人。所以檢驗科學的標準，是實踐而不是權威。如果把科學研究比作攀登天梯，那麼權威只不過是一級走過的台階，甚至是誤區中的一段路，而不代表永久的頂峰。真正的權威，應當坦誠地支持和愛護「新技術革命」浪潮推動下，在中醫研究上出現的新思路、新苗頭。

其四，中醫走向世界，是因為西方世界在醫學發展中，

越來越發現了西醫難以自我超越的侷限性。因此，在防病治病上，越來越需要中醫與其互補。如果幻想把中醫改造得讓西方人一聽便懂，一見就愛，那樣的西方人在科學知識上一定只是小學生水準。而且，那樣的中醫其實已非真正的「瑰寶」。本人虔誠地相信，中醫應保持特色、發揮優勢、努力完善自我。像《孫子兵法》一樣令世人翹首，中醫才能真正走向世界。

其五，《黃帝內經》是中醫理論體系形成的標誌。它表明，中醫以證候為研究對象，以陰陽五行學說為方法論，形成了人類醫學史上成熟的、也是最早的醫學。2000 多年後的 20 世紀下半葉，當人類為控制論、訊息理論、系統論為代表的系統性科學的問世而興奮不已的時候，沒有為「近代科學主義」蒙蔽的中國人驀然發現，原來世界上第一個訊息系統模型，是中國的陰陽五行學說。而人類醫學上，經歷了數千年防病治病實踐檢驗的第一個成功的人體訊息系統理論模型，是中國的中醫學。在文化多元並存、共同繁榮的當代，如果有一天世界上真正認識到中醫的特色與優勢，同時也瞭解到中醫在自己的故鄉「被西化」、「被改造」而萎縮、衰落的「百年困惑」時，100 年裏經歷、參與其事的中國人，將該說什麼好呢？

其六，20 世紀 70 年代後期，筆者有幸聆聽岳美中老師的教誨，沒齒難忘。老先生客堂中的一幅自勉聯，從此成為本人的座右銘。聯曰：「治心何日能忘我，操術隨處可誤人」。醫乃濟世活人之術，臨床中一方有失，可能誤人一命；學術上一說有謬，則誤世誤人又誤己。在「西學東漸」中處於「百年困惑」的中醫學術，正等待摒棄個人名利，無

私、無畏、無我的一代學人為之奮鬥，才能夠救中醫於困惑，濟世人以無窮。20 年後重溫岳老師的遺訓，願與陳可冀先生並廣大同道共勉。

（註：本文原載於《山東中醫藥大學學報》1999 年第 1 期。發表前曾將原稿送國內 100 位知名中醫專家和陳可冀先生徵求書面意見後，做了修改與補充。文中未標明出處的引文，出自《三聯生活週》1997 年 20 期，記者朱彤採訪中國科學院院士陳可冀先生的《中醫要引進現代科學》一文。）

第六節

影響中醫發展的重大問題

隨著人類文明的進步和文化、科學傳播方式的現代化，文化、科學多元共存，共同繁榮的觀念、格局正在世界形成。隨著人類疾病譜的變化和化學合成藥物毒副作用的擴大，西醫在困境中正把希望投向中醫。

然而在中國，用西醫觀念和方法對中醫進行改造、解釋式的「科學研究」，正占領著中醫「發展的潮流」。這的確令人尷尬。細究其咎，其中主要有兩個問題。

✚ 衝破思想禁錮走出悖論困擾的問題

以 1958 年 10 月 11 日毛澤東對衛生部黨組「關於西醫

離職學習中醫班總結報告」的批示（以下簡稱 10・11 批示）和當時人民日報為此發表的社論為代表，形成了困擾中醫發展長達 40 年之久的一個悖論。隨著時間的推移，科學和歷史越來越清楚地表明，這個悖論已經到了非破除不可的時候了。（詳見《困擾中醫發展長達 40 年的悖論》一文）

任何文化與科學的發展，都是「內在於自身傳統的歷史性演進」，中醫的發展必然也是這樣。當年的「10・11 批示」既承認中醫是科學的，又將中醫自身的發展與完善寄託在西醫學術身上，這就是困擾中醫發展長達 40 年之久的自相矛盾的悖論的核心。

20 世紀 20 年代以後，主張「中醫科學化」的人，多是從分析性、還原性科學的觀念與標準出發，錯誤地認為中醫「有經驗而無理論，有技術而無科學」。毛澤東主席與同時代的許多人同樣囿於歷史的侷限性，未能從綜合性、系統性科學的觀念與標準出發，充分認識中醫的科學性。這種認識在今天看來，顯然是對中醫科學原理不理解的表現，或者是用某一種科學觀念與標準對另一種科學的誤解。

上述悖論是當時政治、歷史環境中的特殊產物。在當時的習慣與環境下，不需要討論，沒有人懷疑，用不著理解，更不敢反對。這在今天看來，顯然是中醫近代發展史上學術問題政治化的又一個典型。

當年的「10・11 批示」，具有絕對的權威性和指令性。批示下發後，全國上下迅速透過組織手段和人事措施，鑄成了 40 年來中醫學術發展和醫療、教學、科研、管理的基本思路與基本格局，並從當時的管理體制上固定了下來。直到今天，中醫學術仍然沒有擺脫這一思路、格局和體制。

悖論的格局，必然產生悖論的危害。它不僅嚴重困擾著中醫醫療、教學、科研、管理的健康發展，而且增加了中醫界內部的思想矛盾，嚴重影響了中西醫工作者之間的團結與合作。中西醫結合本來是立足於整個中醫與西醫之上進行統籌的，具有中國特色的醫療衛生大業，但是在悖論的格局中只把它作為中醫管理職能中的一個部分。

在這種管理格局中，中醫與西醫之間的相互團結、真誠合作，為提高臨床療效的有機配合，在很大程度上被扭曲為「中醫只有與西醫結合，才能得到發展」。幾十年來，中醫界「繼承靠中醫，發揚靠西醫」的論調，「中西醫結合是發展中醫的唯一道路」的錯誤觀點，都是這一悖論的延伸。40年裏，這一悖論造成中醫學術上的損失和人、財、物方面的浪費，是十分沉痛的、難以計算的。

「悖論」和「凡是」論是一對孿生兄弟。十一屆三中全會以後，我國憲法中「發展現代醫藥和我國傳統醫藥」的規定，中央書記處關於「要把中醫和西醫擺在同等重要的地位」、「中醫不能丟」的指示，國務院關於成立國家中醫藥管理局的決定和「中西醫並重」的衛生工作方針等，都是對悖論的撥亂反正。

20 世紀 80 年代以後，中醫界曾經有過幾次影響較大的學術討論和理論研究，對於中醫應該按照內在的科學規律走自身發展的道路，還是走「中醫西醫化」的道路這一問題，在理論與科學上經明確無疑了。但是在中醫界，「凡是」論觀點至今沒有認真清理。因此，科學的認識就難以在正確的方針、政策指導下，迅速變為現實。而且，直到 1998 年，仍然在人民大會堂召開紀念「10‧11 批示」40 週年大會。

中醫復興論——沉思‧啟蒙‧正本‧清源‧

這豈不是說，凡是毛澤東講的，即使被科學證明是不對的東西，在改革開放的年代裏，仍然要繼續「高舉」、「遵照辦理」嗎？這把十一屆三中全會以來發展中醫的一系列正確的方針、政策置於何處呢？這種觀念不改變，中醫能夠按照自身的科學規律發展嗎？

可見，要使中醫走出悖論的困擾，首先要衝破「凡是」論的禁錮。中醫界只有進一步解放思想、實事求是、尊重科學、崇尚真理，才能在《憲法》的有關規定與「中西醫並重」的方針指引下，團結一致，振興中醫。否則，唱新調，走老路，中醫將難以邁出改革開放的大步伐。

✤ 遵照中西醫並重的方針走出「西化」的誤區

按照「科學技術是第一生產力」的論斷，學術是事業發展的基礎。所以，20 世紀 90 年代制定的「中西醫並重」衛生工作方針，其根本是中醫與西醫兩個醫學理論體系應當並重，不可重西輕中，更不可以西代中。

從科學與技術的關係而言，科學是技術的理論依據，技術是科學的實踐應用。所以，講「中西醫並重」，核心是中醫與西醫各自的科學、理論部分必須並重。既不能以技術代替科學，更不能在科學、理論上以西非中。因此在東西方文化與科學多元共存的今天，科學地理解「中西醫並重」的戰略方針，同樣也是一個政治問題。

當前，中醫醫療、教學、科研、管理上突出的難題是兩個「西化」，即學術上的「中醫西化」與管理上的「中醫西醫化」。這兩個西化是上述悖論困擾的結果，至今仍是中醫面臨的首要難題。用西醫生理、病理的觀念與方法解釋中醫

的藏象經絡、病因病機，用西藥的藥物物理、藥物化學的觀念與方法代替中藥、方劑理論，幾乎占據了中醫科研課題的主導地位。而為管理提供科學依據的中醫科學學、軟科學研究一直未能受到應有的重視。在一些人的頭腦裏，「中醫西醫化」就是「中醫現代化」，有的部門甚至「寺院當教堂，神父管和尚」。

中醫與西醫是兩個不同的醫學理論體系，從兩者的觀念、方法到概念、範疇，各不相同，不可通約。因此中醫的醫療、教學、科研、管理必須符合中醫的理論與臨床特點。人們常說：「有為才能有位」。處於世紀之交的中醫，絕非無可作為，關鍵是「如何為」的問題。若以西代中，則中醫錯位；如此而為，則為必無為，為更無位。

從這個角度看，當前，中醫必須徹底擺脫從屬於西醫的地位，並牢牢站穩自己的科學位置，有位才會有大作為。因此，全面貫徹「中西醫並重」的戰略方針，首先要徹底走出「西化」的誤區。

面對不斷深化改革開放的 21 世紀，中醫正處於一個千載難逢的全面復興的前夜。這是人類科學發展對中華民族優秀傳統文化的歷史性惠顧，應當抓住機遇，不可徬徨蹉跎。

20 世紀裏，在西醫飛速發展的同時，越來越暴露出西醫無法克服的自身觀念與理論上的侷限性。西藥化學合成藥物的毒副作用以及⅔以上的內科疾病缺少特異性治療的現實，迫使西醫不得不「回歸自然」，希望從傳統醫學中求得互補與自救。而在世界的傳統醫學領域，形成相對完整理論體系者，唯獨只有中醫。其他各國的傳統醫學，在理論上尚處於粗淺的萌芽水準，實際上只是經驗性的傳統治療方法與

技術而已。當今，西醫向傳統醫學求得互補，已經將視野集中在我們的中醫上來了。所以我國的「中西醫並重」，有可能發展為 21 世紀人類醫學的大趨勢。從這個意義上講，中醫藥要堂堂正正地走向世界，就是要把國外沒有的地地道道、原原本本的中醫，傳播到世界各國去。儘管在這個過程中需要有計畫、分步驟地進行，但絕不是把中醫西化以後再送到國外去。

中國是中醫的故鄉，也是世界上唯一的中藥材生產大國。在滿足國內需求的同時，逐步走向世界，中醫就很可能發展為我國最大的知識經濟產業。全世界每年用在醫療衛生上的總投入大約 2.5 萬億美元，我們 13 億人口的大國，僅占其中的 1.6％左右。如果中醫在不斷振興的同時逐步走向世界，那麼我們透過在醫學傳播、藥品輸出、醫療服務等方面精心組織、科學管理，從全世界醫療衛生總投入中取得 10％的份額，並非天方夜譚。果能如此，每年將會拿回 2500 億美元的外匯。到那時，中醫就自然成為我國獨有的，可持續開發利用的巨大經濟增長點，並造福於全人類。對於中醫來說，這就是我們的大政治。所以，中醫不但不能「西化」、「不能丟」，而且必須振興和發展。（詳見《關於中醫生存與發展的戰略思考》一文）

崔月犁老部長在他主編的《中醫沉思錄》序言中強調說：「如果形形色色削弱中醫的做法不改變，或在漂亮的口號下使中醫很快地西醫化，那就重複了日本在明治維新以後消滅中醫的悲劇。」這句話是對我們的清醒劑和警示鐘。現在，在我們的面前明顯地擺著兩條路：不去勇敢地擔當振興中醫的歷史使命，那就只好去做歷史的罪人。

上述兩個問題是橫在中醫前進道路上的兩大難題，避不開，繞不過，只有以科學的態度真誠地面對。

　　（註：本文原是 1999 年紀念「十一屆三中全會」召開 20 週年之際，中國中醫藥學會委託筆者所寫的紀念專題文章。載於《光明中醫》2000 年第 1 期。）

日本漢方醫學衰落軌跡

　　1994 年冬，友人樊正倫以他與潘桂娟博士合著的《日本漢方醫學》（以下簡稱《漢方》）一書相贈。全書用 84 萬餘言，介紹了 1000 多年來日本漢方醫學的興衰史。內容之豐富、史料之翔實，可謂國內關於日本漢方醫學變遷的第一本專著。漢方醫學，即日本的中醫藥學。筆者從事中醫軟科學研究多年，留意此類資料久矣。

　　一冊在手，如獲至寶，研讀數遍之後，終於透過字裏行間發現了日本漢方醫學衰落的軌跡。現依據讀書筆記以及相關資料，整理成文，以為覆車之鑒。

✚ 重實用輕基礎環境中的艱難發展

　　東方文化的輝煌，奠基於春秋戰國時期中國的先哲們，其次還有印度。中醫藥學就是在那個時期跳出經驗醫學的窠

臼，形成了獨具特色的醫學理論體系。如果把中醫藥學比作一棵碩果纍纍的大樹，那麼傳統文化與科學是其根，以《黃帝內經》為代表的基礎醫學為其本，臨床醫學為其主要枝幹，方藥和療效則是其花、葉與果實。

幾千年來中醫藥學不斷吸收著東方文化與科學的營養，在中國這塊沃土上根深葉茂，不斷完善，為中華民族的繁衍昌盛做出了不可磨滅的貢獻。

中國和日本是山川異域，風月同天的鄰邦。自隋代起，日本就有不少人到中國學習中醫藥學。753 年唐代僧人鑑真第 6 次東渡日本成功，為中醫藥學在日本的傳播起了很大的促進作用。但是從 6 世紀到 16 世紀末葉的 1100 多年裏，日本漢方醫學發展緩慢。儘管 8 世紀日本奈良時代的《大寶律令‧醫疾令》中，已經確定中醫藥學為其正統醫學（語出《漢方》，以下引文同），儘管藤原佐世（9 世紀）奉命編撰的《日本國見在書目》中已顯示有 167 種 （1309 卷）中醫藥著作傳入日本，然而，束書不觀，等於無書。這一時期日本的漢方醫學始終處於重實用、重方藥，輕基礎理論的經驗性吸收階段。也就是說，他們只重視中醫藥學的枝和葉，卻忽視、甚至放棄了其根和本。

984 年丹波康賴編寫的在日本頗有影響的《醫心方》（30卷）中，沒有專論藏府、經絡、脈診、治則的篇章，而是立足於各類疾病的治療方法而編纂的。書中彙集的先秦到隋唐時期的 166 種中醫藥文獻中，除 7 部醫經類著作外，下餘的則是本草、醫方、針灸、養生、服食、房中等方面的著作。同期編纂的較有影響的方藥類書籍還有和氣廣世的《藥經太素》，安倍真直等人的《大同類聚方》，菅原岑嗣等人的《金

蘭方》，深根輔仁的《本草和名》等。然而出雲廣貞的《難經開委》，小野藏根的《太素經集注》這兩部基礎理論方面的書卻未能傳世即自行亡佚。

宋代的中醫藥學，尤其是《和劑局方》對日本醫學界的影響最為深刻。日本鐮倉時代（14世紀）的兩部代表性著作，即木尾原性全的《頓醫抄》和《萬安方》，兩書主要取材於《千金要方》、《太平聖惠方》、《濟生方》、《三因極一病證方論》、《普濟本事方》、《易簡方》、《婦人大全良方》等。寶町時代前期（14世紀中葉）僧人有鄰編纂的《福田方》，比較重視了臨床醫學方面的內容，對待每一病證的論述都包括「論（原因），外證（證候），脈及按檢（診斷），相類病（類證鑑別），死候（預後），治方（療法）」等。但從《福田方》的參考書目來看，絕大部分仍屬於臨床治療或方藥類著作，而漢代以前基礎醫學方面的著作僅有9部，占全部參考書目的1/13左右。

6世紀到16世紀這一時期的代表性著作，反映了那1100多年漢方醫學關注的重點與大體水準。這裏不禁使人聯想到，在西醫傳入東方時，如果人們不學數學、物理學、化學，不學生理、解剖、藥理、病理等，只靠著類似我國20世紀60年代的《農村醫士手冊》，或者以後的《赤腳醫生手冊》，能學成真正的西醫大夫嗎？1100多年應該說是一個相當長的時期，作為日本正統醫學的漢方醫學，發展之慢，水準之低，似乎可以歸結為以下三種原因：

第一，中醫藥學傳入日本，離開了其賴以生存的文化與科學土壤，日本學者在接受中醫藥學時，忽視了最根本的這一點，沒有首先學好孕育出中醫的中國傳統文化。

第二，醫學的社會功能是防病治病，學科以外的人和急功近利者，往往捨本逐末、重用輕學。因此，容易產生忽視與丟棄基礎理論的問題。

第三，日本的本土文化起步晚，根基不厚，而其醫家又受漢語水準的限制，難以理解中醫藥學與中國傳統文化、科學的關係及其真諦。

🔲 歸宗與離宗兩種傾向的產生

由於上述原因，從 16 世紀後葉起（即安土桃山時代到江戶時代）的近 300 年間，日本漢方醫學出現了歸宗與離宗兩種傾向。前者即《漢方》所稱的後世派，後者即《漢方》所稱的古方派。

後世派的代表人物是曲直瀬道三（1507—1594 年）。他在學術思想上，以《內經》為基礎，以李東垣、朱丹溪等金元醫家的學說為主導，博取各家之長；在臨床診療中，注重辨證論治，提出簡明切要的臨證診療原則和方法。他透過深入研究中醫藥學的基礎理論和辨證論治，「而知醫有聖俗」，把只知方藥經驗者謂之俗醫。主張「辨證必宗《素問》神規，配劑必祖《本草》聖矩」。他的巨著《啟迪集》是日本第一部倡導辨證論治的專書。除《啟迪集》外，曲直瀬道三還編纂了 20 多部醫論、醫話及理論、臨床等方面的著作。他在給手下門人寫的《切紙》一書中，寫下了「指南醫工之規矩，療養患者之隱括」的《醫工宜慎持法》，共 57 條，對辨證論治的常規進行了系統的總結。其思想、內容與中醫藥經典一脈相承。

後世派的主要醫家還有曲直瀬玄朔、長澤道壽、古林見

宜、岡本玄治、岡本一抱等，他們終於超越了經驗性吸收的階段。上溯《內經》，謹守醫宗，注意理論對臨床的指導作用，為中醫藥學在日本的全面傳播，為中醫藥學的日本化，發揮了一定的推動作用。

古方派的提倡者是永田德本（1513—1603 年），代表人物是吉益東洞（1702—1773 年）。其實，所謂的古方派，只不過主張重視漢唐時期的古方而已；所謂的「獨尊張仲景」，只不過主張臨證多使用《傷寒論》和《金匱要略》的方劑罷了。與後世派相比，古方派即離宗派、倒退派。

其一，古方派的吉益東洞為倡言「實證親試」，卻把一切中醫理論統統斥之為空談虛論，包括中醫的藏象、經絡、藥性、診脈等各方面的理論和學說。所以他的「實證親試」，無異於把已成體系的中醫藥學，再一次退回到《內經》之前的經驗醫學的窠臼中去。

其二，由吉益東洞力倡的「方證相對論」，是以全盤否定張仲景所創立的辨證論治為前提的。在他看來，「只有張仲景之隨證投藥，不拘病因，最可推崇」，這豈不是對張仲景所確立的辨證論治原則、方法的嚴重歪曲嗎？他認為「醫之學也，方焉耳」、「《傷寒論》唯方與證耳」。他講的「證」實際是「症狀」或一組症狀集合的「症候群」；他講的「方證相應」只不過依據症狀的相加、相減而調換方藥，根本不是張仲景的辨證求因，審因論治。至於由他所提出的腹診，也只是給他依據的「症候群」增加了一項自己認可的症狀。其實《傷寒論》中本來就有許多關於腹診方面的內容，而吉益東洞所說的腹診沒有新意，他只把腹診的內容視為一種症狀而已，與張仲景的辨證論治精神實質相去甚遠。

中醫復興論——沉思・啟蒙・正本・清源

其三，在吉益東洞否定中醫藥學基礎理論的同時，卻附會《呂氏春秋》等非醫學著作中的只言詞組，提出「萬病一毒論」。人類疾病錯綜複雜，「萬病」豈能皆因於「一毒」？這種標新立異的說法，與中醫的藏象、經絡、病因、病機、診法、治則等學說相比，不僅顯得幼稚，而且也頗武斷。

古方派產生的根源有二。

一是中國的傳統文化與科學在日本的根基十分薄弱，而且日本醫家對中醫基礎理論理解不深，重視不夠。

二是從江戶時代（17 世紀），荷蘭、德國學者把西醫引入日本之後，更動搖了日本醫家對中醫理論的信念。

遺憾的是，以吉益東洞為代表的古方派，在西醫傳入日本後逐步發展為漢醫的主流，成為被扭曲了的日本化的「中醫藥學」。所以至今人們仍習慣將日本的中醫藥學稱為「漢方」醫學；而且漢方醫學界重方藥、輕醫理，至今仍然困守著「方證相應論」角落裏。

釜底抽薪的扼殺與文不對題的抗爭

1868 年日本明治維新以前的 100 多年間，西方文化與科學（包括醫學）陸續傳入日本。以明治維新為標誌，用美國社會學家阿爾溫·托夫勒的話說，日本的文化與科學開始進入「第二次浪潮文明」或稱「工業革命階段」。

在這個文化變革時期，與世界其他國家一樣，日本出現了輕視、排斥傳統文化的強烈傾向。儘管當時日本漢醫的人數遠遠多於西醫，占醫師總數的 79%，但「滅漢興洋」運動卻從此拉開序幕。

1873 年，曾經在荷蘭留學西醫的長與專齋，出任內務

省衛生局局長以後，隨即制定了一系列「滅漢興洋」的規定。其中對漢方醫學危害最深者，莫過於「醫師學術考試規則」。該規則要求漢方醫師，必須通過為西醫頒發的「醫師考試規則」、「醫術開業考試規則」、「醫師執照規則」等。而且在執行中不斷增加西醫考試的課程與內容。必須透過物理、化學、解剖、生理、病理、內外科及藥劑學等七個科目的考試，成績合格者，方能授予開業執照。這些法規在以後的執行中，進一步強化了法律效力。它的核心，是全盤否定中國傳統文化與科學，否定中醫藥學的基礎理論，以西醫學術為唯一標準或規範，對漢方醫師進行徹底的改造。顯而易見，這是對漢方醫學，同樣也是對中醫藥學採取的釜底抽薪、斷根絕源式的致命扼殺。

「滅漢興洋」的本質，是科學對科學的誤解，文化對文化的摧殘。因此，漢醫抗爭的重心，也必須針鋒相對地維護中醫基礎理論所確定的，西醫無可取代的科學規範。但是日本漢方界以哀兵之勢，採取了頗有武士道意味的抗爭，從科學角度看，既顯得蒼白無力，又顯然「文不對題」。

針對「醫師學術考試規則」的七科考試，漢方界先後提出「漢方六科」和「漢方七科」。如森立之的究理、化學、解剖、生理、病理、藥學、治療七科之說等。這種說法從形式上、理論上都明顯牽強附會，甚至授人以柄，自討無理。難怪長與專齋嘲笑說：「稱《易經》為物理，稱煉丹為化學，把剖割比干、斬殺翟義作解剖……純屬效仿西洋制度，以致引用古書文字章句，勉強搭配。」

扼殺漢方醫學的矛頭直逼其基礎理論，而不是臨床治療經驗。而漢方界不少人卻「決心在治療領域裏，和西醫爭一

中醫復興論——沉思‧啟蒙‧正本‧清源

高下」。這固然不失為抗爭的一個方面，但是顯然文不對題。基礎理論與臨床經驗，一者為根，一者為用，相互原本不是一個層面的知識內容。即使爭出高下，長與專齋也照舊會以一時一人之經驗，而棄之不顧的。

面對「滅漢興洋」，漢方界在明治維新後的 20 多年裏，發動了數十次請願、上書。用這種政治方式有可能喚起社會各界關注與同情，在一定程度上延緩扼殺漢方醫學的進程。但是這種方式同樣顯得文不對題，它不可能在文化、科學的主戰場上，緩解漢方醫學面臨的文化科學層面上的危機。

所以抗爭的結果，漢方醫學仍無可挽回地喪失了長達 1000 多年的「正統醫學」的地位。後世派希望造就的本質意義上的漢方醫師，從此則難以在日本生存。

產生這一結局的原因有四：

第一，古方派不重視，甚至排斥中醫基礎理論。

第二，當時，國際上在科學方法論方面中還沒有控制論、訊息論、系統論等綜合性科學，所以不論西方或日本，都不可能從更高層次揭示中醫基礎理論的科學價值。

第三，西醫在當時的日本，正處於「第二次浪潮文明」的上升階段，從科學發展趨勢和社會文化心態上，都處於絕對的優勢地位。

第四，日本政府以西醫的觀念歧視、排斥漢醫，在決策上存在著嚴重的失誤。他們完全沒有條件和可能，把兩種醫學擺在同等重要的地位。

✚ 由「方證相對」到「方病相對」的再倒退

明治維新以後，隨著各種取締漢醫法律條文的實施，只

有系統學習過西醫的醫師才可以使用漢方在民間治病。20世紀 50 年代以來，使用漢方的西醫師懷著漢醫與西醫接軌的良好願望，進行了不少驗證、解釋、改造的努力。至今仍然沒有覺察到，他們已經不知不覺地陷入了表面上「似西似中」，實質上「非西非中」的誤區。其突出表現，即這裏講的由「方證相對」到「方病相對」的再倒退。

人們習慣認為，西醫的特長在於辨病，中醫的特長在於辨證。所謂辨證，即辨別疾病過程中各個階段的藏府盛衰、邪正虛實的病理演變特點——病機。在中醫看來，疾病是藏府、陰陽偏離正常狀態的病理過程。如果用一句哲學性的語言來表達這一病理過程，那麼中醫眼裏的疾病，是一個「時間上無數的異時連續的因果關係和空間上無數的相互依存關係交織的不斷變化的過程」。

這個過程中每一階段的不同表現，都反映了疾病在時間、空間意義上的不斷變化的病理機制，中醫習慣簡稱為病機。所以，在西醫來說是相對不變的病理，但在中醫來說則是時時變化著的病機。

西醫對一種病往往希望找到一種最佳的治療方法，而中醫在一種病的全過程，則需要依靠不斷變化著的病機發展趨勢而不斷調整治療方法。這就是中醫辨證論治的特長，也是西醫無法取代的優勢。

前面已經講過，「方證相對」的「證」是疾病過程中表現的一組「症狀」或「症候群」，而不是階段性病機；「方證相對」的遣方用藥是對證治療，而不是辨證求機、審機論治。所以是中醫發展過程中的大倒退。用疾病過程中為某一階段的病機特點而設定某一張處方，包治這一疾病的全過程

而不顧其病機變化；或者按照西醫診斷的病名便去處方用藥，連臨床「症狀」也不考慮，這就叫「方病相對」。

它是完全違背辨證論治原則的。所以「方病相對」是「方證相對」的再倒退，是把漢方由「非西非中」推向絕境的「最後晚宴」。

下面抄錄 20 世紀 70 年代的日本厚生省通過的《一般用漢方處方手冊》中幾則處方：

葛根黃連黃芩湯（《傷寒論》）

【成分與劑量】葛根 5～6g，黃連 3g，黃芩 3g，甘草 2g。

【用法】湯劑。

【功效】主治急性胃腸炎、口腔炎、舌炎、肩背疼痛、失眠等熱症者。

桂枝加龍骨牡蠣湯（《金匱要略》）

【成分與劑量】桂枝 3～4g，芍藥 3～4g，大棗 3～4g，生薑 3～4g，甘草 2g，龍骨 2g，牡蠣 3g。

【用法】湯劑。

【功效】主治虛弱質、易疲勞或易興奮神經質，失眠症、小兒夜啼症、小兒夜尿症、眼睛疲勞。

四逆散（《傷寒論》）

【成分與劑量】1. 湯劑：柴胡 2～5g，芍藥 2～4g，枳實 2g，甘草 1～2g。

2. 散劑：每次 2～5g，每日 3 次。

【用法】1. 湯劑。2. 散劑。

【功效】主治胃炎、胃痛、腹痛並胸腹部苦滿不舒者。

以上 3 方，可見「方病相對論」之一斑。我們謂其「非

西非中」，是因為「方病相對」既不符合西醫的規範，也不符合中醫的規範。

其一，「功效」欄所列之疾病，未說明由何種致病因子及其原因所致；「成分與劑量」欄之方藥，亦未說明該方對病的物理與化學意義上的有效成分。故「非西」。

其二，只列成分用量而沒有中藥藥性與配伍分析，只講西醫的病名或症狀，不提中醫的病機，也沒有辨證的內容。故「非中」。

然而這種非西非中的漢方，卻能在 20 世紀 70 年代以後的日本繼續存在。究其原因有三：

其一，方劑雖為古方，劑量卻遠遠小於古代。與當前我國常用劑量相比，不及 1/3。尤其用以製成的「漢方顆粒劑」，其劑量更小。用量小，則效小，誤用後的反作用也小。故社會上往往忽略了不合理使用下的毒副作用，甚至錯誤地將無害視為有效。

其二，當今在日本，漢方製劑多與西藥同時混用，難以準確評價其療效。

其三，漢方製劑多用於慢性病或小傷、小病。這種情況在以西醫為主流醫學的日本社會裏，已經成為西藥的輔助劑，或者多種西醫難治病的安慰劑。故可以因其「無功、無效、似乎無害」，而在民間任人選擇或濫用。

日本製藥設備與工藝無疑是先進的。20 世紀 70 年代以後，由於世界上普遍重視傳統醫學，漢方顆粒劑以其製作精良、包裝講究、服用方便而蜚聲亞太地區。但工藝、製作是其表面現象，它掩蓋不住科學和醫療實踐的檢驗。

20 世紀 80 年代中期，曾有人聲稱「日本漢方醫學 5～

10 年將超過中國」。時隔未久，1994 年 7 月，日本卻在醞釀把漢方製劑從「健康保險用藥」中剔除出去。必須懂得：「醫存則藥存，醫亡則藥亡」。如果不是把病人的「迴光返照」，誤認為轉危為安的徵兆，那麼「非西非中」的漢方製劑，也絕不會帶來漢方醫學的振興與繁榮。

明治維新時期之後，日本漢方醫學一直是在令人麻痺的漸變中，一步步走向衰落的。更準確地說，是在「獨尊張仲景」、「實證親試」、「維新」、「科學化」、「劑型改進」等美妙的旋律中，使當事者迷、當時者迷的。

他山之石，可以攻玉。這裏藉由《漢方》一書，在我們回顧和分析了日本漢方醫學不斷衰落的軌跡之後，至少有兩條教訓是值得中國的中醫學術界認真思考和借鑑的。

其一，必須重視基礎理論的認識和研究，必須在當代自然科學的整體框架上找到中醫藥學的準確位置。擺在我們面前最艱巨、最緊迫的任務是：首先要在認真學習中國傳統文化、學習當代系統科學方法論的前提下，對中醫藥學進行正本清源的深入研究。在此基礎上，從基礎理論的每一個概念入手，用現代語言和以系統方法為代表的現代科學方法論對中醫基礎理論加以整理，使之規範化，系統化。這項工作搞不好，中醫基礎理論將面臨被解體、被改造的危險。

其二，必須杜絕「方證相對論」與「方病相對論」在中國的重演，必須始終不渝地在臨床中堅持辨證論治的科學性和嚴肅性。近年來，「方證相對論」與「方病相對論」已經在中國蔓延，有些甚至以「科研成果」的形式在迅速擴大，對此我們切切不可等閒視之。

深切地祈望日本漢方醫學的今天，不應該是中國中醫藥

學的明天！

（註：本文原載於《中國醫藥學報》1995 年第 5 期，發表時署名「黎志鍾」。其後刊登於日本《中醫臨床》1996 年第 2 期，並由此應日本中醫、漢醫社團之邀赴日訪問、交流。該文在港、台也引起了廣泛關注和評論。收入本書時略有修改補充。）

第八節

中醫科學必須徹底告別「余云岫現象」

20 世紀是西方文化與科學在中國廣泛傳播、迅速發展的 100 年，也是中醫藥學（以下簡稱中醫）面對挑戰、在逆境中艱難前進的 100 年。早在 20 世紀 20 年代，以余云岫為代表的一些接受了西方科學和西方醫學的人公開提出廢止中醫的主張。從當時起，余云岫的思想觀點及余云岫其人其事已歷經國人反覆批判，但是，許多不斷改頭換面、重新包裝的「余云岫現象」，始終若即若離、時急時徐地干擾著中醫的健康發展。在人類即將進入 21 世紀之際，有必要對其變化的脈絡加以剖析。

余云岫（1879—1954 年），早年在國外學習西醫回國後，即對中醫持有頑固的偏見。1917 年出版的《靈素商兌》一書，完全從西醫的角度出發，全盤否定中醫《靈樞》、《素

問》的醫學觀念和基礎理論。

他完全迴避中醫概念、範疇體系獨特的科學內涵，主觀認為：中醫是落後的「封建醫」，既不符合現代西醫的標準，也沒有可信的理論；其治療技術和方法也是落後的、經驗性的，與科學的現代西醫相比，應當消滅、廢止。

1929 年，在當年南京政府召開的第一屆中央衛生委員會上，余云岫提出了「廢止舊醫以掃除醫事衛生之障礙案」。當時，他的做法遭到中醫界和全國各界的強烈反對，「廢止中醫案」最終未得通過。

1950 年，余云岫在出席新中國成立初期的全國衛生工作會議期間，改換包裝，老調重彈，提出了一個「改造舊醫實施步驟草案」。他藏起了當年曾欲「廢止」的圖謀，仍頑固堅持否定中醫科學性的態度，從基礎理論下手，對中醫進行所謂「墮其首都也，塞其本源也」。他主張用西醫基礎醫學的科目考試中醫，計畫用 40 年時間完成對中醫的改造，達到「淘汰多數，保留少數，加以改造，變為醫助」的目的。遺憾的是，這一「改造草案」竟然在會議上通過了，新中國成立前的目的未達到，新中國成立後卻達到了。

20 世紀 50 年代初，原衛生部主要負責人王斌、賀誠所大力推行的「中醫科學化」，與余云岫的「改造草案」同出一轍。其主要做法也是要求執業的中醫師必須學習西醫的生理、解剖、病理、微生物、寄生蟲、藥理等課程，並通過考試，「改造」合格，方可從業行醫。

眾所周知，科學是技術的基礎，臨床實踐離不開理論的指導。不承認中醫的基礎理論，就等於把中醫退回到《黃帝內經》之前的水準；實現了「中醫科學化」，就等於使中醫

丟掉獨特的醫學科學體系，蛻變為從屬於西醫的一種治療方法。所以，由余云岫倡導的，由王、賀所推行的「中醫科學化」與日本明治維新時期消滅漢醫的做法完全一樣，是在堂而皇之的口號下對中醫進行斷根絕源的扼殺。此事後，在毛澤東主席的過問下，以撤銷王、賀的衛生部領導職務而收場。

對於 20 世紀 50 年代初「中醫科學化」的這一幕，當時主要是從行政的角度上把它作為歧視、排斥中醫的問題來看待、處理的。這種看法固然沒有錯，但並未抓住問題的本質。其實，把中醫「改造」成西醫的「中醫科學化」，是獨尊分析性科學、無視綜合性科學的結果；是「科學對科學的誤解、文化對文化的摧殘」。所以，如果不尊重中醫自身的科學規律，如果不承認中醫與西醫是兩種不同的醫學理論體系，如果不認識「近代科學主義」對中醫學術的干擾這一事實，即使採取嚴厲的行政撤職手段，也難以避免類似問題的重演。後來的歷史事實表明，毛澤東儘管嚴肅地批評和處理了當時的衛生行政部門，但在以後的關於中醫的發展方針問題上，他也沒有擺脫迷途。

1958 年，以毛澤東對衛生部黨組「關於西醫離職學習中醫班總結報告」的批示，和當時人民日報為此發表的社論為基礎，鑄成了困擾中醫發展長達 40 年之久的一個悖論。這個悖論的核心是：既承認中醫是科學的，又將中醫自身的發展與完善寄託在西醫學術身上。其癥結在於，中醫既然是科學的，為什麼不能按照自身的科學規律，自我發展、自我完善呢？

當年王斌、賀誠要求中醫人員透過學習西醫基礎理論，

中醫復興論──沉思・啟蒙・正本・清源

使中醫西醫化；批示要求西醫人員學習一點中醫，進而用西醫基礎理論的標準整理提高中醫。最終的結果，都將使中醫的基礎理論徹底丟掉。應當肯定，當初毛澤東在主觀上是出於對中醫的保護的，但因為他不懂中醫的科學原理，也不懂中、西醫的真正區別，所以按照他的「指示」所要辦的，仍然是余云岫當初想要辦的事。

40 多年來，批示的精神滲透到中醫醫療、教學、科研、管理的各個方面，使所謂的「中醫科學化」和「中醫西醫化」的「余云岫現象」，理直氣壯地變為中醫學術發展和事業管理的基本格局，並從體制上固定了下來。由此造成的混亂與危害，是難以估量的。

要破除這一悖論，阻斷所謂改造中醫的進程，當前面臨著兩大難題：

①必須衝破「凡是論」這一政治上的難題。「十一屆三中全會」召開 20 年了，在中醫藥工作上的「凡是論」問題至今仍未提到撥亂反正的日程上來。「中醫西醫化」的「余云岫現象」不破除，中醫的醫療、教學、科研、管理就邁不開改革、開放的大步伐。

②必須從文化科學多元的立場出發，從學術上徹底闡明中醫區別於西醫的科學原理，使中醫和西醫在醫學科學上真正處於「並重」和「同等重要的地位」。

20 世紀 80 年代以來，中醫界和其他自然、社會科學界已經圍繞第二個問題做了大量的學術準備。由於「凡是論」的干擾，學術發展一直徘徊不前。只有從政治上徹底衝破「凡是」的禁錮，才有利於大家在寬鬆的學術環境裏全面揭開悖論的錯誤和危害，在思想認識上徹底與「余云岫現象」

告別。這是新世紀中醫避不開、繞不過的首要任務。

需要指出的是，今天的「余云岫」已不再是狂呼「廢止中醫」的余云岫，而成為一種特殊的社會現象了。這種特殊的社會現象的本質是，表面上稱讚中醫是科學的，實際上把「中醫西醫化」作為「中醫現代化」的任務。這一歷史階段的「余云岫」，不是某一個人，而是堅持用西醫的觀念與標準對中醫進行驗證、解釋、改造的一種時代性迷惑。一切肩負著振興中醫使命的當代學人，都應當以科學的態度，透過現象認清本質，只有這樣，余云岫現象才會難以存在。

自從有了中華民族，就有了中華民族的歷史與文化。自從有了中華民族的歷史與文化，就有了中華民族自己的中醫藥學。先輩們用他們的艱苦努力和聰明才智為我們創造的中醫，決不應當消亡。當西醫已走入徘徊不前的「平台」，正把防病治病的目光投向中醫的時候，我們為什麼還要把自己的視野封閉在用西醫來改造中醫的誤區之中呢！

而今，令人倍感擔憂的，仍然是困擾中醫發展長達 100 年的「余云岫現象」！

（註：本文原載於中國科學技術協會主辦的《科技導報》2000 年第 7 期，後刊登於香港《亞洲醫藥》2000 年第 9 期，署名「柳秉理」，係劉鐵林與筆者合寫，收入本書時略有修改補充。）

中醫復興論——沉思·啟蒙·正本·清源

196

中藥理性探微

　　在中藥現代化研究之時，首先要以中、西藥科學理論層面的特點為依據，對中、西藥進行界定或定義。用西醫藥物物理和藥物化學的方法，按照西醫生理和病理的原則，從中藥材中提取西醫認為的有效成分，並按照西醫臨床藥理的指標用於西醫臨床的藥物，應當屬於西藥。以中醫經絡藏象、病因病機、診法治則的理論為基礎，按照四氣、五味、升降浮沉、功效、歸經的原則和指標，在中藥材基礎上產生的供中醫辨證論治使用的飲片或成藥，應當屬於中藥。從天然藥材中提取西醫認為的有效成分，是一直以來西藥發展的一條老路。倘若以此作為今天中藥現代化的方法與目標，必將使中醫與中藥在「西醫一元觀」的誤導下，共同走向消亡。

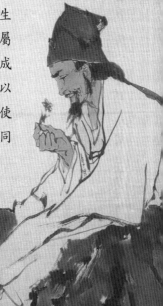

中藥現代化與中醫發展的若干問題

中醫與中藥是我國中醫藥體系中不可分割的兩個組成部分。在基礎理論上，兩者的概念、範疇一脈相承，完全相通；在辨證論治中，醫為藥之理，藥為醫之用。

中醫的全部理論思維最終主要落實在藥上，即透過臨床用藥來實現防病治病的醫學目的。所以在研究中藥現代化時，首先應從中醫藥的科學與理論入手。

✤ 評價中國傳統文化與科學的五個糊塗觀念

近百年來，由於西方文化、科學滾滾而來，人們在評價中國傳統科學與技術時，往往有五種糊塗觀念。

第一，簡單地把傳統歸結為歷史的「過去時」，忽略了「發展是時代性的，也是傳統性的，時代性與傳統性發展是歷史性的整體」這樣一個基本的觀點，因而常常錯誤地認為中國古代既無科學也無技術，不自覺的全盤否定傳統。

第二，只把自然科學視為科學。科學是人們認識自然、社會和思維的客觀規律所形成的知識體系。在大量引進西方近代自然科學的歷史時期，人們常常淡忘了社會科學和思維科學，談到科學則只想到自然科學。

第三，在自然科學裏獨尊還原性科學。從方法論的角度而言，自然科學包括還原性科學和系統性科學兩大類。近300 年裏，還原性科學在整個世界上占據了潮流性地位，所以人們往往下意識地以還原性科學作為衡量所有自然科學的

唯一標準，更不會想到傳統科學中還會有中醫這樣的系統性科學。

第四，科學與技術不分。科學是事物運動、發展的原理，技術則是在科學原理基礎上的實踐應用，如方法、技能、工藝程序等。近代人常常把科學與技術混為一談，甚至把技術視為科學。其結果，一方面忽視了科學的嚴肅性，另一方面抓了技術，丟了科學。在中醫藥上就是如此。

第五，認為中國傳統文化中有技術而無科學。因此，當我國古代的四大技術發明在現代技術面前失去光彩的時候，便覺得中國古代一無所有，最多只不過一個「保存胎兒的酒精瓶」。

在這些糊塗觀念的支配下，近代科學技術一度處於落後地位的中國人，一定程度上失去了民族文化心理的支撐，產生了民族虛無主義和崇洋媚外的自卑心態。常給自己的傳統文化與科學扣上「落後」、「封建」的帽子，從而導致傳統文化與科學面臨著斷代的危險。

中醫藥學的科學地位問題

如何正確認識中醫藥學的科學原理，心悅誠服地承認其科學地位，一直是近百年裏困擾中醫藥學發展的首要問題。

愛因斯坦在談到西方科學的基礎和中國古代的發明時說：「西方科學的發展是以兩個偉大的成就為基礎的，那就是希臘哲學家發明形式邏輯體系（在歐幾里德幾何中），以及透過系統的實驗發現有可能找出因果關係（在文藝復興時期）。在我看來，中國的賢哲沒有走上這兩步，那是用不著驚奇的。令人奇怪的倒是這些發現在中國全都做出來了。」

愛因斯坦雖然不瞭解中國古代科學的內在動力和基礎，但他清醒地看到了「這些發現在中國全都做出來了」。這不僅表明了愛因斯坦的聰明才智，同時表明了他公正的科學態度。

中國古代在自然、社會和思維各方面都有令人矚目的科學與技術。就中醫而言，以《黃帝內經》為標誌，說明早在春秋─秦漢之際就已經形成了自己的學術體系。其中，陰陽五行、經絡藏象、病因病機以及中藥的四氣五味、升降浮沉、功效歸經等為其科學理論；診法治則、遣方用藥以及推拿、按摩、導引、針灸等，為其科學理論指導下的臨床診療技術。

《中國大百科全書》論及科學的定義時說，科學是「以範疇、定理、定律形式，反映現實世界多種現象的本質和運動規律的知識體系」。我國著名科學家周光昭講得更具體：「科學是以嚴肅的態度，嚴密的觀測和實驗，嚴格的推理而得到的關於客觀世界中各種物質的形態、結構、相互作用和它們運動、變化、發展的規律性知識」。

據此，檢驗某一門知識的科學性，標準大體有三條：一是反映客觀實際，一切從實際出發來認識客觀實際；二是經受了實踐的反覆驗證，有可靠的重複性；三是系統化的知識，即上升為理論的規律性認識。

儘管中醫藥學的科學原理隨著歷史的發展還需要不斷自我更新與完善，但是從系統科學的觀點來說，它是科學的，具有自身的理論體系。這一點毋庸置疑。

艱難的認識與發展過程

由於中醫藥學與西方近代科學以及西醫藥學的科學標

準、原理不同，所以近百年來，人們在對中醫藥科學原理和地位的認識上，經歷了一個極其曲折、複雜的艱苦過程。20世紀 20 年代末，舊中國政府曾企圖廢止、取締中醫。其理由是「中醫既無科學也無技術」，是封建、落後的舊醫，應該在「全面反傳統」中徹底揚棄。

20 世紀 50 年代初，原衛生部主要負責人歧視、排斥中醫，要求中醫進修西醫理論，並透過多門西醫課程考試而使「中醫科學化」。其認識的基礎是，中醫「有技術而無科學，有經驗而無理論」。他們承認的科學，其實只是自然科學中的還原性科學。所以那時的「中醫科學化」實際是「中醫西醫化」──把中醫的診療技術嫁接在西醫的理論上。

20 世紀 50 年代末舉國上下開展的「西醫學習中醫」的運動，其目的是要用西醫的觀念和理論來整理、發掘、提高中醫。一方面，間接地肯定「中國醫藥學是一個偉大的寶庫」，並從「檢驗真理的標準是實踐」這一認識論的原則出發，認為中醫「行之有效，這就是真理」。另一方面，又直接地肯定西方醫學及其基礎理論優於中醫，並把中醫發揚、發展的出路寄託在西醫藥學上──用西醫來「整理和研究我國舊有的中醫和中藥」。這實際上是一個自相矛盾的悖論。

其認識基礎還是中醫「有技術而無科學，有經驗而無理論」；或者視中醫的技術為科學。所不同的，只是表面上、間接地承認中醫科學，卻沒有真正認識到中醫與西醫具有同等的科學地位。因此在客觀上，人為地造成了中醫藥學長期以來在其發展上的矛盾和困惑。

20 世紀 80 年代以後，人們對中醫科學原理與地位的認識出現了一個巨大的飛躍。具體表現在兩個方面：

第一，繼 1982 年中華人民共和國《憲法》中關於「發展現代醫藥和我國傳統醫藥」的規定以來，1985 年中央書記處又做出「要把中醫和西醫擺在同等重要的地位」、「中醫不能丟」的指示。1986 年成立了國家中醫藥管理局，1991 年制定了「中西醫並重」的方針，1996 年的全國衛生工作會議上進一步明確了上述方針政策。這是我國對發展中醫指導思想上的根本性變化，也是對 20 世紀 50 年代「悖論」的撥亂反正。

　　第二，世界上關於生物──社會──心理醫學發展模式的提出，系統科學的不斷髮展與普及，各國對傳統醫學的關注與需要等，顯示了中醫藥學發展的光輝前景。國內 20 世紀 80 年代以來「振興中醫」、「保持發揚中醫特色」的提出，以及已被廣大中西醫人員普遍認同的「中醫藥學是獨具特色的醫學理論體系」的觀點，表明中國全社會對中醫藥學的認識正在走向成熟。

　　當前在中醫藥學發展上仍然存在著兩個困難。

　　第一，20 世紀 50 年代的「悖論」鑄成的中醫教學、醫療、科研、管理的基本思路與格局，至今尚缺乏實質性改進，尚未徹底撥亂反正。在醫、教、研的具體管理上，與 20 世紀 80 年代以來國家關於中醫藥學發展的重大方針仍然嚴重脫節。

　　第二，中醫藥學的自我更新與完善尚未走出「西方文化中心論」和「西醫一元觀」的困擾。自身概念、範疇體系的規範化研究尚未深入開展。中醫藥學在人類科學之林的真正地位，尚需形成更廣泛的共識。這兩個困難也是擺在醫療、教學、科研、管理上的兩大戰略任務。

中醫復興論──沉思‧啟蒙‧正本‧清源

✥ 兩個基本點、一條界限和四個戰略重心

基於中醫藥學當前的實際情況，在中藥現代化上應有兩個基本出發點：

第一，中藥理論與實踐、科學與技術的正本清源的研究，應當是中藥現代化研究的基礎。

第二，中藥技術上的改進，要避免重走亞洲其他國家、地區的彎路。應當在中醫藥學自身科學原理的基礎上，制定中藥現代化的目標，推動中藥現代化的進程。

在中藥現代化進程中，必須首先分清中藥和來源於中藥的西藥兩者之間的界限。

如果以中、西藥在科學層面上的比較為前提，對「提取有效成分」的「中藥現代化」做一界定的話，那麼，用西醫藥物物理和藥物化學的方法，按照西醫生理和病理的原則，從中藥材中提取西醫認為的有效成分，然後根據西醫臨床藥理的指標用於西醫臨床的藥物，應當劃歸為西藥。

與此相對應，以中醫經絡藏象、病因病機、診法治則理論為基礎，按照四氣、五味、升降浮沉、功效、歸經的原則和指標，在中藥材基礎上產生的供中醫辨證論治使用的飲片或成藥，則屬於中藥。

因為有的西藥是從天然中藥材中提取出來的，便把它說成是中藥，甚至把它視為中藥的現代化目標，則可能使中醫與中藥在「西醫一元觀」的誤導下共同走向消亡。

在中藥現代化進程中，應抓住以下四個戰略重心。

第一，以中藥材質量控製為核心，廣泛進行中藥材品種的調查與研究，確定同一藥材的最佳品種。然後對最佳品種

裏的植物藥材實行全面的地道化生產。這是中藥現代化的根本和基礎，也是建立中國中藥產業的重要任務。

第二，以中醫藥學理論為依據，把當今仍在執行的飲片加工炮製的「地方性規範」，逐步上升為全國性規範。努力提高飲片品質，完善飲片品質控制標準。

第三，以治病為重點，兼顧養生、保健、康復類中成藥的開發與生產。

第四，加強中醫藥學知識產權和藥物資源的保護，鞏固我國中醫藥學和中藥產業在國際上的領先和主體地位。對於境內外種種違背中醫藥學原理，巧立名目，花樣翻新，譁眾取寵，損害中醫藥形象，搞亂境內外中藥市場的行為，我們有理由也有責任遵照保護知識產權的國際慣例，按照知識經濟的原則，重點制定並隨時採取必要的防偽、反偽措施。為保護中藥的科學性、嚴肅性，發揮產權國應有的作用，為中醫藥學走向世界鋪平道路。

當代的中國人應當看到，中國是世界上最大的天然藥材生產國。當代的中國人也必須明白，「計利要計萬世利」。所以，當中醫藥科學理論之船載著中藥堂堂正正地走進世界各國，成為人類醫學重要組成部分的時候，中藥才可能真正成為中國知識經濟的一個重要部分，並持續、長久的為中國和世界人民作貢獻。

（註：本文是筆者代表中國中醫藥學會於 1997 年 7 月在南京召開的「全球華人中藥現代化學術討論會」上所做的大會主題報告，刊載於《山東中醫雜誌》1998 年第 9 期。）

關於《中藥現代化科技產業行動計畫》
的意見與建議

　　1998 年 7 月，筆者出席了在南京召開的「全球華人中藥現代化學術研討會」。會議期間，在與各地學者廣泛交流討論的同時，得到了會議《論文集》和《中藥現代化發展戰略》（以下簡稱《發展戰略》），得知「國家新藥研究與開發協調領導小組」正在討論制定《中藥現代化科技產業行動計畫》。

　　其後查閱了 1997 年 9 月 30 日的《中藥現代化科技產業行動計畫》（以下簡稱《行動計畫》）修訂稿，並將三本材料參照研讀之後，浮想聯翩，心緒不寧。

　　《發展戰略》集國內近百名專家、學者的意見，調查研究了國內外醫藥市場發展的形勢，分析了中醫藥面臨的機遇和挑戰。

　　筆者認為從中醫藥的理論與實踐、歷史與現實來說，其中仍存在著許多明顯的認識問題，有待進一步深入研究。因為《發展戰略》是制定《行動計畫》的主要依據，故《行動計畫》中也自然存在著同樣的有待研究的認識問題。

　　對於中醫藥歷史進程中前無先例的、擔負著實施中藥發展和推進中醫藥現代化雙重使命的《行動計畫》，有必要更廣泛地聽取中醫藥及其他相關學科專家的意見，使之更臻完善。順著學術研討會的思緒，反覆研究思考數日，這裏僅就《中藥現代化科技產業行動計畫》談一些意見與建議。

✥ 關於軟科學研究的基礎問題

軟科學是關於學科發展或管理的科學。因此研究中醫藥發展的軟科學，必須以中醫藥學的基本理論、規範和發展歷史為基礎。在研究中藥現代化時，有兩個問題是不容忽視的。

第一，「醫藥結合、醫藥一家」問題。中醫與中藥是我國中醫藥體系中不可分割的兩個組成部分。在基礎理論上，兩者的概念、範疇一脈相承，完全相通；在辨證論治中，「醫為藥之理，藥為醫之用」。這一點，西醫西藥也是如此。所以研究中藥發展，首先不要忘記中藥在中醫學上是如何講的，在數千年的臨床上是如何用的。「如何講」是概念、原理、規範的問題，「如何用」是臨床應用的原則、方法、標準問題。忽視了這些基本問題，眼前的中藥就有可能不是中醫意義上的中藥，「現代化」了的中藥更有可能不是中醫理論所能接納的中藥。

第二，時代性與傳統性相統一的問題。發展是時代性的，也是傳統性的，時代性與傳統性的相互統一，才是歷史的辯證的整體。從這個意義上講，中醫中藥的發展只能是內在於自身文化傳統的歷史性演進。所以對於中藥發展的歷史，不能只看曾經用於防病治病的藥物有多少種，方劑有多少首，而要著重研究它是在什麼樣的醫療實踐中使用的，以及其理論、規範、標準的演進過程。否則，就可能出現脫離中醫藥理論，脫離中醫藥傳統與歷史發展，孤立地就藥物而論藥物的傾向。在《行動計畫》研究過程中，對上述兩點有所忽視。

《行動計畫》中多處提到「中醫藥學是一個偉大的寶庫，是中華民族優秀文化的結晶，數千年來為中華民族的繁衍昌盛做出了不可磨滅的貢獻」，在下個世紀，「有可能成為中華民族對整個人類的新的重大貢獻之一」。這些提法從價值判斷的角度對中醫藥進行了肯定，而對更為重要的中醫中藥科學本質的判斷，《行動計畫》中卻隻字未提。

　　正是因為長期以來人們往往習慣於以價值判斷代替科學本質判斷，所以近幾十年來在對待中醫藥的做法上，常常出現「抽象肯定，具體否定」的問題。

　　按理說，在討論中藥現代化時，必須以中醫的陰陽五行、經絡藏象、病因病機學說為基礎，首先對中醫藥的科學原理進行現代的闡明和合理的科學定位。諸如中醫藥學的研究對象、方法、理論特點是什麼；它與西醫藥學以及其他傳統醫學相比較的優勢、特色是什麼；當前存在的具體問題與困難是什麼等。這些涉及中醫藥本質的「是什麼」回答出來了，由軟科學研究所要解決的「怎麼做」也就水到渠成了。

　　上述三個材料中多處提到中醫藥學「與以客觀分析為主要方法的現代科學之間存在著顯著的差異……使現代科學技術手段在目前尚難以說明中藥作用的本質、作用機理、中藥藥性理論等豐富的內涵。」這個提法中包含著兩個糊塗觀念。

　　第一，中醫藥與西方醫藥理論在思維方式、研究方法等方面都有很大的不同。正因為在如此重大的原則上「存在著顯著的差異」，中醫藥才具有其獨立存在的客觀合理性。同則自然同化，異則獨樹一幟。所以，中醫藥發展在戰略指導思想上有一條很重要的原則，這就是在知己知彼、準確理解

中西醫之間差異的前提下，按照文化多元的立場，首先努力存異，然後才是趨同。在中藥現代化研究中至關重要的課題，是以中醫基礎理論和中藥的四氣五味、升降浮沉、功效、歸經等學說為基礎，分辨其與西醫西藥的不同。只有這樣，才能做到保持中醫藥特色，發揚中醫藥優勢。

從方法論而言，「現代科學」這一概念中，至少包含著兩大類科學，即還原性科學與系統性科學（習慣也稱分析性科學和綜合性科學）。既然中醫藥學與「以客觀分析為主要方法的現代科學之間存在著顯著的差異」，就不應該緣木求魚，以分析科學的方法來曲解中藥的「本質、作用、機理」。為什麼不去從系統性（綜合性）現代科學方法中尋找出路呢？因此，探求中醫藥傳統方法與系統方法之間的內在聯繫，是思考中藥現代化問題之初就應當率先研究的課題。

這些課題在上述三個材料中雖然間接地提出來了，卻峰迴路轉，放棄了方法論的比較，繞過了「顯著的差異」，直接轉向了與西藥的「趨同」上去了，這不能不是一個重大的缺憾。

第二，《行動計畫》提出，「現代生物學、化學、物理學、訊息科學等學科的發展為傳統中藥的研究提供了新的手段和途徑」，那麼在《發展戰略》中就應當以此作為重點軟科學課題，用較大的篇幅來論證現代生物學、化學、物理學與傳統中藥，在理論、規範及其使用方法、標準上具體的內在聯繫是哪些。不管論證的結果對《行動計畫》的提法是肯定還是否定，遺憾的是，這一軟科學課題至今並沒有起動。因此，《行動計畫》中未經論證的「手段和途徑」，使人覺得缺乏科學依據，甚至對這「手段和途徑」感到莫名其妙。

在設計中藥未來目標時，要歷史、現狀、未來三方面綜合考慮，以歷史為主。因為歷史地、辯證地、科學地回顧和分析過去，才能準確地評估現狀，進而才有可能科學地、可靠地預見未來。在面對中藥發展的困難或問題時，要問題、原因、辦法三方面綜合考慮，以原因分析為主。只有對產生問題的原因進行歷史的、全面的分析，才能夠抓住主要矛盾和矛盾的主要方面，防止主觀片面性和隨意性。中國工程院醫藥衛生學部 14 位藥學專業的（多數是西藥學）院士們出於熱忱，針對中藥的現代發展提出了一份「建議書」，特地收錄在大會《論文集》中。但是，由於他們基本上是從西藥的觀點出發考慮中藥的問題，因而不可能準確地把握中醫中藥的歷史、現狀、理論特點及其發展的脈搏。所以，在現狀分析上，缺少應有的深度；在預期結果與階段目標上，缺少以中醫中藥內在規律為基礎的科學依據。這不能不使人覺得，作為國家科學院的院士們怎麼會講出這種中醫藥外行話呢？而且又怎麼會如此缺少嚴謹和責任呢？

　　出席南京學術研討會的國內代表有 314 人。除行政官員和新聞出版界代表外，來自西醫藥單位的代表 88 人，來自中醫藥單位的代表 71 人，來自醫藥開發、生產企業部門的代表 94 人。從人數上看，西醫藥單位和西藥開發生產企業的代表明顯多於中醫藥部門及其企業的代表。令人不解的是，全國知名的（或一流的）中醫專家無一人與會，全國重點中藥開發生產企業的代表也極少。

　　這一點如果不是會議組織者的疏漏，那就是「中藥現代化」不需要中醫藥科技人員參與，或者是中醫藥科技界對「中藥現代化」這一提法持有不同的意見與態度。對此現

象，需要我們認真深思，並做廣泛深入的調查研究。

關於中心概念的混亂問題

在《行動計畫》、《發展戰略》和《論文集》中，一些出於權威部門的重點文章裏，沒有首先給「中藥」和「中藥現代化」這兩個中心概念做出規範性的解釋（或定義）。而圍繞中藥與中藥現代化所使用的語詞相近而含義不同的概念卻太多，初步統計達 20 餘個。如：醫藥、傳統醫藥、傳統中醫藥、中西藥、現代醫藥、西藥、化學藥物、藥品、新藥、中藥新藥、國產新藥、化學新藥、中醫藥、中藥、中藥材、中成藥、中藥飲片、中草藥、西方草藥、中藥複方、現代中藥、中藥產品、天然藥物、植物藥、天然藥物複方混合製劑等。這些概念中除中藥對於中藥材、中成藥、中藥飲片三者，是概念之間明顯的種屬關係外，其他概念在邏輯學上則種屬關係不明，含義界定不清。

我們知道，概念是思維的細胞。一個代表國家的、專門研究中藥現代化的《產業行動計畫》，卻連「中藥」的概念還沒有界定清楚，這樣的「計畫」，能變成中醫藥科技界的「行動」嗎？在跨世紀的《行動計畫》裏，尤其對於所使用的中心概念，首先必須力求準確、統一，符合中醫藥學科的特點。

第一，「中藥」不能等同於「醫藥」。「醫藥」一詞有多種含義。廣義的「醫藥」是相對於行業、部門講的，如「醫藥衛生事業」。狹義的「醫藥」往往是相對於商品、產品講的，專指用於防病治病的藥品。在我國，對「醫藥」一詞還有一種習慣性的用法。例如，以往與「中醫藥管理局」相併

列的「醫藥管理局」的「醫藥」，即專指西藥。因此在研究「中藥現代化」專題中所用的「醫藥」一詞應當是狹義的，其中包括中藥、西藥兩大類。也就是說，在我國，「中藥」與「西藥」這兩個概念，是包含於「醫藥」這一屬概念之中的兩個種概念。當然，由於國外沒有中醫中藥，故國外醫學文獻中的「醫藥」一詞，當然就是「西藥」了。

在我國，人們通常把「中醫藥」稱為「傳統醫藥」，把「西醫藥」稱為「現代醫藥」。所以討論「中藥現代化」專題時，為避免語詞混淆，最好不再用「現代醫藥」、「現代中藥」、「傳統醫藥」這些提法。

與此同時，當「醫藥」與「中藥」、「西藥」的種屬關係明確之後，在《行動計畫》中應避免再用「中西藥」、「中藥新藥」、「中草藥」等這一些詞彙。

第二，「中藥」與「西藥」是並列關係的兩個概念。在討論「中藥現代化」時，首先要對這兩個概念做出界定。對「中藥」與「西藥」界定的原則，不是依據產地，也不是依據其原料的來源，而是要看各自在兩種醫學理論體系中的具體含義和隸屬關係。也就是說，要看它究竟是按照哪一種醫學的原理來定義的，實踐中是按照哪一種方法、標準、規範來研究、開發、生產、使用的。

筆者在南京研討會的大會發言中，對西藥與中藥這兩個概念是這樣解釋的：用西醫藥物物理學和藥物化學的方法，按照西醫生理和病理的原則，從中藥材中提取西醫認為的有效成分，然後根據西醫臨床藥理的指標，用於西醫臨床的藥物，應該劃歸為西藥。在中醫經絡藏象、病因病機、診法治則理論指導下，按照四氣、五味、升降浮沉、功效、歸經的

原則和指標，在中藥材基礎上生產的供中醫辨證論治使用的飲片和成藥，則屬於中藥。前者是我國現代西藥發展的一個獨具的優勢，後者才是中藥發展的目標和任務。

對處於中西醫兩個理論體系交叉領域的個別藥物來說，有時很難區分其「姓西還是姓中」。但一般而言，按照其在兩種醫學理論體系的隸屬關係區分，以上這個解釋還是比較合理的。在《行動計畫》中混淆了中、西藥的概念及其界定的原則，也就抹殺了兩種醫學理論體系的特點。其結果，很可能把「中藥現代化」混同於「西藥現代化」。

第三，「天然藥物」不等於「中藥」。「天然藥物」是西方國家在「回歸大自然」的潮流中，相對於他們的主流醫學中通常使用的「化學合成藥」而言的。西方國家對「天然藥物」至今沒有見到明確的定義。不過，從有關資料看，一般有兩種解釋。一是指未經加工的、直接來源於自然界的原生藥材；二是指由天然原生藥材中提取的、西藥意義上的有效單體。準確地講，後者經過物理學或化學方法的加工後，它已經失去了「天然」的屬性，若仍然將它稱其為「天然藥物」，則顯然不合理了。因為西藥的生產方式大體是兩種，從天然原料中提取有效化學成分和直接用化學方法合成。所以莨菪鹼、麻黃素、黃連素、金雞納霜等藥，是西藥而非「天然藥物」。退一步講，即使把「中藥材」視為「天然藥物」，那麼按照西醫病理和藥理的指標、方法而提取的青蒿素、川芎嗪、葛根酮等，因為它已經回不到中醫病機和中藥理論中來了，所以既不是「天然藥物」，也不是「現代化」中藥，而是新的西藥了。

需要強調的是，哪怕按西方的前一種含義來理解「天然

藥物」，西方所講的「天然藥物」也不應與「中藥」相提並論。一方面，西方的「天然藥物」不如我國中藥品種繁多，內容豐富。另一方面，西方的「天然藥物」基本上是經驗層面上的而非理論層面上的。世界上沒有任何一個國家的「天然藥物」，上升到像中醫藥學理論體系那樣成熟的程度。所以，把「中藥」與「天然藥物」相提並論，有可能在中醫藥學尚未走向世界之前，在西方人的頭腦裏首先產生對中醫藥學科學價值的誤解或輕蔑。

西方只有使用天然藥物的傳統經驗，而沒有邏輯體系完整的傳統醫學，所以他們不可能很快地理解並承認，中醫藥與西醫藥在人類醫學上的同等、並重的科學價值。我們現在看不到這一點，就很可能延緩或阻礙中醫藥學作為獨立的醫學科學體系，全面走向世界的進程。

✤ 關於「主流市場」問題

當前在中藥現代化上，存在著兩種看法：一是主張把中藥視為「天然藥物」，從中提取西醫認為的有效成分；一是主張遵循中醫藥自身的特點與優勢，把中藥現代化視為內在於自身傳統的歷史性演進。實事求是地講，前者即「中藥西藥化」，後者才是中藥現代化。

在《行動計畫》中也包含著這樣兩種觀點。應當指出，在如此嚴肅的同一個文件中，對「中藥現代化」出現如此兩種不同的理解，是極不嚴肅的。因為在《發展戰略》的研討過程中，對中醫藥特色與優勢重視不夠，對中心概念的定義明辨不夠，所以《行動計畫》中的一系列問題便隨之而來了。在「國際主流市場」認識上的偏差，也是一樣。

第一，是國際醫藥主流市場之「主」的問題。國外沒有中醫中藥，故主宰國際醫藥主流市場之「主」，是西醫西藥的原理。而西醫西藥原理在醫藥主流市場的主導作用，體現在一系列的法規、標準上。例如，《藥品非臨床安全性研究質量管理規定》（GLP）、《藥學臨床質量管理規定》（GCP）、《藥品生產質量管理規定》（GMP）等。從天然藥物中提取西醫認為的有效成分，是西藥生產的固有方法之一。故以同樣方法從中藥材中提取有效率成分以補充西藥之不足，就必須符合 GLP、GCP、GMP 的規定。《行動計畫》中關於進入國際醫藥主流市場的目標與要求，實際上即出於此。毫無疑問，按照這些規定，欲進入國際醫藥主流市場，那就只有「中藥西藥化」一條道路可走了。

第二，是我國中醫中藥主流市場之「主」的問題。中藥的寒熱溫涼、升降浮沉，是中醫關於藥物的「屬性分類」，而不是對藥物的化學定性定量分析。這種屬性分類的方法是在中醫理論與實踐進展中，吸收了對立統一、相輔相成的道理，對藥物功效進行了兩兩相對的比較而逐步完善起來的。諸如方劑的大小、緩急、奇偶，藥性的輕重、滑澀、補瀉、燥濕等都屬於此。兩兩相對的屬性分類，是人類認識事物的基本方法之一，如上下、左右、前後、高低、大小、輕重、長短；真假、善惡、美醜；有無、多少、存廢、增減、來去；亢卑、曲伸、喜憂、抑揚等，無處不有，不可勝數。隨著認識層次的不斷深入，一層又一層的兩兩相對的屬性分類，完全可以使人們對事物的認識一步步地達到極致。但這種屬性分類的認識方法，與研究物質化學結構而取得的定性定量的認識，相互獨立、自成體系、不可通約。幾千年來，

保證中藥的臨床功效，保證中藥質量的法規、標準，都是與上述分類方法相統一的中醫中藥的基礎理論。

基於我國現存中、西兩個醫學理論體系的事實，故「醫藥主流市場」也應有兩類各為其「主」的法規、標準，而不是「以西代中」，「以西主中」。欲使中藥進入國際醫藥主流市場，使中藥產業成為我國新的經濟增長點，擺在我們面前有兩條路：

一是走「中藥西藥化」的道路，直接進入國際現行的醫藥主流市場，即西藥主流市場。但是，若把這條道路作為「中藥現代化」來對待，則可能帶來中醫中藥理論體系的全面解體。削足適履，則主將不主——這樣做不僅不利於中醫藥走向世界，不利於開闢國際中藥主流市場，而且在中藥未出國門之前，便關起大門把中藥同化為西藥。如此一來，中藥在國內的主流地位將永遠喪失，還拿什麼進入國際醫藥主流市場呢？

二是按照中醫藥的內在規律自主發展——保持特色、發揚優勢、完善自我，用中醫藥自身的法規、標準，規範中醫藥的主流市場。在此基礎上，才能用日臻完善的中醫藥理論之船，滿載中藥走向世界，開闢與國外西醫藥主流市場並列的新的中醫藥主流市場。

在醫藥發展的大環境裏，這兩條道路本來是並行不悖的。只要我們擺正思路，合理組織，尊重中、西醫各自的理論、規範和標準，兩者就可以相兼並進，共同發展。

✦ 形勢的估計及建議

20 世紀 80 年代以來，中國為了促進中醫藥的發展，制

定了一系列正確的方針和政策，採取了許多積極的措施。繼
1982 年中華人民共和國憲法中關於「發展現代醫藥和我國
傳統醫藥」的規定以來，1985 年中央書記處又做出了「要
把中醫和西醫擺在同等重要的地位」和「中醫不能丟」的指
示。1986 年成立了國家中醫藥管理局，1991 年制定了「中
西醫並重」的方針。1996 年「全國衛生工作會議」上，國
家又重申了「中西醫並重，發展中醫藥」的一系列方針與政
策。這一切，都是我國中醫藥發展的必要條件。當前，從世
界醫藥發展的情況來看，我們有兩方面有利形勢。

第一，20 世紀 70 年代以來，由於疾病譜的變化，在西
醫承擔防病治病任務的世界多數國家裏，有 2/3 的內科疾病
沒有理想的藥物可用。尤其在化學藥物帶來的毒副作用面
前，西醫更顯得束手無策。因此自 20 世紀 70 年代以來，人
類在反思生物醫學模式存在問題的時候，重新認識了傳統醫
學的地位和作用。與此同時，提出了生物—社會—心理的綜
合性醫學發展模式。而中醫從 3000 年前的起步階段，便是
以這一模式發展的。因此西方學者關於「回歸自然」，重視
傳統醫學的提法，與日本學者「痛感西醫學的侷限性」的提
法，雖然基調懸殊，但是實際意義相同。人類歷史上曾出現
的四大傳統醫學體系，其中的埃及、希臘、印度醫學都在人
類社會進入「工業革命階段」後而相繼消亡。曾作為日本正
統醫學的中醫學，也在明治維新以後被明令廢止。所以當今
世界上具有獨特、完整學術理論體系的傳統醫學，只有中醫
藥學一家了。因此我們應當清醒地認識到，中醫藥學正處於
一個千載難逢的新的歷史發展時期。在這種形勢下，中醫藥
學當之無愧地面臨著步入人類醫學主流地位，肩負人類防病

治病的歷史使命。因此中醫發展的根本戰略目標不是向國外西醫靠攏，而是要遵循「文化多元」的立場，按照「中西醫並重」的方針，在堅持中醫基本原理、規範的前提下，保持特色，發揮優勢，努力完善自我，逐步走向世界。

第二，中國是世界上最大的中藥材生產國，而且中國的中藥是在獨特的、完整的中醫藥理論基礎上使用於臨床的，這兩點是任何國家都無法相比的。如果從知識經濟的角度看中醫藥在未來經濟中的意義，那就是：「世界吃中藥的時候，就是中國『吃』世界的時候」。所以戰略意義上看，計利要計萬世利。當中醫藥以人類文化與科學的姿態堂堂正正地走向世界的時候，中醫藥學知識經濟的價值才會真正體現出來。當前，國外的西醫在化學藥品毒副作用的威脅下，希望從天然藥物中提取新藥以適應防病治病的需要，並把目光投向中藥，這一點我們是歡迎的。但是，他們不可能立即理解並接受中醫藥理論和用藥規範，這也是目前的實際情況。所以，我們要審時度勢，從全局和長遠看問題，支持從中藥材中提取西醫認為的有效成分，為西醫所用的做法，同時，絕不能放棄或以此代替我們最具優勢的中藥現代化大業。

基於上述形勢的分析，建議將《中藥現代化科技產業行動計畫》修改為兩個計畫，即《中國天然提取藥產業行動計畫》和《中國中藥現代產業行動計畫》。這樣做的有利之處是：

第一，原《行動計畫》中，其實已包含著上述兩方面的目標和計畫。分開制定計畫可以使兩者更集中、更清晰、更富有準確的指導價值和可操作性。

第二，提出「中國天然提取藥」，既有利於中國品牌的

新西藥的開發、生產和進入國際醫藥主流市場，而且也不影響中藥的現代和未來的發展。

第三，有利於澄清學術混亂，統一思想、統一認識、統一行動；有利於全面貫徹中央制定的「中西並重」的方針，推動中醫中藥的健康、快速發展。

以上看法，僅個人一管之見，敬請同道批評指正。

（註：本文原載於《中醫藥學報》1998年第1期，發表前曾報送相關部委負責人。文中未註明出處的引文，均來自本文開頭時所提到的三本材料。本文之後不足兩年，熱鬧一時的《中藥現代化科技產業行動計畫》銷聲匿跡，不了了之。然而花樣翻新的計畫規劃，照舊林林總總地不斷出台，本文討論過的理論問題，仍然在朦朦朧朧中不斷重複。）

第三節

按照中藥理論　推進中藥產業

隨著人類醫學的發展，世界上越來越多的國家和地區，對我們的中醫和中藥表現出很大的熱情和高度的關注。在「世界需要中醫藥，中醫藥要走向世界」的形勢推動下，香港政府也於1998年提出要把香港建成「國際中醫藥中心」的目標。幾年來，在推進中藥產業發展方面，我們已經做了一些工作。下面談幾點看法，與大家共同討論。

⚕ 中藥和西藥的區別

在中醫經絡藏象、病因病機、診法治則理論指導下，按照四氣五味，升降浮沉、功效、歸經等原則和指標，在中藥材基礎上生產的、供中醫辨證論治臨床使用的飲片或成藥，屬於中藥。

關於中藥的這一解釋（或定義），這裏要強調三點：

第一，中藥的理論和中醫的基礎理論是一脈相承的。它是在中醫的經絡藏象學說、病因病機學說、診法治則學說基礎上衍生出來的，而不是在解剖和生物物理學、生物化學基礎上形成的。也就是說，中藥是在中醫理論指導下，為中醫辨證論治所使用的藥物。換句話說，如果一種藥物不能納入中醫辨證論治的臨床之中而與中醫理論相通，這種藥物便不屬於中藥。

第二，中藥的寒、熱、溫、涼「四氣」，酸、苦、甘、辛、鹹「五味」以及歸經理論，是按照「以偏治偏」的「對抗性調節」原理，對藥物功效進行評定的一種標準。這種標準未學習過中醫的人士很難理解，那是用不著奇怪的。因為它顯然與當代多數人容易理解的西藥的物理、化學標準不同，它是中醫長期以來由實踐到理性昇華的結果，是與中醫基礎理論相匹配的另一門專業學科標準。

第三，中藥的臨床劑型主要有兩類，即飲片和成藥。飲片是依據臨床需要，為配製湯劑或其他劑型，由中藥材加工、炮製而成的中間製劑。成藥則是由飲片進一步加工製成的，供臨床直接使用的丸、散、膏、丹等成品劑型。這些劑型是中醫辨證論治臨床中使用的，與西藥化學提取、合成製

劑不可相比。

✚ 關於中藥現代化

當前，中醫、中藥現代化是人們共同關心的話題，「現代化」代表了社會上對中醫、中藥發展的一種急切心理，也是中藥在自身發展中的具體問題。中醫是中華民族優秀傳統文化的重要組成部分，它與西醫是完全不同的另一種醫學科學體系。所以，我們在中醫、中藥的「現代化」問題上，決不能把「傳統」簡單地歸結為歷史的「過去時」，主觀地認為中醫藥是歷史上產生的，便是過時、落後的。

這種認識的結果，將會因為忽視其科學原理，而丟掉整個中醫藥科學體系。至於「發展」，對於任何一個學科來說，發展是「時代性的，也是歷史性的」，「發展是內在於傳統的歷史性演進」。這就是說，中醫藥現代化不能脫離中醫自身的理論和原則。

20 世紀裏，人們在中藥發展方面曾走過一些彎路。在回顧過去，面對未來時，我們應當充分認識以下兩個問題。

第一，對中藥理論與實踐，科學與技術的正本清源的研究，是實現中藥現代化進程中，不容忽視的根本或基礎。只有這樣，我們對中藥進行技術改進的時候，才不會脫離中醫的科學原則。20 世紀後半葉，一些國家或地區藉口「技術先行」，做出了一些偏離中醫科學理論的「漢方顆粒劑」、「單味中藥顆粒劑」等，實踐已經充分證明，其效果並不明顯，甚至被人們視為「安慰劑」。這些事實已經雄辯地說明，只重視生產環節（包括包裝）上的技術，而忽視中醫辨證論治中用藥的特點和中藥的科學原理，那是行不通的。

中醫復興論——沉思・啟蒙・正本・清源・

第二，要分清西藥和中藥的界限，防止越俎代庖、張冠李戴的現象蔓延。越來越多的人已經認識到，用西藥藥物物理和藥物化學的方法，按照西醫生理和病理的原則從中藥材中提取西醫認為的有效成分，然後根據西醫臨床藥理的指標用於西醫臨床的藥物，應劃歸為西藥。長期以來，國家衛生部掌握的原則也是這樣。比如，西方從天然植物中提取的金雞納霜、東莨菪鹼是西藥，以後的麻黃素（由麻黃中提取）、黃連素（由黃連、黃柏中提取的小檗鹼）、聯苯雙脂（由五味子中提取）、青蒿素（由青蒿中提取）等，也都是西藥。這裏必須強調的是，化學方法的提取或合成，是西藥長期以來走的一條老路，原本並無新鮮可言——國外可以這樣做，國內也可以這樣做。但是對中醫來說，科學地對中西藥兩者加以區別，堅持並逐步完善中藥自己的生產、管理規範，這才是至關重要的。

中國大陸改革開放後，西方的西醫在缺少特異性藥物的情況下，驟然看到中國有上萬種用於防病治病的中藥材，有30多萬張用於臨床治療的方劑，為此十分興奮。但是，如果他們手中掌握的仍然是化學提取的方法，那麼，不管從中發現多少新藥，都全部是新的西藥而非中藥。

這一條路，固然對西醫有好處，對人類有好處，但是，並非中藥現代化的路。這是今天的中藥開發研究者必須明白的一個嚴肅的科學問題。

✣ 中藥現代化的戰略重心問題

在中藥現代化進程中，從戰略而言，我們的最終目標是形成中國特色的，以中醫、中藥為代表的，具有醫學權威地

位和中國品牌特徵的知識經濟產業。

　　為此，我們認為應當採取三個方面的戰略步驟。這就是調整戰略、基礎戰略和超越戰略。調整戰略是解決歷史遺留問題、提高認識、統一步調的戰略。基礎戰略是為大踏步地發展、自我超越做準備的戰略。當前，就調整戰略和基礎戰略而言，應當抓好四個重心。

　　第一，以中藥材質量控製為核心，廣泛進行中藥材品種的調查和研究，以確定同一藥材的最佳品種，作為藥材品質規範化的標準。在此基礎上，對最佳品種裏的植物性藥材，推廣並逐步實現全面的地道化生產。這是中醫中藥現代化的根本基礎，也是建立中國中藥產業的首要任務。

　　第二，以中醫藥理論為依據，開展中藥飲片規範化、標準化研究。由於中國幅員遼闊，歷史悠久，各處飲片加工、炮製的方法、標準差異較大。到目前，全國在飲片加工上執行的仍然是地方性規範，而非國家標準。這不僅不利於國內的學術交流、療效評定、安全用藥、科學管理等，更談不上中醫中藥以規範的形象走向世界了。因此，這既是一個重大的調整戰略，也是中醫藥走向世界的基礎戰略，必須下大決心做好。

　　第三，中成藥的調整、整頓、開發、生產問題。中成藥的開發與生產，同樣要貫徹「先治療、後補養」的原則。以防病治病為重點，兼顧養生、保健、康復類中成藥。內地近20 年來，受經濟大潮的影響，中成藥（包括保健品）開發不夠嚴肅，這個問題已經波及香港、台灣地區及不少周邊國家。所以，要以中醫藥理論為前提，切實把好這一關。

　　第四，加強中醫、中藥知識產權和藥物資源的保護，以

中醫、中藥的科學原理為前提，鞏固我國中醫、中藥產業在國際上的領先和主體地位。對於境內和境外違背中醫、中藥原理，巧立名目、花樣翻新、譁眾取寵、唯利是圖、坑害患者、損害中醫中藥形象以及擾亂中藥市場的行為，中國人一定要敢於說不。中國人有理由根據自己中醫、中藥的標準和原則，採取必要的反偽、防偽措施。為捍衛中醫、中藥的科學性、嚴肅性，發揮產權國應有的作用，為中醫藥走向世界的超越戰略鋪平道路。

中國是世界上最大的中藥生產國。從知識經濟的角度看，這是中華民族的最大財富。它是我們享用不盡、取之不竭的強身祛病、利國富民的萬世之寶，它同樣可能因我們的無知或管用失當而喪失於當代。在這一點上，當代的中國人一定要有這種戰略眼光，千萬勿做敗家子！

✚ 兩條路

近年來，實現「中藥現代化」的呼聲很高，使中國人深感振奮。由於「中藥」和「現代化」的定義不清楚或者認識不一致，因此行動的盲目性也很大。本文在第二部分對中藥的含義（或定義）已經做了說明。至於「中藥現代化」，按照本文前邊所講的「發展是內在於傳統的歷史性演進」的精神——遵照中藥（包括中醫）理論的內在特點和規律，推進中藥在新的歷史條件下向前發展，叫作中藥現代化。而在本文第三部分所討論的「中藥現代化的戰略重心」，即是我們這裏所講的第一條路。同樣，它也是中藥現代化進程中首先必須做好的幾件大事。

第二條路是為西醫西藥服務的。即從中藥材或者中醫過

去用的配方中，為西醫的臨床需要提取新的西藥。這一條路是西藥研製、生產歷史上走過的老路。西醫在許多疾病的治療上缺少特異性藥物，希望從中藥材裏以化學提取的方法，為自己尋找新藥，我們當然不反對。在這方面，國際已經有一整套共同遵循的法規、標準。比如，「藥品非臨床安全性研究質量管理規定」（簡稱ＧＬＰ）、「藥學臨床質量管理規定」（簡稱ＧＣＰ）、「藥品生產質量管理規定」（簡稱ＧＭＰ）等等。只要做到與這些法規、標準直接接軌，即可以生產出新的西藥。這也是中國對人類的西醫西藥的發展，所做的一種貢獻。

但是當今的醫藥界，尤其是中醫藥界應當明白，第二條路從動機到效果，與中醫、中藥無關，絕不能迷途忘返，再把第二條路作為「中醫現代化」的道路了。

（註：本文原載於中國科學技術協會主辦的《科技導報》2001年第10期，與香港中文大學梁榮能教授合著，錄入本書時略有修改補充。）

第四節

中藥事業管理的指導思想與模式

中藥是中醫用於防病治病的武器。在其生產、流通、管理、使用的全過程中，必須始終不渝地堅持「醫藥結合」、

「藥為醫用」的原則。這既是中藥事業的基本出發點，又是其最終歸宿。

然而，40 年的歷史表明，在整個中醫、中藥事業中「醫與藥」之間的關係一直沒有處理好。其中，中藥事業的科學管理是問題的核心。為此，我們在全面回顧 40 年來中藥管理歷史的基礎上，從科學學研究出發，對中藥事業管理的若干理論與實踐問題加以討論。

我們的基本觀點是，中醫中藥是一個統一體，「藥為醫之用」是研究解決中藥問題的根本出發點；發展中藥事業的重點，要抓住中藥材生產這個基礎環節；在中藥材生產領域裏，發展地道藥材是保證中藥飲片和中成藥質量的關鍵；在流通領域裏，深化改革、理順體制是今後的前途和出路；國家對於中藥這一特殊商品，採取必要的特殊政策與保護措施，是必不可少的。

下面，我們就中藥事業的若干特殊性、發展中藥事業的幾個認識問題、計畫生產是中藥事業管理的重心、實現地道為基礎的專業生產、行業專營勢在必行、堅持「三先三後」的原則、我國中藥材產業體系構想等七個問題，逐一加以討論。

✚ 中藥事業的若干特殊性

中藥事業是整個醫藥衛生事業的一個組成部分，是直接為中醫服務的事業。它除了整體的一般屬性，如專業性、公益性、福利性以外，還有自身的種種特殊性。研究中藥事業的特殊性，既是對其本質特點的進一步揭示，也是對其實行科學管理的理論探討。

1 │ 中醫藥事業面臨的文化與歷史特點

中醫藥學是中華民族優秀文化遺產中的一塊瑰寶。幾千年來，它為中華民族的繁衍昌盛做出了巨大貢獻。春秋戰國時期《黃帝內經》一書的問世，標誌著中醫藥學已經走出「經驗醫學」的窠臼，進入了理論思維的成熟階段。它不僅有獨特的理論規範，而且有獨特的指標系統。隨著歷代醫學家的不斷充實和完善，中醫藥學以其完整的理論體系，進入了世界醫學之林。

然而到了近代，中醫藥學遭到了厄運。隨著西方文化傳入中國，東西方文化之爭時起時伏，百餘年未休；隨著西方醫學傳入中國，中西醫之爭時緩時急，至今不止。在西醫藥學的科學視野裏，中醫藥學處於被解釋、被驗證、被改造的氛圍之中。近百年來，中醫只能以哀兵之勢，用自己卓越的臨床療效，在狹縫中艱苦奮戰，於是才頂住了多次的衝擊，在困難中逐步站住了腳跟。到 20 世紀中期以後，在席捲世界的新技術革命的推動下，隨著系統科學在世界的崛起，越來越多的有識之士才以最先進的科學思維審視到中藥學的科學內涵，於是才真正引起了世界上對中醫藥學的高度關注。也正是在這個時期，國內對中醫藥學認識亦日趨深化。因此我國憲法明確規定「發展現代醫藥和我國傳統醫藥」；中央更進一步指出「要把中醫和西醫放在同等重要的地位」。

也許因為系統科學方法在中國尚未普及的緣故，很多人都能從自己的切身經歷中感受到中醫藥的卓越療效，但不少人至今仍難以真正理解中醫藥學的科學特性。有的甚至一提「傳統醫學」就不由自主地把「傳統」與「落後」、「不科學」

中醫復興論——沉思・啟蒙・正本・清源・

聯繫起來，而熱衷於尋求中醫的「現代化」。其實，中醫藥學的現代化不是一味盲目地貪新驚奇，而是源於對歷史與現狀的科學認識，新奇之物並非都有生命力，淺薄無聊的東西也常有新奇的面孔。如果缺乏科學的態度與方法，即使有發展中醫藥事業的熱衷，也免不了未獲現代化，先患「現代病」。用主觀想像的現代化來對待自己並未完全認識的中醫藥學，這正是中醫藥事業面臨的困難與危險的根源。限於篇幅，這裏不便對中醫藥學的科學特點及內在聯繫詳細剖析，但是必須強調，在中醫藥學問題上的「現代病」、「文化病」，至今仍影響著中醫藥事業科學管理的進程。

目前，世界範圍的回歸傳統醫學的呼聲正濃，我國的中醫藥事業正面臨著新的歷史挑戰。如果我們不是從中醫藥學的科學實際出發，儘快把中醫藥事業引上健康發展的軌道，中國將愧對世界，愧對祖宗。這就是當今中醫藥事業所面臨的歷史特徵和使命。

2 | 中藥管理的複雜性

根據文獻記載，中藥共有 5000 餘種，臨床最常用的不少於 500 餘種。這些品種分植物、動物、金石、介貝等類型。其產地分佈於全國東南西北中，山河湖海田，其中數十種來源於國外。藥材的生產方式有自然資源的開發與採集，人工種植養殖，零散品種的收集與收購等。參與生產和經營者有全民、集體、個體，涉及農、林、牧、副、漁、工、商、學、兵等行業和系統。

可見，中藥品種之繁雜，產地之分散，生產方式之多樣，參與行業之廣泛，是西藥生產所不可相比的。尤其是藥

材生產主要依附於農、林等行業，而農、林等行業中的藥材生產者卻不在中醫藥管理部門的管理之下，國家又缺乏相應的法規或辦法，這就大大增加了中藥事業的複雜性。

醫療對於中藥品種具有嚴格的指令性要求，數以千計的中藥品種必須順利、及時地供應到數以萬計的大大小小的醫療單位，既不能簡單地就地取材，也不能盲目地頂替取代。所以單從流通領域來說，中藥管理就是一項十分複雜的系統工程。這一點也是與西藥大不相同的。

這就需要有一個上下聯通、功能配套的中醫藥管理體系，對中藥生產、流通和使用統籌管理、統一調控。用管理西藥的思路和方法，是管不好中藥生產與流通的。

3 │ 計畫調控的重要性

中藥生產受臨床用藥的嚴格制約。如果生產過少，就會影響防病治病工作，但是生產過多也不行。因為中藥不像工業原料和農業上的糧、棉、油那樣，既不能在國內鼓勵藥品「高消費」，讓人們多吃多用一點，也不能超越中醫藥在國際傳播的實際情況，大量向國外市場傾銷。如果存儲過少，國營藥材部門將失去對市場的調控能力，但是存儲過多不僅占用大量資金，而且存放過久又容易霉爛、蟲蛀、變質。因此中藥生產不能片面強調「多比少好」、「有比無好」。只能堅持產、供、銷平衡，以銷定產的原則。

中藥品種之繁雜，產地之分散，生產方式之多樣，參與生產和經營的行業部門之廣泛，這些是與西藥或其他行業大不相同的。正因為這樣，加強中藥生產與經營的計畫性和統籌調控，則顯得更為重要。如果放任其自發生產，自由經

營，不僅影響中醫事業的發展，而且對整個國民經濟也不利。

4 ｜質量管理的嚴肅性

人們衣、食、住、行方面的消費性商品，其檔次可以有高有低，品質可以有所參差，消費者可以依照自己的經濟情況和生活習慣自由選擇。但是中藥則不然。中藥是用於人們疾病和生命垂危時的特殊商品，嚴格地講，在品質上沒有檔次可言，既不能容許醫生給病人使用偽劣藥品，也不能容許生產品質低劣的中藥。因此必須使全社會懂得，在藥品問題上必須有鮮明的全優意識，否則就是草菅人命。這是原始的文明和良知也不能容忍的。

中藥品質管理上具有典型的嚴肅性。它既是一個嚴肅的科學問題，又是一個嚴肅的道德問題。必須把中藥的品質問題放在頭等重要的地位，並按照中藥品質鑑別的特點，制定嚴格的品質管理條例，同時要把中藥的品質管理置於全社會的監督之下，體現其品質的嚴肅性。

5 ｜中藥原料生產的獨特性

西藥的生產一般分兩個過程或兩個環節。一是原料生產，二是劑型加工。即先採取化學合成或提取的方法生產出原料，然後再按照臨床需要加工成針、片、酊、粉等不同劑型。從這個意義上說，現今的中藥廠基本上都是中藥劑型加工廠，而不是原料生產廠。它僅是用藥材加工為丸、散、膏、丹、湯、露、飲片等而已。合格的原料是合格的劑型的基礎。西藥的原料生產在科學、技術、設備、工藝上難度極

大，要求也極嚴。與西藥相比，如何理解中藥的原料及原料生產呢？

中藥材是加工為各種臨床劑型中藥的原料。大自然是中藥原料的天然工廠。不論植物、動物、金石、介貝哪一類中藥材，都是大自然這個天然工廠生產出來的。

按照進化論的原理，物競天擇、生存競爭。大自然與生物之間，也處於不斷的相互選擇的發展之中。生物為了求得與自然的協調與和諧，於是用進廢退、適者生存。在這裏，生物為生存而產生的「進」或者「退」，就是生物在大自然雕琢下為適應區域性環境而產生具有遺傳特性的變異。日復一日，年復一年，在大自然的作用下，生物在遺傳中變異，在變異中遺傳，於是為世界塑造出數不盡的生物及生物的特性，形成了生物的多樣性或多樣特性的生物世界。

我國中醫藥的先哲們，雖然不完全懂得物質世界多樣性的原因，然而他們卻篤信萬物各有其性。於是按照「以偏勝偏」的普遍道理，將各有其性之物作為治療人體陰陽偏盛、偏衰之藥，矢志不移地在長期的醫療實踐中檢驗。不僅從數不盡的生物中認識了數千種具有不同治療效果的藥物，而且又進一步從同一品種的藥物中，以臨床療效為對照標準而鑑別出不同產地的特質，確認了許許多多療效最佳的地道藥材。比如，四川的黃連、廣東的橘皮、遼寧的細辛、甘肅的枸杞以及山西的黃耆、懷慶的山藥、祁州的薏米等。可見，中藥的地道觀念，是在長期的醫療實驗中總結出來的科學原則。應該肯定，「地道」原則就是中藥材生產上一個極其嚴肅的客觀標準和科學規範。

如果違背了地道原則而隨意異地引種，則無異於否定了

中醫復興論——沉思・啟蒙・正本・清源

既得的科學標準和規範。它所要付出的代價，就是透過異地引種，再退回到幾千年前的神農嚐百草時代。這種開歷史倒車的做法，不是改革，而是現代愚昧。

6│品質鑑別的特殊性

按照中藥理論的特點，中藥的藥理作用是依升降浮沉、性味、歸經等指標確定的。升降浮沉、性味、歸經這些指標是我國中醫藥先輩們經過幾千年的臨床實踐和無數病例的反覆檢驗而得來的。對於不同產地的同一種中藥的臨床療效高低、優劣，我們的先輩們也是經過數千年、無數次的反覆實踐、反覆比較而確定下來的，這就是地道原則。不同地方的氣候、雨量、土壤、生態環境，對某一種中藥的微觀結構及化學成分有什麼影響，在中醫藥理論看來，不屬其研究的範圍。在人類科學尚無更合理的理論和方法以代替原有的標準和規範的情況下，堅持地道原則仍然是一個極其嚴肅的衡量中藥材品質的客觀標準。因此，在中藥材品質鑑定上，至今仍沿用著傳統的地道標準基礎上的直觀、經驗性識別方法，以地道標準為前提，從色澤、氣味、形態、質地等方面來鑑別中藥材品質的優劣。

然而這種方法畢竟有其缺陷。①它是以個人技術、經驗為主要特色的識別方法，而且學習、掌握很不容易，需要長期的實踐過程。②它有較大的主觀隨意性，往往容易受個人心理、情緒、道德等因素干擾而判斷失真。③數十年異地引種的結果，使傳統的地道標準和規範已經喪失，因而單從色澤、氣味、形態、質地等方面的直觀鑑別，隨之失去了最根本的基礎。

品質是市場價格的根本依據。中藥品質鑑別標準和規範喪失，給中藥價格管理帶來很大的困難。中藥市場上的拜金主義者因而乘機作亂，先顛覆其品質標準，再待價而沽，牟取暴利。因此，忽視中藥材品質鑑定的這一特殊標準，是造成 20 世紀 50 年代以來整個中藥品質下降，市場秩序混亂的主要原因。

7│前店後廠的合理性

中藥生產上另一個不同於西藥的典型特點是，醫生既是使用藥物的決定者，又是中藥劑型加工的設計師。因為西藥的劑型一般是由工廠定型加工的，醫生只需在臨床中根據病情把各種不同的劑型搭配起來使用即可。中藥則不同，它的劑型設計是按照辨證論治的特點，藥隨證變、靈活配製的。所以中藥劑型加工是真正的、大量的第二次生產。而中藥劑型的第二次生產，是在中醫的臨床階段或者臨床之中。

就是說，中醫要隨時依據臨床證候的變化，不斷設計出新的配方——醫生所開出的處方，讓藥房把各種中藥材或飲片配合起來，給病人隨時生產加工為煎劑，或者丸、散等各種適應病機變化特點和治療專長的劑型。在治療中，中成藥只是臨床劑型加工的一種使用有限的補充。現成的中成藥如果適合當時新配方的設計要求則可以選用，否則將由醫生臨床要求和重新設計、加工。

由於病人的體質各有差異，病情各有不同，因此配方設計變化無窮。要統計出古往今來我國的醫生們曾有過多少配方，即使在當今電子計算機時代，也絕非易事。

從這個意義上講，現在國內生產的六千餘種中成藥，只

不過是醫生設計的六千餘個配方而已，本來不應該嫌其多的。然而事實恰恰相反。中成藥越多，反而越不利於中醫辨證論治、靈活用藥的要求。

一個熟諳中醫理論與臨床的醫生，只要精通數百味中藥、數十個方劑，然後根據病情變化隨證加而減之、化而裁之，即可應臨床無窮之變化。但是，如果違背中醫理論和臨床特點，要求每個醫生都熟記現有的而不是無窮無盡的中成藥的名稱及用途，臨床時再從浩如煙海的中成藥中尋找對應的劑型或配方，恐怕哪一個醫生也不贊成這樣做。因此從中醫臨床的實際出發，篩選出最常見、最穩定的代表性病機，相應配製出數百種常用的中成藥，即已足矣。

中藥的劑型設計及加工，不可能脫離於中醫理論和臨床的實際情況而超前發展，更不能將中成藥生產作為中藥劑型設計與加工主體。為了適應中醫臨床對劑型、配方靈活多變的要求，歷史上自然形成的「前店後廠」的經營、加工方式，至今仍然是符合中藥事業特點的。直到現在，大部分的大型藥店和中醫醫院還是這樣做的。

8 | 價值標準的雙向性

中藥的臨床價值，往往不同於它的經濟價值。而且，不論臨床價值和經濟價值，都取決於中藥的臨床功效及醫生的合理用藥。譬如昂貴的鹿茸、牛黃，並非百病皆可使用；便宜的大黃、麻黃，對證用藥常常效不旋踵。因此中藥的價值標準，具有經濟價值與臨床價值的雙向性特點，這是普通商品所不具有的。

一般來說，中藥進入醫院前後，其價值取向或價值標準

明顯不同。在種植、採集、收購、加工、調運、供應等環節上，中藥與一般商品相似，價值取向主要是經濟原則；當中藥進入醫院後，它的經濟光彩減弱了。在醫生的眼裏，中藥是防病治病的武器，醫生所遵循的是救死扶傷的人道主義原則，追求的是合理用藥與「知兵善用」，關心的是品種齊全、品質上乘。基於此，我們從中得到兩點啟示：

①醫院藥房不是中藥流通市場，而只是醫生防病治病的武器庫、病人藥品的保管所。②醫生與病人對流通領域不正常的價格上漲缺乏防範的意識和能力──「只求合理用藥、不問價錢高低」，「人命貴於千金，服藥不須問價」的思想普遍存在。有鑒於此，應把中藥事業整頓的重點放在生產、加工和經營、流通環節。

9 | 消費仲介的強制性

在醫院裏，病人沒有選擇其消費藥品的自由，醫生是藥品消費者的仲介。就是說，病人該用哪些藥、什麼情況下用、用多少，這些都是由醫生為其選擇和決定的。而且醫生的這種仲介作用對病人來說是強制性和命令式的。這種仲介作用實際上就是醫生的醫學理論、治療技術、職業道德等標準，在臨床實踐中綜合表現出來的腦力勞動的價值。

我國的醫藥衛生事業是社會主義的福利性、公益性事業。我們過去曾長期採取一種簡單而又不合理的辦法，即在降低藥品價格的同時，壓低醫療收費標準，如掛號、檢查、診斷、手術費等，以體現其福利性。久而久之低廉的掛號費，似乎成了社會上看待醫生腦力勞動價值的法定標準。這裏最大的問題是醫生腦力勞動的價值觀念被扭曲了，醫生為

中醫復興論──沉思‧啟蒙‧正本‧清源

病人選擇和決定用藥的中介作用被貶值了，因此造成了醫生與社會上其他行業的收入比例明顯不合理。在商品經濟環境中，這種不合理像一種自發性的腐蝕劑，常常刺激與誘惑著醫務人員把取利目標投向藥品與病人，以種種不正當、不人道的做法獲取經濟補償。這就人為地產生了全社會藥品與醫療費用的浪費，造成了藥品使用價值與經濟價值相比事實上的貶值。由此可見，醫生的中介作用對於藥品經濟價值與使用價值的真正發揮，具有不可忽視的巨大作用。這種作用對整個醫療事業的進步與發展，甚至也是決定性或強制性的。

有鑒於此，在研究福利性原則下的中藥價格時，要防止「就中藥論中藥」的片面行業觀點。這也是我們在研究中藥問題時，要專題討論消費中介作用及其特點的原因。

發展中藥事業的幾個認識問題

當前，我國的中藥事業正處於一個新的歷史階段。在認真地回顧過去考慮未來的時候，還有若干需要特別注意的認識問題。概括起來，有以下六個方面：

1 | 要按照中藥商品的特殊性辦事

中藥管理應當從我國政治、經濟、文化等方面充分認識中藥事業的種種特殊性，按照「特殊事業、特殊商品採取特殊政策」的精神，改進中藥事業的管理。

從哲學上講，事物發展變化的根本原因在於其內部的特殊性，一事物與它事物的根本區別也在於其內部的特殊性。過去的幾十年，我們對中藥事業的一般性、普遍性注意得比較多，而對其特殊性研究得比較少，這是我們的工作不如人

意的主要原因。中藥事業在我國政治、經濟、文化等方面有許多特點。比如，我國的醫藥衛生事業（含中藥事業）是社會主義公益性、福利性事業；中醫藥學是不同於西醫藥學的獨具風格的學術理論體系；中藥在產、供、銷各個領域有不同於其他事業的種種特殊性等。這些都是我國中藥事業的本質屬性。所謂對中藥事業採取特殊政策，主要是在中藥產、供、銷以及市場、利稅、信貸、價格等方面應該採取符合其本質屬性的方針、政策。國家在這方面不能做一刀切。因此需要糾正忽視中藥事業自身特殊屬性的傾向，按照其自身特點管理中藥事業，是中藥事業的根本方向。

2│以系統科學的思想抓綜合治理

應當從社會主義醫藥衛生事業的大前提出發，用系統科學的思路和方法，把中藥事業的各個方面、各個環節與歷史、國情聯繫起來進行綜合考察，求得綜合治理。

系統科學方法，即人們在「研究整體問題時，所選取的一種遠近層次分明，而有深廣空間背景與環境氛圍的思路」。就是說系統科學方法要求人們站在總體水準上研究客體，並從時間與空間的各個角度、層次及其相互聯繫中把客體作為整體來把握。

我國的醫藥衛生事業是整個社會大事業的一個重要部分，中藥事業又是整個醫藥衛生事業的一個部分。而各個層次的「一部分」，其本身又是由諸多方面和諸多層次構成的一個系統。中藥工作在我國已有數千年的歷史，在社會主義有計畫的商品經濟條件下，由國家統籌計畫、統籌管理只是近 30 多年的事。30 多年的變革實踐儘管為我們積累了大量

的經驗，但作為一個歷史階段來說，這一變革至今仍處於初級階段，處於不斷探討和逐步完善之中。因此在我們研究中藥問題時，要解放思想，不受任何既定的模式或框框的束縛。要以系統科學的思路和方法，從醫藥衛生事業的大前提出發，對中藥事業及其中的每一個具體問題進行整體的、歷史的、符合國情的綜合性考察。

切忌就中藥談中藥、就商品談商品、就價格談價格，或者囿於局部經驗的片面思想。從整體上研究部分，把部分作為整體去把握，是我們必須遵循的指導思想。

3 | 堅持「藥為醫用」、「醫藥結合」的總原則

應當矢志不渝地堅持「藥為醫用」、「醫藥結合」的總原則，以促進中醫事業的發展，促進中醫中藥的同步振興。

應該說「藥為醫用」、「醫藥結合」是醫藥衛生界不言而喻的最一般的常識。然而我們把它作為總原則來提出，是因為過去的中藥工作中，在一些重大問題上或者某個歷史時期，並沒有真正做到「藥為醫用」、「醫藥結合」。直到今天，絕大多數中醫工作者仍對此深感切膚之痛，背負著後顧之憂。

從文化與科學的角度上講，中醫學與中藥學都植根於我國的傳統文化，概念體系和指標系統完全相通。可以說，中醫與中藥兩者文化上同源，學科上一家。但是到了近代，隨著西方文化（包括西方醫學）的傳入，中國傳統文化（包括中醫藥學）受到了前所未有的衝擊。因而，中醫與中藥長期處於「被解釋、被驗證改造」的氛圍之中，甚至常常不自覺地把管理西藥的理論與實踐搬到中藥的管理上來。因此在中

藥事業上強調「藥為醫用」、「醫藥結合」絕不是畫蛇添足。它不僅是針對過去的失誤以提醒人們的警鐘，而且是具有深刻文化與科學內涵的戰略性措施。

假如在文化科學上，中醫、中藥這一對孿生兄弟的地位和價值不斷削弱、日趨淡化，那麼真正的「藥為醫用」、「醫藥結合」將永遠不可能實現。

國家剛剛建立的中醫藥一家的管理體制，為「文化上同源、學科上一家」的中醫藥在學術上的獨立發展，在事業上的同步振興，創造了理想的客觀條件。當著手治理醫藥分家所致的創傷時，強調「藥為醫用」、「醫藥結合」，更有其重要的現實意義。

4 | 促進管理的科學化

應當深入研究中醫藥學的特點和中藥在生產、流通、消費領域的特點。並以此為理論依據，形成合理的中藥事業管理模式，以實現中藥事業的科學管理。

管理是一門科學。實現中藥事業的科學管理，首先必須充分研究兩方面學問。一是中醫藥學自身，二是中藥在生產、流通、消費等環節的特點。前者屬於醫學科學的範疇，後者屬於中藥管理科學的範疇；前者是中藥管理的科學依據，後者是中藥事業健康發展的重要保證。這兩者是中醫藥事業的主體，兩者的有機結合，才可能實現中藥事業的科學管理。我們雖然不能苛求每一個中藥管理工作者都是中醫藥學專家，但他必須是內行，必須熟悉中醫藥學的特點、基本內容、社會效能、現狀以及未來發展趨勢等。否則，管理工作將有無源之水、無本之木之慮。因此，每一個管理工作者

都應當認真學習和研究這兩方面的學問，並以此為標準，訓練和造就一支新的中藥管理幹部隊伍。

實現中藥事業科學管理的另一個重要內容，是在上述基礎上形成一套較為合理的中藥事業管理模式。這個模式包括中藥事業的管理體制、結構、職能以及生產與經營的組織、功能、運行機制等。它既能體現中藥事業管理的指導思想、基本原則，又能體現各個具體管理環節上的大體思路和一般方法。然後再按照這個模式，制定具體的規章、制度、條例、辦法等。經驗和教訓告訴我們，靠一個主意、一個文件，甚至一個人、幾個人的「眉頭一皺、計上心來」是不行的。必須在管理上大刀闊斧地改革，實現在科學基礎上的模式化管理，才是中藥事業科學管理的根本出路。

5│建立產業化體系

總結 30 多年來正反兩方面的經驗與教訓，應當按照社會主義商品經濟的原則，建立我國中藥產業體系。今後中藥事業的根本目標，就是要儘快地在我國建立起獨立穩定的中藥產業體系。為了實現這一根本目標，應著重解決兩個問題。其一，要改變中藥材生產依附於農、林產業的狀況，要像所有原料工業，像糧、棉、油生產那樣，把中藥材的生產直接納入國民經濟發展計畫，單獨編排。並根據一、二類常用中藥的具體需要，分解出若干指令性生產計畫，按計畫安排生產。應當看到，與工農業原料相比，中藥材在國民經濟中所占的比重和經濟效益雖然不大，但是中藥透過防病治病，透過保護勞動生產力所釋放出的社會效益，卻是任何經濟產業無法比擬的。從發展社會經濟的總體利益上看，應當

特別重視中藥的生產，應當把中藥作為一項特殊的經濟產業，直接納入國民經濟整體計畫，並進行重點安排。其二，要像西藥原料生產那樣，參照其企業管理的辦法，建立中藥材若乾品種的專業生產基地，以確保中藥材品質可靠、產量穩定。這兩個問題解決好了，建立我國中藥產業（包括飲片加工與中成藥生產）的基礎就牢固確定了。

不容忽視的是，在建立我國中藥產業體系時，既要從中國改革開放的實際出發，又要認清中醫中藥的特點和優勢。參照宋代以來「官辦專營」的形式，在國家統籌下按照中醫藥的規律敬畏生命，從嚴管理，我國的中藥事業將會很快走向產業化的道路。

6│改革的重心是中藥材生產環節

應當從穩定和發展中藥生產上，促進和保證市場的繁榮與穩定。中藥材是中藥飲片和中成藥的原料，所以在整頓中藥市場的同時，應當把深化改革的重心首先放在中藥材的生產上。

發展中藥事業的關鍵在於生產，調節市場的關鍵也在於生產。從 1955 年成立中國藥材公司起，領導中藥事業的部門主要是國家供銷合作總社、商業部，以及歸國家計委、經委領導的國家醫藥總局。以後的 30 多年間，我國中藥事業管理，不論領導意識還是具體辦法，其重心一直在流通、經營環節，而不在生產環節。在此期間，中藥材來源主要靠經營部門收購農民種植和自發採集來維持，這是無法保證品質、穩定數量的。1981 年以後，隨著農業生產體制的變化，原來的中藥材生產方式改變了，而新的生產體制與方式

又沒有及時跟上去。於是在土地承包給農民之後，中藥材自發性生產的傾向隨之日趨突出，導致了 1985 年的對以往中藥材計畫經營品種的全部放開、自主經營。

這實質上變成了既沒有統一計畫，又缺乏調控機制的盲目生產、無序經營的狀態。中藥材種植面積不穩定，產量忽高忽低，質量全面失控，各個行業競相插手中藥流通、經營以牟利，成為改革開放以來新的問題。

事實雄辯地表明，必須從領導意識到管理措施，切實地把中藥事業的管理重心首先放在中藥材的有序化生產上來。從發展中藥生產上，求得中藥事業的興旺和繁榮。所以，當前中藥管理上的首要課題，是把中藥材生產的體制和結構理順。

✥ 計畫生產是中藥事業管理的重心

中藥生產包括中藥材、飲片和中成藥三個方面。就三者關係而言，飲片和中成藥是中藥材基礎上的第二次生產（加工），中藥材的品質和產量，直接決定著飲片和中成藥的品質和數量。因此中藥材生產問題是整個中藥生產的首要問題。

中藥材生產主要有野生自然藥材資源的採集和人工種植（養殖）兩種方式。從 20 世紀 50 年代起，人工種植（養殖）已成為中藥材生產的重要途徑。

近年來人工種植（養殖）的近 50 種藥材占到中藥材生產總量的 60％以上，這些品種都是臨床用量大、使用範圍廣的常用藥材。所以有計畫地做好中藥材種植（養殖）工作，是關係到中藥事業興衰的關鍵問題。

新中國成立以來，我國中藥材生產取得了很大成績。中藥材種植面積由 1957 年的 100 萬畝發展到 400 多萬畝。但是長期以來，一直沒有形成獨立、穩定的中藥產業體系，而且從領導意識到管理措施，工作重心一直在流通環節而不在生產環節，因此曾有過四次較大的教訓。

　　第一次在 1958 年的「大躍進」時期。那時人工種植剛剛起步，本來應當高度重視比產量更重要一百倍的品質問題──首先深入研究控制品質與產量的科學知識與管理措施，然後在條件成熟時再穩步推進。但是在國家下發的《關於發展中藥材生產問題的指示》中提出，「實行就地生產、就地供應的方針，是發展中藥材生產，解決中藥材供應問題的根本辦法；變野生動、植物藥材為家養家種，是發展中藥材生產和解決中藥材供應問題的另一項帶有根本性的措施。」《指示》還強調，「必須打破地道藥材不能異地引種和『非地道藥材』不處方、不經營的迷信思想」，並要求各地「必須在短期內」做出「具體計畫」，「爭取很快達到自給」。不難看出，這裏忽視了土壤、氣候、雨量、生態環境等客觀條件對中藥材品質的必然影響，忽視了幾千年中醫醫療實踐中反覆優選而成的地道藥材的科學原則。《指示》雖然對增加中藥材產量起了一定的積極作用，但它所否定的地道觀念，是中藥原料（中藥材）生產階段最根本的品質標準和品質管理原則。這就使剛剛起步的人工種植工作籠罩在不科學與盲動之中，結果是產量上去了，品質下來了。

　　第二次是「文化大革命」時期。在「左」的思潮中，中醫中藥這一嚴肅的科學事業被歪曲為「一根針」、「一把草」的群眾運動。受「自採、自種、自製、自用」和「多比少好」

中醫復興論──沉思・啟蒙・正本・清源

的口號影響，「大躍進」時期的做法進一步演化為全民性的意識和行動。隨著曠日持久的潛移默化，幾乎在兩代人的頭腦中淡化了中藥材的地道觀念，對異地引種而造成的藥材退化與變異竟不以為然、習以為常。這就形成了以後的中藥劑量越用越大，治療效果越來越差的狀況。

第三次教訓出現在農村實行土地承包責任制以後。長期以來，中藥材生產一直依附於農、林業和其他經濟行業。1981 年前，主要是藉助農業合作化的生產體制落實國家的藥材種植計畫。但是土地承包給農民個人以後，原來藉以依附的生產體制不存在了，如何引導農民個人自覺自願地承擔國家的藥材生產計畫，就成為中藥材生產管理上新的課題，那個時期我們的管理落後於形勢的發展。1981 年以來出現的種植面積連年大幅度起伏跌宕，產量忽高忽低的狀況，是歷史上自發性生產方式的重演，只不過表現形式不同而已，這是違背中藥事業自身規律的。

第四次教訓出現在 1985 年中藥材經營完全放開以後。1981 年愈演愈烈的自發性生產傾向，對中藥材流通領域提出了日趨嚴峻的挑戰。是堅持國營藥材公司為主管道的計畫經營，還是放任自由經營？按照公有制基礎上的有計畫的商品經濟的原則和中藥事業的自身特點，當時理應採取三方面臨時措施：其一，透過與個體藥農簽訂購銷合同的形式，以控制中藥材一哄而上的盲目生產，緩解對市場的衝擊。其二，儘快制訂野生自然中藥材資源的保護、開發、利用辦法和中藥材生產基地管理辦法，以利於資源的保護與生產的穩定。其三，儘快籌集資金，收購當年生產的過剩藥材，由增加庫存及價格調控等方法，以調節產銷，維持市場的基本穩

定。然後在這個基礎上進一步部署「治本」的措施，積極創造條件，逐步建立獨立、穩定的中藥產業體系。但是那時候，不僅沒有適時順勢地以生產環節為重心進行調整和改革，而是在流通領域又做了相反的選擇。

1981 年，先是把國家指令性計畫管理的藥材由 70 種減少到 30 種，接著又於 1985 年減少到 4 種，其餘全部放開，自由經營。其結果，就連指令性管理的麝香、甘草、杜仲、厚朴，後來也沒有管好。使中藥材生產與流通環節從此失控，盲目性生產、無序化經營狀況從此日趨嚴重。

中藥生產受臨床用藥的嚴格制約，生產過少，必然影響防病治病工作，但是生產過多也不行。中藥不像工業原料及糧、棉、油那樣，既不能在國內鼓勵高消費，讓人們多吃多用一點，也不能超越中醫藥在國際傳播的實際情況，大量向國際市場傾銷。況且存儲過多過久又容易霉爛、蟲蛀、變質。所以，中藥生產必須以臨床用藥為依據，制訂周密的計畫。認真堅持和貫徹「產、供、銷平衡，以銷定產」的原則，決不能忽視品質而片面強調「多比少好」。

過去的四次教訓告訴我們，必須按照中藥事業自身的特點，在深化改革過程中，逐步把管理的重心放在生產環節上，在國家的宏觀調控下實行計畫生產。從生產環節入手，抓中藥的品質與產量控制；從生產環節著眼，調節和繁榮市場；透過治理中藥生產環節與生產秩序，從根本上治理和整頓中藥市場。

✚ 實現地道為基礎的專業生產

1981 年農村實行土地聯產承包責任制和其他改革措施

以後，原來依附於農、林和其他行業，藉助於農業合作化落實國家藥材種植計畫的生產體制與生產方式，發生了根本的變化。如何以中藥材生產環節為調整、改革的重心，發展新形勢下的中藥事業，仍然是現在面臨的首要問題。

中藥材是飲片加工和中成藥生產的原料。從當前實際情況和科學水準給我們提供的條件來看，確保中藥材品質與產量的最佳選擇，是全面實現以地道為基礎的專業生產。大自然是中藥原料的天然工廠。不論植物、動物、金石、介貝哪一類中藥材，都是大自然這個天然工廠生產出來的。中藥材是否地道，直到今天，仍然是一個極其嚴肅的衡量中藥材品質的客觀鑑定標準。在我們對這個「天然工廠」的奧秘尚未揭開，對中藥的微觀結構與藥理作用尚無新的認識之前，堅持中藥材生產的地道化原則，是實事求是的既科學、又明智的選擇。實現中藥材生產地道化的優越性是：

第一，地道生產就是中藥材的優質生產。實現生產地道化，有利於最大限度地杜絕偽劣藥材，有利於從根本上保證中藥飲片與中成藥的品質。

第二，實現生產地道化，產地相對集中，有利於對中藥材生產實行專業性的產業化管理，有利於對種植面積與藥材產量按市場需要靈活調控。

第三，實現地道為基礎的專業生產，便於對藥材集中收購、統籌調運和供應，有利於簡化藥材流通環節，有利於穩定市場秩序、繁榮市場供應。

為了實現地道基礎的專業生產，必須轉變過去中藥生產上「就地生產，就地供應」、「多比少好」、「有比無好」的落後觀念。應當看到，由於數十年來的「異地引種」，一些

本來帶有盲目性、不科學的東西已經成為社會上和多數人的不自覺習慣。克服這種習慣影響，真正實現地道基礎上的專業生產，要在思想認識和生產管理的調整上做大量艱苦細緻的努力。這是擺在我們面前必須儘快解決的大事，也是一項關係到中藥事業前途的重大改革。

我們設想，實現地道基礎上的專業生產，可以從劃定專門品種收購區與建立專業生產基地兩方面配合進行。

第一，在尊重歷史經驗與實地資源調查的基礎上，劃定若乾品種的野生地道藥材資源區、人工種植區和零星品種產區，將以上三者作為一般地道產區（或收購區）。如人參產區、黃蓍產區、白朮產區等。開始時不妨把產區（收購區）規劃大一些，隨著生產的穩定和發展，再根據具體情況一步一步地進行調整。直到規模、產量適度為止。在劃定一般地道產區（收購區）的同時，逐步停止在地道產區以外，收購和種植中藥材。

第二，在一般地道產區內，集中選擇最優地道產區，作為專業生產基地。比如在盛產人參的東北三省，選擇最優地道產地的吉林省撫松縣為專業生產基地。然後按照國家制定的中藥產業政策，由地方行政部門，以行政、計畫、經濟、法律等措施，建立起一定規模的固定生產人參的專業性生產基地，以及野生人參的專業管理與生產基地。從而逐步扭轉各地「百藥園」式的非地道的盲目異地引種狀況。這樣，以集中固定的專業化生產基地領頭，以廣闊、鬆散的地道產區為外圍，就可使中藥材生產走向以地道為基礎的專業化軌道。

逐步實現以地道為基礎的專業生產，是建立我國中藥產

業體系的關鍵性的第一步。這是一項重大的為中醫造福、為我國和世界人民造福的調整和改革。

如果在今後 3～5 年內，我們能下決心把以往計畫經營範圍內的 30～50 種中藥材，在生產上都實現這一改革，那時中醫藥事業的面貌將為之一新。

行業專營，勢在必行

從 1955 年起，我國中藥的流通環節一直以中國藥材公司為主管道，對中藥實行行業性經營，並對數十種一、二類常用中藥，按指令性計畫管理的原則實行專營。從 1981 年起，特別是 1985 年中藥經營完全開放以後，主管道作用日趨削弱。以 1988 年河北省安國縣中藥市場（全國最大的藥材集散市場之一）的情況為例，由於非醫藥行業的經營者雲集中藥市場，競相經營中藥，安國縣藥材公司在市場的資金、貸款、庫存、收購、銷售等方面所占的比重低得驚人。國營藥材公司僅占市場經營資金總額的 1.1%，占銀行向經營者發放貸款總額的 9%，占市場庫存總量的 2.4%，占市場收購總量的 7%，占市場銷售總量的 5%。

儘管各地具體情況不盡相同，但是「主管道」缺水流的問題，已經到了非解決不可的地步了。所以必須下決心、花大力儘快恢復國營藥材公司在流通環節應有的作用，並對一、二類常用中藥材實行行業專營。鑒於以往的經驗及教訓，以下幾個方面值得注意。

實行國營藥材公司為主渠道的行業經營，有利於貫徹「藥為醫用」、「醫藥結合」的總原則。中藥是服務於防病治病的特殊商品，臨床需求是中藥生產的「寒暑表」，是中藥

經營的「指示燈」。在一般情況下，臨床需求量總是相對穩定的，反映在流通上的特點是彈性不大、計畫性較強。「百業經藥」的狂潮告訴我們，其他行業的經營者信奉的是生意經，追逐的是金錢、暴利，頭腦中沒有「藥為醫用」、「醫藥結合」，經營中不關心「穩定」與「計畫」的宗旨。只有在統一的中醫藥行政領導下，由國營藥材公司為主管道，實行行業經營，才有可能貫徹「藥為醫用」、「醫藥結合」的總原則，真正顯示出特殊商品的特殊含義。

以國營藥材公司為主管道的行業經營，是現階段最理想、最切實的經營模式。中藥共有 5000 餘種，臨床最常用的也不少於 500 種。在《中藥事業的若干特殊性》一文中曾經講到：藥材品種之繁雜、產地之分散、生產方式之多樣、參與的行業和部門之廣泛，是西藥生產所不可相比的。即使將來實現了地道基礎上的專業化生產，要將常用的數百種中藥由收購、存儲、調運，再順利、及時地供應到數以萬計的大大小小的醫療單位和飲片、中成藥加工廠，僅就流通環節而言，就是一個十分複雜的系統工程。

中國藥材公司是一個全國性、跨地區的集團公司，數十年來已經在國內形成了一個上下聯通、功能配套的經營系統，是現階段最理想、最切實的中藥經營體制與管理模式。近年來削弱主管道作用、放任「百業經藥」的做法，是導致流通環節秩序混亂的重要原因。

品質管理的嚴肅性和計畫調控的重要性，要求我們必須對中藥實行行業專營。中藥是用於人們疾病和生命垂危時的特殊商品，不僅在品質上具有典型的嚴肅性，而且要求數量充足、品種齊全。不論生產環節還是流通環節，都必須把確

保品質、數量問題放在首要地位。中藥市場完全放開以後，四面八方的拜金主義者人為地製造偽劣藥品。以假當真、以次充優的做法，在現實中不是個別現象，而是相當普遍的嚴酷事實。對這類案件的查處與道德教育，固然是解決問題的有力辦法，但是市場管理的根本出路是要儘快理順流通體制，不失時機地採取果斷的管理措施以規範市場秩序。

世界上大部分的國家，不論東歐、西歐，還是蘇聯、美國，也不論發達國家還是發展中國家，對藥品普遍實行的是專營政策。因此對中藥流通環節，也必須像我國的西藥管理一樣，由國家統籌實行行業經營。

20 世紀 50 年代至 80 年代初，我國對中藥行業經營、分級管理的歷史，為當前的治理整頓提供了寶貴的經驗。1955 年成立中國藥材公司以後，我國對中藥逐步實行了行業經營、分級管理的辦法。即對數十種一、二類常用中藥由藥材公司統一專營，三類中藥由藥材公司計畫管理，多渠道經營。20 世紀 50 年代至 80 年代初的 28 年期間，由國家計畫專營的中藥大體在 30 種左右，其間有兩次明顯的增加。一次是 1960 年至 1963 年的自然災害與經濟調整時期，計畫專營的中藥由 17 種增加到 65 種。一次是 1972 年至 1980 年，即「文革」後期及經濟調整階段，計畫專營的中藥由 29 種增加到 70 種。專營品種兩次突出增加的歷史說明，在國家經濟困難和經濟不穩當的情況下，採取增加專營品種的措施，對穩當中藥市場、保證醫療用藥是積極的、必要的。

28 年的實踐還表明，一、二類常用中藥由國營藥材公司專營，三類品種放開經營，由市場調節，可以有效地保持中藥市場的穩定與繁榮。

如果我們下決心把 30～50 種一二類常用中藥儘快由國營藥材公司專營，並在資金、貸款、利稅等方面給予一定的支持，我國的中藥事業會很快擺脫困境、走向繁榮。

✚ 堅持「三先三後」的原則

　　早在 20 世紀 50 年代，國家在中藥的分配使用上就提出了「三先三後」的原則。這就是「先治療後滋補、先飲片後成藥、先國內後國外」。實踐證明這些原則今天仍然適用。

　　《黃帝內經》告誡人們：「大毒治病，十去其六，常毒治病，十去其七，小毒治病，十去其八……穀肉果菜，食養盡之，無使太過，傷其正也。」意思是說，用藥性峻烈、功效專一的藥物治病時，切切不可過量。即使用藥性平和的藥物，也不宜過多，等到病輕之後則以飲食調養為宜。因此，凡是造詣較深的中醫臨床家，也總是強調「藥補不如食補」。通常對於那些虛弱性疾病，多主張以飲食調養為主，而不贊成過多地使用補養性藥物。而且，中醫臨床之要，在於辨證論治，對於體虛者，也應當「辨證論補」。若不別陰虛、陽虛、氣虛、血虛，孤意濫補，則往往反致禍害。

　　歷史上只是極少數權貴們才偶有服參、服茸的「藥癖」，一般人是不輕易用藥妄補的。然而進入 20 世紀 80 年代以來，社會上的「經濟熱」誘發了一些人藥品高消費的陋習。一些盲目生產的滋補品，變成了競相搶手的熱門貨。有的甚至做起什麼系列藥膳、系列中藥護膚品，拿中藥當飯吃，當化妝品用。對此，還有人美其名曰「拓寬中藥用途」。於是，「先治療後滋補」的天秤一下子傾斜了，人為地造成了浪費，造成了治療藥品的短缺。

為此，應針對時弊採取積極措施，從輿論上徹底扭轉藥品高消費的錯誤導向，從藥材分配上限制滋補品的盲目生產。特別是那些配方不當，效果欠佳，違背中醫理論原則，靠誇大其詞的廣告開路的滋補品，應當吊銷其生產。另外，還應透過加強醫療費用管理，以限制滋補品的盲目消費，把省下來的中藥用於疾病治療。

　　1957—1980 年的 20 多年間，國內對中藥飲片與中成藥消費的比例，一直穩定在 6.3：3.7 左右。然而，由於近年來中成藥生產熱的持續升溫，中成藥的消費比例也在持續增長。導致近年來中成藥生產過熱的原因主要有兩方面。

　　其一，由於新產品審批部門對中醫中藥理解欠當，正如《中藥事業的若干特殊性》一文中講到的，因為對中藥劑型的設計與加工的特性缺乏認識，所以往往以西藥劑型的觀點對待中成藥生產，而中醫中藥長期分家的管理體制又不便統一研究和糾正這類問題。其二，滋補藥品的盲目消費，也是中成藥生產過熱的原因之一。為此應當在國家中醫藥管理局領導下重新制定新的中成藥產品的審批和管理條例，並對現有的 6000 餘種中成藥配方重新進行審定。把那些配方相近、功效相似，只是花樣翻新、巧立名目，甚至配方失當、有違醫理的中成藥品種堅決壓下去。與此同時，改善和加強飲片的加工與炮製。

　　在中藥流向上堅持「先國內後國外」的原則，絕不是狹隘的民族利己主義。中國的醫藥衛生事業是以適應和提高本國人民醫療需要為基本宗旨的，這一點什麼時候也不能改變。堅持「先國內後國外」的原則，也絕不是中藥儘量不出口或少出口。資源豐富、國內供應充足的，應當擴大出口以

爭取更多的外匯；國內產銷基本平衡的，要按計畫力爭組織出口；國內有缺口的，應首先保證國內需要；資源短缺，珍稀名貴的品種，要限制或停止出口。

在貫徹「先國內後國外」的原則時，要遵照中醫中藥的特點，樹立長遠的戰略思想。近年來，國際上的中醫熱、中藥熱、針灸熱持續上升，這種現象預示著中醫藥逐步走向世界的樂觀前景，但也潛伏著危險。眾所周知，中醫與中藥的理論規範與指標體系是一脈相承的，在臨床上中藥是為中醫服務的。中醫強調辨證論治，所以臨床上總是辨證在先，論治在後，只有辨證準確，才會用藥恰當。因此可以預言，當中醫藥理論知識在國際上尚缺乏廣泛、深入的傳播之前，中藥在總體上不可能脫離中醫而單獨、率先走向世界。

從戰略意義上說，中藥走向世界、進入國際市場的先導是中醫藥科學知識。所以中醫藥學在國際上的廣泛傳播，必須使國外「先知醫之理，而後知藥之用」。這樣，中醫藥走向世界才能後勁充足、前途遠大。當然，我們不否認中藥的某些單方、專藥走入國際市場的可能性，但是中醫藥學的根本優勢在於醫藥同源的辨證論治。因此要防止短期行為，防止急功近利的傾向，防止國外因盲目使用中藥造成不良後果反而歸咎於中醫藥、毀傷中醫藥聲譽的現象，要警惕因藥害醫、影響中醫藥全面走向世界的危險。

由此看來，「先國內後國外」不是單一的中藥流向問題，其間包含著中醫中藥同步走向世界的戰略問題。中醫中藥發源和發展於我國，我國幅員遼闊，有豐富的資源和發展中藥生產的巨大潛力，這是我們的優勢。只要我們把國內中醫中藥的根基打好了，才有可能為世界人民的防病治病做出

貢獻。只有國內的根基打好後，才能成為世界上責無旁貸的、具有壟斷性的中醫中藥的輸出國。

在這一點上，每一位領導者、每一位愛國的中醫藥科技工作者，都必須始終保持清醒的頭腦，都必須堅定地貫徹執行「先國內後國外」的原則。

✚ 我國中藥材產業體系構想

總結新中國成立 40 年來中藥事業正反兩方面的經驗教訓，為了適應我國人民對中醫防病治病日漸迫切的要求，為了有利於中醫逐步走向世界，最關鍵的基礎工作之一，是儘快建立我國相對獨立、穩定的中藥產業體系。現將我國中藥產業體系的構想簡要介紹如下，以為「引玉」。

1│性質、地位、領導及職能

我國的中藥產業是為中國人民的醫療衛生（主要是中醫）事業服務的，是我國經濟產業系統的一部分，承擔著中藥生產、經營、銷售任務，其生產、投資、建設、發展直接納入國家經濟建設計畫，並由國家單列戶頭，統籌安排、獨立核算。

國家對中藥產業在金融、信貸、利稅等方面按照「福利事業」的原則，給予必要的優惠或傾斜政策。

我國中藥產業由國務院責成國家中醫藥管理局統一領導。各省、地、縣設立相應的管理機構，按國家中醫藥管理局的部署開展具體工作。

國家中醫藥管理局負責制定中藥產業的有關方針、政策、法規、條例以及發展規則、生產計畫、經營辦法等。透

過政策法規和計畫調控以實現對中藥產業的領導。

按照國家給定的政策，由中醫藥領導與經營部門協調與中藥產業相聯繫、相聯合部門之間的關係，如農、林、工、商、財政、金融以及專業生產基地所在地的政府，保證中藥產業各個環節的正常運行。

國家中醫藥管理局負責審定中藥生產、經營方面的科研項目，並督促組織落實；負責人才培養（包括專業教育和在職教育）及科研成果的推廣；負責生產基地、中藥廠及其生產項目的規劃、計畫、審批和驗收。

國家中醫藥管理部門接收下級管理部門和經營部門的工作匯報，調查研究，協助解決管理工作中的實際問題。

國家中醫藥管理部門對中藥經營部門實行法規和行政監督。

2│生產結構與組織方式

中藥生產結構包括野生自然資源區、種植生產基地、養殖生產基地、零散品種採集收購、中成藥生產與飲片加工等五個方面。

第一，野生自然資源區。採集野生天然藥材，是中藥傳統的、基本的生產方式。在掌握大量的科學實證材料的基礎上，由中醫藥管理與經營部門負責，會同全國地方有關部門，確定若干品種、若干區劃的中藥材野生資源區，為一般地道產區。除少數珍奇名貴藥材外，一般可採取訊息指導與價格調控兩種方法，以保證野生自然資源產區中藥材的有效保護、合理開發和適量收購。

第二，人工種植基地。在一般地道產區內建立穩定的、

專業性的中藥材種植基地勢在必行。中藥管理部門會同全國有關地方行政部門，選準最優地道產區，進而確定一定的縣、鄉、村作為指定品種的專業生產基地。國家與指定品種的專業生產基地參照農業承包責任制的辦法，確定責任關係。參照國家關於工業和專業蔬菜、副食生產基地的管理辦法，解決好中藥種植基地的糧食、副食、生產資料的供應。國家藥材公司負責產品收購與調運，並根據成本核算的原則，參照本地區其他行業的收入水準，以及野生藥材生產、市場需求、市場發展趨勢等因素，合理確定收購價格，並掌握價格的合理浮動。中藥管理和經營部門可派懂專業、事業心強、善於聯繫群眾的幹部進駐專業種植基地，協助地方政府負責技術指導、經驗推廣、專業人才培訓和生產監督等。

第三，**人工養殖基地**。在已建立的部分鹿、麝、珍珠養殖基地的基礎上，可進一步建立專門藥用動物人工養殖基地。人工養殖基地可在地方政府和藥材公司的管理下，實行企業性經營。透過合同形式，建立相對穩定的產購關係。並參照種植基地的管理辦法，管理人工養殖基地。

第四，**零散品種的採集收購**。零散品種包括農、林、牧、副、漁業中的附帶產品，以及金石、介貝和那些對自然條件選擇不強的普通藥材。零散品種的採集、收購，可採取定點委託收購與流動收購相結合的方式。一般由基層藥材、供銷部門兼營收購業務。根據市場需求採取靈活的價格浮動辦法，發揮市場引導生產（採集）的作用，以滿足藥用。

第五，**中成藥生產與飲片加工**。中成藥生產與飲片加工在國家中醫藥管理部門的領導下，接受國家藥材公司的業務指導，在當地政府的管理下實行企業性經營。中成藥與飲片

加工廠的創建以及生產項目、品種等，經地方政府同意，由中國藥材公司審查，最後經國家中醫藥管理局（衛生部）批准。其生產品種必須嚴格遵照配方與工藝要求，確保品質。所需原料主要由藥材公司供給，產品由藥材公司經銷，價格由藥材公司會同物價部門審定，品質與價格受中醫藥管理部門和工商行政部門監督。

3 | 經營機構與功能

中國藥材公司是中藥產業中負責經營的企業機構，受國家中醫藥管理局領導，為全國性跨地區集團公司。下設省、地、縣等若干分公司，由中國藥材公司對其實行業務領導和財務管理。

中國藥材公司掌握全國產、供、銷平衡，擬定指導性生產、購銷、財務計畫，對產、供、銷進行業務指導，並督促產、供、銷計畫的落實。

組織全國中藥購銷、批發業務；負責召開全國性業務、計畫、訂貨、財務、價格、儲運等會議；擬定收購、保管、加工、儲運辦法和行業經濟核算制度。

向國家中醫藥管理局匯報經營情況，並提出經營政策的建議。

統一管理進口、出口業務。

4 | 零售機構及功能

中國藥材公司所屬零售部門、各醫療單位藥房，為中藥材、中成藥、飲片的銷售部門。

零售部門和醫療單位的藥房不具有流通性職能，嚴格執

中醫復興論——沉思・啟蒙・正本・清源

行治定的收費價格，合理經營。

銷售部門必須嚴格遵照處方的要求認真配方，做好飲片炮製和處方要求的各種劑型的配製與加工。

隨時將臨床使用訊息傳遞給中藥經營部門，並對中藥生產與經營提出改進建議。

科學是對客觀事物的理性認識。要取得科學的認識，沒有對歷史和實踐的認真總結是不行的。在中醫事業的管理問題上，一定要把中藥的若干特殊性首先在理論上研究清楚。在這一前提下，把本研究的基本觀點概括為：對中藥這一特殊商品必須採取特殊政策，實行特殊管理；國家在財政、稅收、信貸、購銷、價格等方面要給予特殊的優惠；必須把發展中藥事業的重心放在生產（主要是中藥材生產）上來；儘快建立起中國中藥產業體系；透過計畫和專業生產以保證其數量供給；由地道化生產以保證其品質；從發展生產中求得中藥市場的穩定和繁榮。抓住這些基本觀點和指導思想，才能有力地促進中藥管理體制改革的前進步伐。

（註：1998 年，筆者與國家衛生部諮詢委員會魏福凱先生，承擔了衛生部「衛生事業改革與發展研究組」科研課題——「中藥事業管理的指導思想與模式」。該研究課題的總結報告，於 1990 年國家衛生部一年一度的「全國衛生工作廳局長會議」上，作為會議文件發向各地。本文是在該總結報告的基本上，進一步加工整理而成。其中若干內容，曾以多篇專題短文的形式發表在 1990 年的《健康報》、《中國中醫藥報》。2010 年以來，文中的基本思想與改革模式，陸續引起了人們的重視。）

不應以全民作為醫藥品廣告對象

　　編者按：中國中醫藥學會李致重主任醫師，就醫藥品廣告問題談了自己的看法和建議。現摘編如下，供領導參閱。──國務院研究室

　　在市場環境中，廣告是商品助銷必不可少的形式之一。由於產品的性質、用途各不相同，因此接受廣告的對象和開展廣告的方式也各不相同。為了促進醫藥品廣告活動的科學化、法制化，僅就醫藥品廣告的對象問題，談一些看法。

一、要充分認識醫藥品的特殊性

　　醫藥品與衣、食、住、行中所消費的普通商品不同，它有三個特殊性是開展廣告活動中不容忽視的。

　　首先是醫藥品管理的嚴肅性。醫藥品是人處於疾病困厄中的救命之寶。從這個意義上說，醫藥品是最寶貴、最聖潔、最嚴肅的商品。所以在其研製、開發、推廣和使用上，在其質量管理、經營銷售的各個環節上，必須確立嚴謹的科學態度和徹底的求實精神。

　　其次是仲介作用的強制性。從一般商品的角度看，病人是醫藥品的消費者。但是在醫藥品消費的選擇上，與其說病人不會選擇，毋寧說病人無權選擇。在醫藥品與病人之間有一個仲介，這個仲介就是掌握豐富醫藥科技知識的醫生，而且醫生的仲介作用在病人對藥品的消費上是強制性的。所以

從市場關係上講，醫生才是醫藥品的真正消費者。

再次，是價值標準的雙向性。醫藥品既是市場中的一種商品，又是醫生用以防病治病的工具。在進入醫院藥房之前，即在其種植、採集、收購、加工和流通等環節上，價值取向主要是經濟原則。當進入醫院藥房之後，它的經濟光環淡化了，其使用價值取決於自身的功效與醫生的合理用藥，即價值取向主要是醫藥科技原則。

從商品流通關係來看，醫院藥房是藥品流通的終端。也就是說，醫院藥房只不過是提供醫生用藥的保管所，進入藥房的藥品已經失去了其在經濟市場上的商品特性。

二、醫藥品廣告的對象應是高、中級醫藥科技人員

當前，相當多的廣告是以全民為對象，透過大眾傳播媒介進行的。我認為醫藥品廣告的對像是高、中級醫藥科技人員。除了前面提到的醫藥品在市場中的三個特殊性以外，還有兩條不容忽視的要素。

其一，高、中級醫藥科技人員是醫藥品研究、開發和推廣的主力軍。從一種新藥研製前的課題論證、確定選題，到藥理試驗、毒理試驗、穩定性試驗、臨床觀察以及成果評定、產品審批等，每個重要環節的工作都是由高、中級醫藥科技人員主持或承擔的。當一種新藥進入市場以後，醫院藥房是否購進，也首先應經過本單位高、中級醫藥科技人員的認可或同意。因此，醫藥廣告的重點對象應該是「醫藥品的真正消費者」，而不是普通大眾。

其二，高、中級醫藥科技人員承擔著科普教育的任務，一方面，透過在職教育，向初級醫藥科技人員普及並推廣科

技成果，以提高其專業素質；另一方面，透過科普宣傳，向全民傳播醫藥科技常識。

在上述兩方面科普教育中，事實上已包含著對醫藥品的廣告宣傳在內，而且是真正科學、有效的廣告宣傳。因此，只有以高、中級醫藥科技人員為核心，把醫藥品的研製、開發、推廣和使用聯繫起來，把廣告宣傳與檢驗、監督結合起來，才會使醫藥品的廣告活動納入健康發展的軌道。

三、以全民為對象的醫藥廣告的弊端

據有關統計，近年來在電視播發的廣告中，醫藥廣告接近 30%，其中中醫藥廣告占 4/5 左右。這種以全民為對象的廣告活動，已經暴露出諸多弊端。

1. 助長了社會上對醫藥品（尤其是花樣翻新、名目繁多甚至包括食品在內的滋補藥品）的盲目消費，由此進一步加劇了醫藥資源短缺，醫療費用超支的社會、經濟矛盾。

2. 由於病人「有病亂吃藥」的心理和誇大其詞的廣告宣傳，違背醫藥科技原則而隨意濫用治療性藥品的現象，在社會上十分普遍。這不僅干擾了正常的醫療工作，而且損害了醫學（尤其是中醫藥學）的形象和聲譽。

3. 「廣告大戰」干擾了醫藥市場以優質、高效為基礎的競爭機制，助長了廣告「炒」藥現象和不正當競爭行為，影響了對優質、高效的治療性醫藥品的研製、開發和推廣，進而導致了醫藥品的產品結構嚴重失調。

4. 在大眾傳播媒介鋪天蓋地地播發藥品廣告，使企業耗資過重，同時也提高了醫藥品的成本費用。

5. 削弱了行業內部與醫藥科技人員對廣告宣傳的監督作

用，因而使虛假廣告和假藥得不到有效的遏制。

　　醫藥廣告是一項科學性、行業性很強的極其嚴肅的助銷活動。多數管理較完善的發達國家幾乎都不允許在大眾傳播媒介上播發醫藥廣告。因此，在明確醫藥廣告對象的基礎上，建議儘快制訂醫藥廣告管理辦法，使醫藥廣告活動沿著科學化、法制化的方向發展。

　　（註：1995 年 3 月 1 日國務院研究室在本文前加寫按語，為總 626 號《送閱件》，即「內參」，送中央領導高層參閱。藥品是一種特殊商品，真正的消費者是醫生，其次才是患者。該文對建立正常的藥品流通秩序，有積極的意義，故這裏按照筆者留存的原件照錄於此。）

第五節

保健品的定義及其若干理論研究

　　隨著經濟與文化生活的不斷繁榮，我國人民對於防病、治病、康復、健身，比歷史上任何時候都更為關注。於是，保健品（尤其是中藥保健品）的研製與開發已經成為當今最熱門的課題之一。

　　然而面對日趨火爆的保健品市場，在表面繁榮的背後卻是令人憂心忡忡的危機。一些常識性的醫藥科技問題，竟被人們有意無意地淡忘了。

✛「保健」的現代含義

「保健」二字的文字學含義，即保護健康之意。在醫學領域裏，按照聯合國世界衛生組織關於「2000 年人人享有衛生保健」的提法，這裏「保健」二字是一個廣義的概念，包括了防病、治病的所有醫事活動在內。我國 20 世紀 50 年代通用的「農村保健站」以及至今沿用的「婦幼保健院」，其職能雖然突出了防病與健身，但總體上看仍然是廣義的。

20 世紀 80 年代以來，隨著全社會防病、健身意識的增強，人們習慣把醫院外的醫事活動稱為「保健」。與聯合國世界衛生組織的提法相比，「保健」一詞在我國已經有了新的約定俗成的現代含義。從理論與現實出發，筆者認為當代「保健」的定義應該是，「在醫生指導下的防病治病的群眾性醫事活動，謂之保健」。

這個定義有三方面內涵：

第一，定義明確指出保健是「防病治病」的「醫事活動」。從保健的範圍上來講，預防疾病是很具體的專業科技。不同的疾病有不同的預防方法，病後康復是臨床治療的延續，不同疾病的康復治療各不相同。所以，實踐中以健身為目的的推拿、按摩、導引、吐納、太極拳、太極劍、五禽戲等保健方法，不同年齡、不同體質、不同心理素質的人，均有各自不同的選擇。從行業管理的角度講，衛生防疫、病後康復以至全民健康水準的提高，均是我國醫療衛生事業的組成部分。因此保健必然是行業管理下的醫事活動的內容之一。以上可見，保健是以醫藥科技為基礎的，是防病治病的一部分。定義中這樣規定，既體現了保健的科學性原則，也

中醫復興論——沉思・啟蒙・正本・清源

體現了其行業性的特點。

第二，定義強調保健必須有「醫生指導」的原則。保健的對象是人，它與醫院進行的醫事活動一樣，是無限聖潔和極其嚴肅的。所以，即使全民的醫藥衛生知識得到空前的普及與提高，保健仍必須在掌握豐富醫藥科學知識的醫生指導下進行。拿人們最熟悉的「身體虛弱」來說，在中醫對疾病性質分類的寒、熱、虛、實、表、裏、陰、陽八綱中，虛是其中之一，故「虛」也是病。既然如此，按照中醫辨證論治的原則，需對「虛」進行辨證求因之後，方可針對性地選擇相應的治虛之法。就中醫臨床中關於「虛」的辨證而言，其要有五：①需辨明虛之在氣、在血、屬陰、屬陽。②需辨別虛在何藏、何府，何經、何絡。③需辨清虛之偶復，比如，是陽氣獨虛還是陰陽兩虛，是一藏虛損還是幾府皆虛等。④需辨認虛實夾雜、互見時的虛實多少。⑤需辨準虛之標本、緩急、真假、輕重等。如此層層辨證，方可把握虛之本質，像中醫辨證論治的普遍原則一樣，對虛也同樣要做到辨證論補。儘管虛常常出現在慢性疾病或急性疾病的康復階段，然而辨證之難，要求之細，卻如急性病、疑難病一樣，需要醫生具有堅實的中醫理論基礎和豐富的臨床知識。否則陰虛而助陽，腎虛而補肺，非獨無益，反而會使疾病更趨複雜，甚至亂補而傷身。所以保健方法的選擇必須以醫生診斷為前提，必須在醫生的指導下進行。

第三，定義中「保健」的「群眾性」，是與在醫院由醫生直接承擔的醫事活動相對而言的。一方面，醫藥衛生事業是一項為人民大眾服務的公益性、福利性事業，它需要全體受益者共同支持與合作。另一方面，群眾性的防病、治病是

對醫院內進行的醫事活動的必要補充。一般來講，群眾性的醫事活動包括六個方面：①局部性小傷小病的防治，如五官科、眼科、皮科、小型外科及跌打損傷等。②病理機制單一的常見病、慢性病的預防及簡單治療，如無併發症的四時感冒、消化不良、營養不良等。③急性創傷以及急性病的家庭救護。④病後康復階段的慢性調養、防護和治療。⑤為增進心身健康而進行的體育活動、功能訓練等。⑥傳染病、流行病的預防、疫苗接種等。上述六項可以由群眾進行的醫事活動，除了醫生的直接指導外，還取決於全社會醫藥科技知識普及宣傳的深度與廣度。對於全然不懂醫藥科技常識或者知之甚少的人來說，還是由醫生承擔為好。

✚「保健品」的定義及其特點

按照「保健」的現代含義，「保健品」的定義是：防病治病的大眾性醫藥用品，謂之保健品。

正確理解這一定義，要明確以下三個問題：

第一，必須分清防病治病的醫藥用品，與衣食住行所需的一般商品之間的界限。群眾性醫事活動所需之保健品，均是醫藥用品而不是一般商品。即使是用於身心健康的醫療器械、健身器材，它仍然是為保健活動的實際需要而設，故不能將其等同於普通體育器材，更應當遵循醫藥科技的根本原則，與醫院使用的醫藥用品一樣，有不容忽視的聖潔性和嚴肅性。食品的作用在於補充人體新陳代謝中所需的營養物質，其價值標準決定於所含熱量、維生素多少等。而保健藥品的作用在於防病治病，其價值標準決定於自身的性能、功效以及醫生的合理使用等。因此食品中不宜加入藥物（為提

高食品色、香、味而從中藥中選用的香料、佐料不在此例）。倘若實際情況需要將二者混合時，加入藥物的食品則應視為藥品，才能不致因草率而形成誤導。鑒於保健是醫藥衛生事業的組成部分，故保健品的研製、開發、生產、推廣、經營、銷售等，必須由醫藥衛生部門統一管理。

第二，必須明確「營養」與「調養」兩者之間的區別。對於體虛之人，中醫和西醫都認為需要補其不足。然而，西醫的補傾向於補充營養，中醫的補則傾向於辨證論補而重在機能調養。西醫的補多為直接補法。即按照臨床診斷，缺蛋白則補充蛋白，缺糖則補充糖，缺脂肪則多吃脂肪，缺哪種維生素則補充哪種維生素，缺哪種礦物質則補充哪種礦物質。在西醫看來，這些物質是人體新陳代謝中不可缺少的，若不足，當然要加強外援、給以補充。而中醫的補則當視為間接補法。即按照辨證之後所認識到的病因、病機以及進行整體綜合性調節時所採取的治療原則，然後才可針對不同部位、不同性質、不同特點的虛證，選擇具有對抗性調節的方劑和藥物，從而使人體機能恢復到正常的平衡狀態。當人體機能恢復到平衡、旺盛狀態之後，自然可以從日常飲食之中吸取人體所需要的各種營養成分，不需刻意補充營養而人身營養自可充實。可見，中醫的間接補養不是簡單的補充營養成分，而是機能調養，其重心在一個「調」字上。

近代研究也表明，中藥補養藥中的脂肪、蛋白質、碳水化合物、維生素的含量遠不及普通的食品，更無法與西藥中葡萄糖、蛋白質、維生素等精純製劑相比。如果將營養與調養的概念混為一談，進而將中藥的補養藥等同於營養品，由此開發出的「中藥保健品」不僅脫離了中醫機能調補的理論

原則，而且又非西醫意義上的營養品。這種游離於中西醫理論體系之外，在金錢驅使之下事實上的假冒偽劣之物，既不能用來防病治病，更無法納入保健品之列。

第三，保健品必須有突出的大眾性。所謂大眾性，一方面它是廣大群眾使用最多、最廣的醫藥用品，另一方面它應當具有便於選擇、便於使用的特點。為此，對保健品必須有以下要求：其一，保健品的開發要緊密依靠醫藥科技，對於其成果則要制定出比其他醫藥用品更科學、更嚴格、更大眾化的標準，從嚴鑑定與審批。其二，列入保健品的藥物，不僅是經過長期醫療實踐檢驗的療效可靠、性能穩定、適應證明確、劑型合理、使用方便的藥品，而且更是安全、無毒副作用的精品。其三，用於病後康復及慢性病調養的中藥保健品，必須符合中醫理、法、方、藥的基本理論和辨證論補的原則。其四，嚴格防止將那些迎合少數人心理，甚至將那些欺群眾無知而盜用醫藥之名的「偽科學」產品，列入保健品之中。

✚ 普及醫藥知識是保健品開發的根本途徑

臨床性醫事活動與保健之間並沒有簡單的分界線。隨著醫藥科技知識廣泛深入的宣傳與普及，全社會的保健意識將越來越強，保健在醫事活動中所占的比重也將越來越大。一般來說，科學知識的普及水平是社會進步的重要標誌之一。毋庸置疑，保健品的開發與推廣，也必須以醫藥知識的全民性普及為基礎。

當前，我國保健品市場還很不健全，除了缺乏科學的質量標準和管理制度外，有些保健品，特別是流入食品市場的

中藥保健品存在明顯的偽科學傾向和欺詐行為：

——產品命名追求玄虛，「神」、「靈」、「精」、「王」、「寶」等字樣，鋪天蓋地。

——功效介紹極盡吹噓，「陰陽氣血通補」、「男婦老幼皆宜」、「有病治病、無病健身」的宣傳比比皆是。

——混淆中藥「藥性」與西藥「藥理」的區別，隨心所欲地偷換概念，亂用中、西醫藥的術語自我包裝。現代醫學尚在研究之中的「免疫」、「內分泌」等課題，中藥保健品竟能「提高免疫」、「調整內分泌」、「抗癌化瘤」。

——產品介紹中無配方，無療程說明，無使用劑量，無禁忌證等。

⋯⋯

這種為中藥保健品製造迷信，為市場製造誤導的做法，不僅助長了民眾對保健品的盲目消費，浪費了國家錢財和藥物資源，而且干擾了醫生正常的治療，危害了群眾的健康。到頭來破壞了中醫的形象，損壞了中藥的聲譽，最終將可能使剛剛起步的中藥保健品聲名狼藉，中途夭折。

制止這種傾向的最有效最科學的辦法，就是開展廣泛深入的中醫藥科學普及活動，把保健知識交給民眾。使民眾懂得藥是防病治病之寶，用之不當則是致病之毒。使消費者既有選擇鑑別保健品的能力，又能發揮對保健品市場的監督作用。如此，虛假廣告將無處容身，濫用中藥保健品的習俗將會得到有效的扭轉。

1994 年美國《時代》週刊評出的「十項最佳科學新聞」中，有一則名為「內容齊全的食品標籤」。這是一項由美國食品和藥物管理局於 1994 年春季提出並付諸實施的科技之

舉。它要求所有「食品的包裝盒上必須註明食品中膽固醇、脂肪、蛋白質、鈉、碳水化合物、維生素等成分的含量，並且要向消費者說明每次食用多少可以攝取足夠的上述營養成分」。國外食品的管理尚且如此嚴格，我們用於防病治病的保健品（包括中藥保健品）的管理，尤其應當認真。我國現有的保健品中應當附加一份詳細的說明書，說明書至少應包括產品的配方、含量、作用機理、功效、使用範圍、禁忌、使用方法、劑量、不良反應等內容。說明書的各項內容必須嚴格遵照中醫藥或西醫藥科學原理與指標，並經過權威性的科技管理部門審查。這樣的說明書既是醫藥科普宣傳材料，又可以稱得上可信度高的產品廣告。

　　如果我國保健品的開發與推廣能夠像美國對食品管理的要求那樣，做到忠於科學、忠於消費者，我國保健品的研製、生產和開展將前途無量，功德無量。

　　（註：本文係筆者在 1995 年中國中醫藥學會「首屆國際養生康復學術研討會」大會上的專題報告，刊載於國家中醫藥管理局主辦的《中醫藥管理雜誌》1995 年第 3 期。）

第六節

保健食品熱的原因、危害與出路

　　保健食品是指近年來由各級衛生行政部門批准生產的，

諸如以「衛食證字」、「防食准字」、「食監字」、「食健字」、「食衛字」、「衛食加准字」、「衛食新許字」等批准文號，流入各類市場的加藥食品。其中尚不包括非法流入食品市場的「衛藥健字」號藥品。據《光明日報》1995 年的一篇報導，近兩年我國保健食品的年產值超過了 300 億元人民幣，消費者從老人、兒童、慢性病患者向著整個人群擴大。幾乎 100％的在醫院接受住院治療的病人，都程度不同地購買或接受餽贈而隨意服用保健食品。這種現象的背後反映了消費者心理的盲目和無知，反映了經濟大潮下一種浮躁情緒哄抬起來的虛假繁榮。嚴格地說，這是文明潮流中的現代愚昧，是對中醫學的又一摧殘和衝擊。

尤其令人痛心的是，許多偽科學、反科學的產品戴著中醫藥科學的桂冠，正紛紛混跡於食品市場，嚴重地誤導當代人拿藥品當飯吃。這是我們不能不清醒認識和嚴肅對待的。

✚ 從醫藥科學看「保健食品熱」的原因

隨著我國人民生活水準的不斷提高，人們對防病治病的要求日益增強，這是可喜的現象。但是應該看到以經濟利益為主要目標，有意無意地混淆或歪曲醫藥科技與管理科學的一般原則，是形成當前「保健食品熱」的主要原因。

1│中醫的補養不是營養

中醫的補養又稱補益、滋補、調養等。它是針對人體五藏、六府、陰陽、氣血的機能不足，採取具有對抗性治療作用的藥物，以達到全身機能平衡與協調的一種治療方法，所以補養藥是治療性的中藥。

按照中藥四氣、五味以及升降浮沉、歸經、功效等分類標準，補養藥有入藏、入府、入經、入絡之別，又有益氣、補血、生津、養液、滋陰、助陽之異。就像世界上沒有一張包治百病的藥方一樣，天下也沒有一味老少皆宜的補養藥。

按照中醫辨證論治的原則，補養藥必須在把握患者個體差異的前提下，由醫生按照每個人的具體情況合理選擇對證的補養方藥，才能起到應有的防治效果。

「營養」一詞的文字學含義即「謀求生養」之意，在中文裏為動詞。隨著西醫的傳入，「營養」主要指「維持生物生長發育的物質」。在此基礎上，便逐步演變出「營養品」、「營養素」、「營養化學」等西醫學意義上的專用名詞。人體生長發育所必須的營養物質，包括蛋白質、脂肪、碳水化合物、各種維生素和礦物質（**包括各種微量元素**），習慣稱之為「五大營養要素」。

在西醫看來，含有豐富營養物質的膳食結構有利於人體的健康。而在中醫看來，藏府、陰陽功能的平衡、協調，則是健康的根本標準。只要一個人全身的功能正常，人體自然可以通過消化和吸收，從物質中攝取自身所需要的營養物質，甚至不必過分在乎膳食本身的質量。這是中醫與西醫不同的兩種營養觀和健康觀，也是西醫的營養品與中醫的補養藥的本質區別。遺憾的是，人們常常把中醫的補養曲解為營養，並以此為藉口，引發了中醫保健食品的開發熱潮。

2│營養並非越多越好

20 世紀 80 年代以來，中國的大多數人逐步進入了「溫飽」和「小康」生活水準，但是由於昔日的飢餓、貧困給人

們留下的強烈記憶，許多人對於營養有一種近乎變態的盲目追求心理，總認為吃進去的營養物質越多越好。令人擔憂的是，暴飲暴食、盲目追求營養，以致心腦血管病、肥胖病和中醫所講的濕阻熱鬱等病，隨之急遽上升，已經成為威脅當代人健康的突出原因。其實，對於大多數人來講，只要自身的消化吸收功能正常，均衡的膳食結構足以提供身體對各種營養物質的正常需要，除了部分病人和缺乏某種營養物質的人群外，絕大多數人根本沒有服用營養品的必要。

近年來，名目繁多的西醫意義上的營養品急遽增多。營養過剩對於消費者，輕則造成浪費，重則有害健康。比如，鐵、銅、鋅、氟、碘、硒、錳、鍺、鈷、鉬等是人體必須的微量元素，但是微量元素的安全攝取量和各種元素之間的比例關係，現代西醫學至今並不清楚。

有研究表明，硒的攝入量為 5～250g/日，最多不得超過400g/日，超過這個極限就可能發生中毒。再比如，在家庭中處於「小太陽」地位的獨生子女，由於過多食用富含營養的精品食物，致使消化機能減退，造成身體營養不良的病例近年來在臨床上並不少見。這些實際情況，在營養品、保健品的推廣或廣告宣傳中，從來秘而不宣。

3 | 「藥食同源」不等於藥食同功

中醫「藥食同源」之說，揭示了中藥學發展的軌跡，如果把它曲解為「藥食同功」或者「以藥為食」，則大謬不然。漢代《淮南子‧修務訓》中「神農嚐百草之滋味，水泉之甘苦，令民知所避就，此之時一日遇七十毒」的記載，生動地說明了中國古代人創造中醫藥學時，所遵循的實踐第一的原

則和理論來自於實踐的過程。也就是說，中藥與食物是在長期實踐甚至血的教訓中總結和區別開來的，中藥的分類也是在實踐（包括吃）中形成和發展而來的。

後來，人們在性味甘淡平和的食品中，進一步發現這些食品的「四氣」、「五味」也各有偏，對藏府、陰陽的作用也各有異，於是進一步總結和概括了這些食品的藥物學價值。比如，山藥、薏米、白扁豆、蓮子甘淡養脾；大棗、陳倉米甘溫益氣；百合、蓮藕、荸薺、雪梨味甘性寒，可養肺生津；冬蟲夏草、核桃、海狗腎味甘性溫，可入腎經以溫補腎陽；黑米、黑芝麻、桂圓肉、桑葚子滋肝養血；狗肉大熱而入心經，火盛之人當戒；羊肉性熱而入肝，肝熱之人不宜；鴨肉鵝肉本性寒涼，須用大劑辛溫類佐料或燒烤之後食之為佳；雞肉入肝經而性熱，宜清淡燉煮最能補虛等。由此可見，藥食同源，不等於藥食同性，不等於藥食同功。

《黃帝內經》強調，天地萬物對於人來說，都是「莫不為利，莫不為害」的關係。大凡有益之品，必有有害之處。所以，中醫對食品的認識，沿著「食品藥性化」原則進一步深入地加以分類，是中藥學的進步在飲食衛生領域的具體表現，也是中醫康復醫學豐富內涵的象徵。

生活富裕者追求養生健身，是社會經濟發展起來以後的人之常情。所以香港、台灣及其他海外華人中有進補的習俗，常常喜歡在做菜煮湯時加入一些中藥補養品。然而，在中醫看來，同桌或一家就餐的人中，其五藏各有所偏，七情各有所勝，年齡各有所異，如果隨意進補，絕非所宜。人們只有補益的願望，卻不知道虛證的分類，也許對藥性略知一二，卻難以通曉每個人的生理與病理差異，表面上只以為偏

虛是病，卻不懂偏實、偏亢也是病。

　　誠如《素問·六微皆論》所告誡的那樣：「亢則害，承乃制，制生則化，外列盛衰，害則敗亂，生化大病」。倘若貪生務飽，淤塞難消，卻又恣意亂補，那麼久而久之，未虛之藏府機能反而亢盛，全身原本平衡協調的狀態被人為地「敗亂」，舊病未消，新病復起，豈不是花錢買禍嗎？

　　所以欲養生健身，必先通曉醫理，尊重醫學科學。中國內地若把當今香港、台灣一些人的習俗，作為開發保健食品的樣板，把人們追求名貴和獵奇的心理，作為開發保健食品的依據，則必然要掉進違背中醫藥科學而自設的陷阱之中。

4｜放任自流不是科學管理

　　簡單的放開不管不是改革開放，只有加強醫藥科技基礎上的軟科學研究，才能保證保健食品管理的科學化。當前管理上的問題主要有三：

　　①淡忘了保健的性質。保健一詞有廣義與狹義之分。廣義的保健即聯合國世界衛生組織關於「2000 年人人享有衛生保健」的意思，包括了所有醫事活動在內。狹義的保健，即在醫生指導下的防病治病的大眾性醫事活動。按照狹義保健的定義，保健品是防病治病的大眾性醫藥用品。如果片面強調「大眾性」而放棄了「醫生指導」的原則，或淡化了防病治病的醫藥用品的特性，顯然是不對的。

　　②食品不同於藥品。衡量食品的標準是其所含營養成分的多少，而衡量藥品的標準是其防治疾病的作用與機理，二者不可同日而語。《中華人民共和國食品衛生法》第八條規定：「食品不得加入藥物」，按照這個法律，「衛生藥健字」

號產品無疑是藥品。加入藥品的食品，因為涉及防病治病的作用與機理，必須經醫生診斷後指導病人使用，自然也是藥品。所以，把藥品放開投入食品市場任人食用，是不合理的，甚至可以說是對人類健康不負責任的行為。

③政出多門，多家審批。本文列舉的衛生行政部門批准生產的一部分保健食品文號，已足以使人眼花繚亂。在衛生部管轄下批准生產保健食品的部門，有藥政、防疫、藥檢等多家，而國務院劃權主管中藥的國家中醫藥管理局卻無權問津。朝令夕改，政出多門，為了部門權利，競相批准生產加藥食品的做法，值得深思。這樣做既誤導了大眾的盲目消費造成浪費，又違背了管理科學，違背了國家大法。

5│市場導向的根本原則是科技而不是錢

保健食品是關係到人民生命與健康的特殊商品，它與藥品一樣，具有最聖潔、最嚴肅的特性。所以對保健品市場起導向作用的是醫藥科技原則，然後才是經濟原則。近年來，一方面由於管理上的失誤，一方面由於保健品市場機制不成熟，金錢成為其主要導向，因此導致兩類假冒保健食品源源湧入市場。一類是藉醫藥科技之名來源於所謂科學研究的科技偽劣產品，即偽科學、反科學產品。一類是生產環節偷工減料，達不到質量標準的偽劣產品。在金錢的誘惑下，科學受到了嚴重的褻瀆。

①保健品成果鑑定、產品評議、生產審批等環節中，人情攀緣，請客送禮，以錢闖關的現象非常普遍。人們戲謔的「三字一包」（即以紅包換簽名）屢見不鮮。

②產品命名不以科學、務實為原則。商品中「神」、

中醫復興論——沉思・啟蒙・正本・清源

「奇」、「精」、「靈」、「王」、「寶」命名者，可謂鋪天蓋地。如此故弄玄虛，甚至不惜搬弄怪力亂神以誑世騙人的現象，真乃是「前不見古人」了。

③廣告宣傳認錢不認理，放棄了普及科技知識向消費者負責的根本原則。「老幼皆宜」、「有病治病，無病健身」、「高品味、高享受」等極盡渲染之詞，通過大眾傳播媒介每時每刻都在誤導國民拿藥當飯吃。

④符合醫學理論原則的保健食品說明書極少。既為食品，則不應出示療效；既為藥品，則必須有用法、用量、禁忌、功效；若加入西藥，則必須標明物理和化學意義上的有效成分和作用機理；若加入中藥，則必須標明中藥藥性、方劑配伍原則和辨證使用範圍。

隨心所欲地拼湊食品與藥品、中藥與西藥的術語，乍一看可藥可食、亦中亦西，實際上非藥非食，非中非西。筆者所看到的 10 餘種西洋參說明書中，無一例是符合中藥性味、歸經、功效、適應證、禁忌、服用方法等標準的。

✚ 保健食品熱的問題

保健食品生產與管理中嚴重違背中醫藥科技的傾向，正在形成嚴重的社會危害。

1 ｜花錢買「病夫」，有損國格

20 世紀初，我國經濟落後，缺醫少藥，國民體質差、疾病多，西方列強侮辱我們為「東亞病夫」。如今富裕了，醫藥發達了，理應在食物營養的全面與平衡上加以引導。可悲的是，我們不僅沒努力這樣做，反而熱衷於在食品中加入

藥物。印度英迪拉‧甘地國家藝術中心譚中教授批評說：「中國媒體商業廣告中以藥品和補品最多，給人的印象是一般人體質虛，營養不全，病痛多。」近年來在與海外華僑和國際友人交往中，每聽到他們用不解的口氣，問我們中國人拿藥當飯吃，是不是想花錢買病時，常令人汗顏、啞口。

2│浪費資源與資金，耗傷國力

　　一些好心的人為了讓中醫藥走出國門取得外匯，往往把出路盯在中藥保健品上。其實，中醫藥的國際化是一項極其嚴肅、複雜、艱難的科學文化傳播問題。除了部分海外華人以外，在未接受中國傳統文化與中醫藥科學之前，連吃飯也要問清營養成分與含量的西方人，怎麼會輕易地喝下黑乎乎的保健口服液呢？所以保健品市場的重心在國內，這一點必須有清醒的估計。近年來大量美國西洋參、泰國燕窩湧入我國市場，中外合資、外商獨資的企業也在迅速增多。

　　近年來有一股令人啼笑皆非的歪風，為了局部或部門的利益，藉洋人以自貴，誆國人以牟利；耗我國之資源，讓市場於國外；只計行業、部門的小利，不計國家、民族的大利。面對科技興國大業，這到底是要利民還是要害民，是要繁榮自己還是要繁榮別人呢？

　　中醫藥界有識之士判斷，流入市場的上述兩類假冒保健食品不低於 50％。就是說，在這方面我國每年本應可減少浪費 150 億元人民幣。一名中、小學生一年的學習、生活費按照當時的消費標準以 1000 元計，減少這筆浪費就可以解救 1500 萬名貧困山區輟學兒童的就學問題。如此，舉國為之關心的希望工程，即可一舉告成。在經濟建設中，開源與

中醫復興論──沉思‧啟蒙‧正本‧清源‧

節流同等重要，事關國家、民族興亡的如此一筆大賬，怎麼能忽略不計呢！把錢浪費在偽科學、反科學上，為什麼對這種現代愚昧竟長期泰然處之、無動於衷呢！

3│敗壞中醫藥聲譽，危及國寶

中醫藥學是我國傳統文化中的瑰寶，也是我國為人類衛生事業做出貢獻的希望所在。自西學東漸以來，中醫藥學面臨著西方文化與科學的強大衝擊，發展緩慢，困難重重。在保健品盲目生產與經營上，如果像孟子所說的那樣，「上下交征利」，那麼中醫藥學必然受其傷害。如果偽科學、反科學的產品得不到剷除，在國民上當受騙之後，將釀成對中醫藥學難以估量的信任危機。這對於步履艱難的中醫藥事業來說，無異於釜底抽薪，雪上加霜。

4│加深道德危機，不利於國泰民安

人是天地萬物之靈，人是世間最寶貴的。精神文明與物質文明的創造者是人，創造精神文明與物質文明的目的也是為了人。一些人在事關人民生命與健康的保健品開發生產上拜金主義猖獗，足見其道德淪喪之甚。由此而引發的，危及國泰民安甚至帶有社會性思想混亂和心理障礙的精神危機不能低估。在這個問題上，炮製偽劣假冒產品是犯罪，管理不嚴同樣也是犯罪。精神文明、道德品質是國家安定團結、興旺發達的基石，對此切不可漠然視之。

✚ 出　路

基於上述，我們認為，我國保健品開發、生產、經營、

管理的根本出路只有一條：還藥於醫。

保健是防病治病的組成部分，隨著國民經濟的不斷發展和人民生活水準的不斷提高，人民對防病治病、提高生存品質的要求也越來越迫切。因此醫療衛生系統要適應形勢需要，儘快擴大其防病及保健功能。為此，把保健食品與保健藥品劃歸醫藥衛生系統統籌和專營，是十分必要的，非常合理的。其優越性是：①有利於我國醫療衛生事業由重治輕防型向防病、治病、保健三者並重的複合型方向轉變。②有利於合理使用資源，發揮中醫藥優勢，開發有中國特色的、優質高效的保健品。③把保健品的推薦和使用權退還給醫生，不僅可以合理使用資源，提高防病治病的品質，而且有利於最有效，最徹底地抵制監督偽劣假冒產品上市。④有利於醫院深化改革，轉變機制，在擴大服務功能的同時增加收入，在不增加國家負擔的同時促進醫療衛生事業的良性循環與健康發展。⑤有利於減少盲目消費，節約國家資金，淨化市場秩序，化解社會矛盾，從而促進我國醫療衛生事業更好地發揮其社會功能。

為此，必須加強軟科學研究，建立和健全保健品的科學管理制度。儘快糾正政出多門，多頭審批的混亂局面，對保健食品和保健藥品進行一次清理並重新申報審批。對於炮製、推銷偽劣假冒保健食品和保健藥品的不法行為，要繩之以法，以保證保健品的健康發展。

（註：本文原在中國《科技日報》1996 年 1 月第 3 版陸續刊出。）

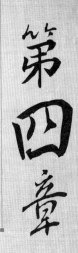

第四章

醫教研科學學

　　國際上往往有人把博大精深的中醫藥學，視為針灸療法、自然療法、替代療法等。這與我們長期以來在國際交流、傳播、合作中削足適履、廉價而沽的愚昧之舉，有著直接的關係。中國是中醫的故鄉，我有、我優、我精而他沒有、他需要，這是中醫在國際上受歡迎的真正原因。所以，堅持特色、發揚優勢，以我為主、培養菁英，理論先行、技術緊隨，滿載精品、走向世界，這才是我們必須矢志不渝的中醫藥走向世界的基本戰略思想。

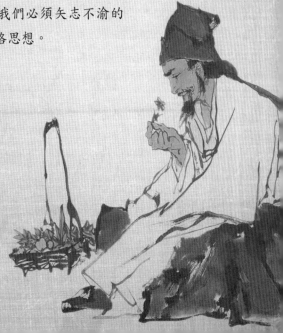

從知識結構談改進中醫教育

崔月犁老部長生前十分關注中醫教育的改進，他多次強調：振興中醫，教育為本。為此談一點看法，與同道討論。

課程設置是實施教學的基本要素，而衡量課程設置是否合理，首先要看其是否符合中醫藥學的知識結構。只有課程設置完整準確地體現中醫藥學的知識結構體系，教師才可以依據教材並透過合理的教學方式，培養出合格的後繼人才。

如果把中醫藥學比作一棵碩果纍纍的大樹，那麼傳統的文化與科學是其根，以《黃帝內經》為代表的基礎醫學為其本，臨床醫學為其主要枝幹，方藥和療效則是其花、葉和果實。這就是中醫知識結構之樹。

具體而言，包括四個層次的內容：

第一，以中國春秋到秦漢之際的文、史、哲以及其他學科知識為基礎而形成的文化觀念與思維方式，是孕育和形成中醫藥學的根基所在，也是後世學習和研究中醫藥學的方法論。所以，中醫教育必須從此起步。常說「秀才學醫，易如探囊取物」，是由於過去的秀才都具有堅實的中國文、史、哲基礎，當今國內知名的老一輩中醫學家，莫不如此。

第二，以《黃帝內經》、《神農本草經》、《傷寒雜病論》以及溫病學為代表的經典醫著，確立了中醫藥學的概念、範疇體系，奠定了中醫藥學辨證論治的原則和方式，中醫基礎理論，皆包融在其中。這些經典醫著，無疑是中醫之「本」。

第三，《傷寒雜病論》、溫病學以及出於歷代臨床家之手的代表性醫著，是中醫臨床醫學的核心。中醫臨床各科的診法、治則以及方劑、藥物理論都離不開這些內容。掌握了這些核心，其餘皆可觸類旁通。

第四，以中藥治療為主體，包括針灸、推拿、按摩、導引等療法，是中醫整體綜合性調節的豐富內容。中醫在過去的「師承式」教育時，大體上是按照這個知識結構的層次、內容來進行的。中醫教育進入院校時間不長，課程設置是否遵循了中醫藥學的知識結構及其特點，值得我們認真反思。

自古以來，醫分三等。即「經驗之醫」、「辨證論治之醫」、「陰陽會通之醫」。從教育的角度來看，「經驗之醫」只掌握有限的方藥和治療方法，缺乏中醫基礎理論知識，臨床中不善於平脈辨證，故對證（病）給藥，療效有限。「辨證論治之醫」則須熟諳中醫經典醫著，旁及歷代醫家之長，然後才可以做到藥隨證變，圓機活法，體現出中醫的臨床特色與優勢。而「陰陽會通之醫」不僅要掌握辨證論治之醫的全部知識，而且要上知天文、下知地理、中曉人事，「近取諸身、遠取諸物」、「通神明之德」、「類萬物之情」，這樣，就自然而然地把人放進社會、自然、精神情志的大系統之中，在「天人相應」的理性思維中，把握疾病演變的蛛絲馬跡，做到秋毫不差，藥無虛發。

明代張景岳所謂的知《易》之大醫、「醫者意也」之醫以及「不為良相、即為良醫」之醫，就是我們所說的「陰陽會通之醫」。為社會培養大批「辨證論治之醫」和「陰陽會通之醫」，應當是中醫教育的根本目標。

幾十年來中醫教育上的問題，主要是課程設置沒有嚴格

遵照中醫藥學的知識結構體系。

具體來講，主要有三點：

第一，當由傳統的師承式教育步入大面積的院校教育時，對師承教育缺乏認真、冷靜的理性總結，往往肯定者少、否定者多，甚至簡單地視之為落後。因此導致了院校教育中一定程度的「形神不一」、「參西不衷中」的現象。

第二，方法論的顛倒。從院校教育的低年級起即加入大量的名為「現代」科學，實為近代分析、還原性科學的課程。而中國古代文、史、哲，東西方哲學史以及當代最新的系統科學等密切相關的方法論課程，卻很少納入教學之中。交給學生的是還原性科學的方法，就無法理解系統科學的理論。

第三，不自覺地「以西代中」，甚至抱著懷疑中醫科學性的態度來辦中醫院校教育。從院校教育的低年級起，即加入大量的西醫基礎醫學課程，諸如生理、解剖、組胚、生化、病理等。而《中醫基礎理論》內容單薄，其中還有許多基本觀點因「西化」而失真。與此同時，經典醫著的內容與學時也一減再減。試想，這種情況不改變，在西醫的「根」和「本」上，可以嫁接出中醫的花和果實嗎？當然，西醫的課程不是不要，而是應當安排在大學教育的高年級階段。中醫的知識比較抽象，西醫的知識比較直觀。當學生把握了中醫理論基礎和辨證論治體系以後，再學習必要的西醫西藥知識，才是科學、合理的安排。

基於上述討論，如果按照中醫藥學的知識結構及其特點改進中醫教育，我們大學所培養的學生就會像崔月犁老部長冀盼的那樣——成為「振興中醫的主力軍」了。

（註：本文原載於《中國中醫藥報》2000 年 1 月 22 日
第 2 版。）

為中醫教育診脈、處方

我國開辦中醫大學本科教育已經近 50 年了，從 1978 年
起，中醫碩士、博士教育又全面展開。這對於以往師帶徒的
中醫教育形式來說，是一次重大的歷史性變革。但是，中醫
界中年中醫成熟太慢、青年中醫改行較多、在校學生專業思
想不鞏固的問題，一直是數十年來困擾著中醫教育的一個大
難題。尤其是社會公認的中醫臨床家越來越少，這就更進一
步引起了社會各界對中醫教育的高度關注。為此，本文圍繞
中醫本科教育談一些意見。

✥ 基本情況與一般原則

1981 年，當「文革」後第一批進入北京中醫藥大學（筆
者的母校）醫療系的學生即將畢業時，我所瞭解的學生專業
思想的狀況是：熱愛並專心學習中醫的，不足 10％；熱愛
西醫並認為中醫專業必須學好西醫的，占 30％左右；抱無
所謂的態度，認為中西醫都學點，將來工作時好應付的，占
60％左右。

1996 年，北京中醫藥大學應屆畢業生自發組織的調查

報告（刊載於北京中醫藥大學《校報》1996 年 1 月 25 日第 3 版，標題是《1996 我們走向何方》）顯示：92.9％的學生認為，與西醫院校的學生相比自己不具有優勢；98％的學生認為，自己在人才市場上的競爭力較弱或一般；82.8％的學生是第一志願報入北京中醫藥大學的，而透過幾年的學習卻有許多學生對當初選擇的正確性表示懷疑；67.7％的學生認為，西醫藥類課程設置太少；9.9％的學生認為，西醫藥類課程設置過多；72.7％的學生覺得，在畢業前夕需要補充西醫類知識；51.5％的學生認為，如果按照目前這種情況發展下去，中醫學前景不容樂觀；另有 26.3％的學生對中醫藥的前景，抱一種無所謂的態度。學生們認為現行教育體制使得大學生中醫沒有學好，西醫沒有學到；同時抱怨，中醫藥高等教育在風雨中走過了 40 年，理當 40 不惑了！

這個調查報告與 1981 年筆者瞭解的情況相比，問題則顯得更為突出。近十多年裏，筆者在中國中醫藥學會工作，從宏觀方面的耳聞目睹，上述情況是中醫教育的普遍問題。應該說，全國各地中醫藥院校的情況基本相同。

2001 年 8 月 10 日，《現代教育報》以「中醫院校還能培養出合格的中醫嗎」的專欄標題，發表了一組文章。其中，焦樹德、鄧鐵濤兩位老教授的《幾十年來沒有培養出真正的中醫》一文，發人深思，催人猛醒。

在科學領域，任何一門學科都有自己的理論體系和與之相聯的知識結構。按照知識結構的特點來設置相應的課程，使學生透過幾年的學習，掌握該學科的理論體系以及應用技術，這是開辦大學教育最基本、最普遍的原則。同樣，這也是中醫大學教育必須遵循的原則。

如果把中醫藥學比作一棵碩果纍纍的大樹，那麼傳統的文化與科學是其根，以《黃帝內經》為代表的基礎醫學為其本，臨床醫學為其主要枝杆，方藥和療效則是其花、葉與果實。這其實就是一幅包含文化科學背景、基礎醫學、臨床醫學和臨床技術四個層面的中醫學知識結構整體模式圖。這個模式圖，應該作為我們首要的、也是最根本的診斷標準。

✛ 問　題

　　對照中醫學知識結構整體模式圖，中醫教育在課程設置與教學安排上的問題，主要有以下四個方面：

1 | 求木之長，不固根本

　　唐代名相魏徵上表唐王李世民《十思疏》的開場第一句話便說：「求木之長者，必固其根本。」人們經常說，中醫是中華民族優秀傳統文化中的瑰寶。自然，中華民族優秀傳統文化孕育了中醫，中醫植根於優秀傳統文化的沃土。然而這種魚與水，根與本的關係，在當代中醫教育上竟然被人們疏忽了。每思及此，令人不無遺憾。

　　人們常說：「文是基礎醫是樓。」這裏的「文」，指廣義的「文化」。在中華民族優秀傳統文化中，對中醫學形成與發展影響最深的，主要是中國古代的文、史、哲。而中國古代哲學，尤其堪稱核心。因為中國古代哲學總結概括了那一階段人們理性認識的思想精華，以及人們認識天地萬物時的基本思維方式。而且，春秋至秦漢之際是人類文明史上的第一個高峰時期，它的思想光輝至今仍然有效地指導著當代文化、科學的實踐。所以中國古代哲學在中醫形成與發展中，

始終居於方法論、認識論的地位。

科學總是隨著方法論、認識論的發展而發展的，學習中醫者如果疏忽了它的文化源頭以及方法論、認識論，有如渡海失舟。正所謂「欲詣扶桑，非舟莫適」，那就只好獨自望洋興嘆了。

我國中醫本科生的錄取普遍按照理科的標準，招收擅長於數、理、化而非文、史、哲的考生。在整個中醫本科教育中，除了開設以文字學為主的醫古文課程之外，以人文為主的中國歷史、古代哲學以及東西方哲學比較等課程，一概沒有涉及。無土則根無以生，無根則本無以長。這是中醫教育的主要問題之一。

2 ｜ 平原沃土、不養蒼龍

數十年來，中醫本科教育從第一學年起，即陸續開設了大量西醫的生理學、解剖學、組織學、胚胎學、微生物學、生物化學、病理學、藥理學等。分明是他山之石，卻美其名曰：中西醫都離不開的「醫學基礎課」。既然中西醫是兩個不同的醫學理論體系，那麼兩者的基礎醫學當然各不相同。碧海波濤，難長青松；平原沃土，不養蒼龍。

中醫本科教育長期以來把西醫的基礎醫學課，當作自己的醫學基礎課，就好比在蘋果樹上嫁接菊花，木本與草本，兩不相屬。學生讀完了西醫的基礎課，接著再講中醫基礎理論、中醫診斷學、方劑學、中藥學等課程，這種漆水不溶的教學結構，不知當初是如何構思出來的。

回憶中醫的近代歷史，使人由然聯想到日本。明治維新時期日本取締漢醫，要求漢醫必須學習西醫的基礎理論課

程，經考試合格後，方可執業行醫。1929 年從日本留學回國的余云岫，帶著滿腦子西醫的偏見，提出「廢止舊醫以掃除醫事衛生之障礙案」。其理由是中醫《黃帝內經》所講的醫理與西醫不同，所以封建、不科學，應當廢止。1950 年中國有人提出「中醫科學化」時，其根據依然是余云岫的「改造舊醫實施步驟草案」，其做法依然是日本要求執業的中醫師必須通過西醫七門基礎醫學課的考試。

1956 年，一向主張「洋為中用」的毛澤東在「同音樂工作者的談話」中，也提出「要向外國學習科學原理……如果先學了西醫，先學瞭解剖學、藥物學……是可以快一點把中國的東西搞好的」。

近代 100 年的歷史事實表明，日本明治維新以來取締、改造漢醫的思路與方法，對中國的影響極深。把日本改造漢醫的思路與方法運用到中國高等中醫教育上已經四五十年了，現在難道不應該認真徹底地進行一次反思嗎？

開辦中醫教育的思路與方法，不是由行政管理做決定，而是以中醫自身內在的科學規律為根據。當今中醫學術領域裏，還有一種奇怪的現象。許多人都承認西醫意義上的科學原理，但是誰也沒有講清中醫的科學原理究竟是什麼。雖然沒有搞清中醫的科學原理，但是以西醫基礎理論取代中醫的看法在中醫教育中卻驚人的一致。中醫大學本科教育從第一年起，即安排了大量西醫基礎理論課程的習慣，至今在中醫教育上一致地延續著。

如此課程安排的最大問題是，它徹底地違背了中醫學的基本特色，違背了中醫教育課程設置的基本原則。其實，知識結構的整體性和系統性、邏輯性，這是所有學科教育上都

必須始終不渝忠實遵循的一條基本原則。而中醫的教育先給學生灌輸了大量的西醫基礎理論，又要讓學生進入到中醫的陰陽五行的思維體系中來，這從一開始就把初學生的思維搞亂了。當學生的頭腦裏裝滿了西醫基礎理論的概念和原理之後，高度抽象的訊息模型性的中醫概念及其原理，這時候就很難在頭腦中安家了。這種做法在中醫教育上造成的影響，早已是刻骨銘心、盡人皆知的事實。

全國高等中醫教育搞了四五十年，社會上中醫後繼乏人、後繼乏術的呼聲喊了四五十年，對「中醫的科學原理究竟是什麼」，至今仍然沒有引起全社會廣泛、高度的關注。

在中西醫並存的當代，我們絕非強調中醫本科教育中一點西醫知識都不要，必要的西醫常識還是要學一些的。但是，西醫比較直觀，中醫比較抽象，人的大腦總是接受直觀的知識比較容易，而接受抽象的知識比較困難。

所以，問題的關鍵在於，以培養中醫人才為己任的中醫院校，對於西醫的知識究竟需要學哪些方面，學多少為宜，什麼階段學，學習的目的是什麼，這是需要中醫教育工作者認真研究的問題。

3 │ 基礎教學空對空，臨床教學西代中

在文、史、哲類中醫方法論課程嚴重空缺，西醫基礎醫學和實驗教學充斥、取代了中醫基礎醫學的位置以後，學生接著學起中醫基礎理論、中藥學、方劑學、診斷學等課程時，則如江船入海，頓時陷入茫然。因為學生沒有中國傳統文化的根，沒有抽象思維的基本訓練，於是中醫之「本」在學生的腦海中便成了無舵之舟，這還談什麼建立中醫的思維

體系。

這樣一來，學生在課堂上、書本裏所見到的中醫名詞術語、醫學原理，因為食而不化，只好為應付考試而死記硬背。幾十年來，中醫基礎教學，事實上早已淪為應試式教學。一旦考試結束，60 分到手，學習的任務也就算完成了。而在學生的頭腦裏僥倖留下來的，不過是一些理解不深、消化不透、構不成思維的零散、空洞的中醫語詞而已。

當著中醫的基礎醫學在教學中被虛化之後，學生所學的中醫臨床以及方藥知識，則成為無源之水，成為與根和本相分離的「枯枝、敗葉、乾蘋果」。這樣的學生下到臨床中，療效如何會好！

臨床課程是中醫知識結構中的主幹，中醫辨證論治的特色要透過臨床課程的教學充分顯示出來。而培養學生辨證論治的能力，除了要有堅實的中醫基礎理論外，同時要重視學生在哲學基礎上的中醫思維方法的訓練。

但是，當今的中醫院校附屬醫院裏，西醫大夫、西醫設備、西醫臨床檢驗、西醫診斷治療、西醫病歷書寫標準、西醫醫院管理模式，以及知識、思維西醫化了的中醫帶教老師，在其中占了相當大的比例。

僅從中藥臨床使用率這一點來看，不少附屬醫院達不到 50％，有的甚至下降到 20％。這種「臨床教學西代中」的局面不改變，是無法訓練出學生辨證論治能力的。

4 | 提心吊膽，救死扶傷

中醫大學畢業後，還需要一個在臨床實踐中消化和學習的過程，才可望在 5～10 年以後成為中醫臨床的行家裏手。

所以畢業以後的 5～10 年，是每一位大夫成長、成熟的又一個重要階段。毋庸置疑，畢業生進入醫院工作時，最為擔心、害怕的是出現醫療糾紛。

在國內，雖然「發展現代醫藥和我國傳統醫藥」、「中西醫並重」，已經進入國家《憲法》和衛生工作總方針，但是國家的「中醫法」卻至今沒有出台。中醫院的管理，至今仍然搬用著西醫院的那一套管理模式。至於醫療糾紛的處理，不論技術性問題還是責任性問題，一直執行的是西醫的評判標準。

無論中醫大夫的辨證論治如何高明，沒有法律的保證與支持，縱然是老道高手，面對急、危、重、難、雜病，也會瞻前顧後，憂心忡忡。

年輕而又缺少實踐經驗的中醫大夫，恐怕沒有人敢冒這種失業或問罪的危險。久而久之，在這樣的大環境中，年輕的中醫大夫不是臨床水準難有長進，便是隨著客觀形勢逐步西醫化。當代中醫名家少，這也是主要原因之一。

基於上述，我們不難理解，焦老、鄧老所講的「幾十年來沒有培養出真正的中醫」，絕不是危言聳聽。這一警世之言，歷史與現實都已做了證明。

原因分析

中國的 20 世紀，是一個「主義」盛行的時代。「主義」原指觀念、見解、主張、意識形態等。或傳播得好，或隨從者眾，或影響面廣，便逐步被稱之為「主義」了。

這裏我們不妨借用「主義」之說，把影響中醫教育的原因大體歸納為四個方面：

1｜近代科學主義

近代科學，指歐洲文藝復興以來在數學、物理學、化學成果基礎上所形成的，以還原性科學（分析性科學）為代表的科學。所以講到「近代科學」時，習慣上不包括系統性科學（綜合性科學）在內。用近代還原性科學的觀念、原理、方法、價值規律等來評判一切科學之是非，甚至用以對其他科學進行解釋、改造、非議、取代等，即稱之為「近代科學主義」。

近代科學產生並興盛於西方，近代科學主義也首先產生於西方，而對近代科學主義的批判，在 20 世紀上半葉也隨之在西方出現了。在西方，對近代科學主義的批判不僅推動了文化科學多元觀的確立，而且也加快了系統論、訊息理論、控制論等綜合性科學的發展步伐。然而在中國，近代科學正處在潮流性的發展階段，因此，許多人甚至到今天還不知道「近代科學主義」這個詞。

中國科學院的院士隊伍中，至今沒有一名正統的中醫專家入選，這一事實足以說明「近代科學主義」流行之廣，影響之深了。連中國的科學院裏還沒有給中國的中醫學留下一席科學位置，還奢談什麼走向世界、服務人類呢？所以當代中國對近代科學主義的防範，並非太早，而是很適時、很必要。改革開放後正在崛起的中國，比世界上任何國家和民族都更加需要文化與科學的多元化繁榮。

半個世紀以來，用西醫西藥的觀念、原理、方法、價值標準對中醫進行驗證、解釋、非議、改造的做法，就是近代科學主義在中國最典型的表現。中醫教育上的「以西代

中」，只是其中的一個縮影。

2｜民族虛無主義

「民族虛無」，指中國人認為自己的民族傳統文化空虛無物。在近代，這種文化偏見始於鴉片戰爭，甚於五四運動，到「文革」時對中國傳統文化又一批再批，元氣已經大傷。緊接著，近代科學主義思潮在中國日趨氾濫，使傳統文化與科學至今一蹶不振。雖然國內不時都會傳出復興傳統的微弱呼聲，卻遠遠抵不住「虛無」的浪潮。

講到中醫的教育，不能不聯想到「文化大革命」。那時候有人說：「華佗讀的是幾年制，明朝的李時珍讀的是幾年制……高小畢業讀三年就夠了」、「書讀得越多越蠢」。對中醫教育這一定位，恐怕是中國近代史上民族虛無主義的最大典型了。

所以 1979 年衛生部部長崔月犁主持工作以來，到處大聲疾呼地向人們講：「中醫是『文化大革命』的一個重災區」，並著手進行了一系列大刀闊斧的撥亂反正。可惜崔月犁之後，他的努力又漸漸地淹沒在以往的習慣勢力和不作為裏。「文革」過後又是 30 多年過去了，中醫教育至今依然沒有把文、史、哲和四大經典著作放在應有的位置。

3｜官僚主義

一般情況下，官僚主義的特點是高高在上做官，盡量少問政事。在「官本位」體制下，官僚主義的決策方式又多是主觀決策，而不習慣民主化、科學化論證。因此，對於科學技術按照自身規律的自主、自然發展，則常常帶來強制性、

中醫復興論——沉思・啟蒙・正本・清源

窒息性的破壞。在中醫教育上的官僚主義，主要表現為三個方面。

一是外行官僚主義。 比如，雖然不懂中醫、西醫，卻知道「中醫好，西醫好，結合起來更好」。儘管這是街談巷議式的俗語，「中西醫結合」工作卻由此起動了。至於它的科學定義，以及方法、步驟等，至今仍缺少嚴謹的科學論證。又如，「中醫是古代醫學，西醫是現代醫學，現代總比古代好」，於是「學習中醫當然要學好現代醫學知識」，這種無根之說，便約定俗成、改變不得了。

二是近代科學主義的官僚主義。 自己懂得近代自然科學或者本來就是西醫，但不懂或不真正懂得中醫，決策時常常先入為主，所做的決定便自覺不自覺地滑進了「以西代中」的窠臼。

三是民族虛無主義的官僚主義。 因為壓根兒認為中醫「有經驗而無理論，有技術而無科學」、「治病靠的是樹皮草根」，所以一談中醫發展，便是「繼承遺產」、「搶救經驗」、「絕招特技」之類，而不是其科學理論的傳承。如果沒有科學理論，那麼中醫的基礎理論教學以及科研項目，捨去西醫還能靠什麼呢？

4 | 消極無為的觀望主義

「觀望主義」，是指中醫專業人員主動放棄學術主體的立場或責任，所採取的一種自我保護的消極態度。這是經歷了國內接連不斷的政治運動，又遇到中醫事業上錯綜複雜、積重難返的諸多問題時，在中醫專業人員中特有的一種變態心理。

觀望主義的表現，有明知不對，不說為佳的觀望主義；有低頭讀書看病，獨善其身的觀望主義；也有隨波逐流得過且過的觀望主義。今天看來，中醫隊伍中關心中醫復興發展的人很多，專業功底紮實的中醫也不少，但是敢於仗義執言，據科學之理而為中醫振興與發展力爭，為人民大眾健康需要而力爭的人，的確越來越少了。

上述原因中，當前最主要的是近代科學主義。四者相互交織在一起，真乃斬不斷理還亂，長期頑固地阻礙著中醫教學、醫療、科研的改進。

中醫教育上的問題已經幾十年了，受損失者涉及兩三代人。這種損失，不是用金錢可以估量的，它浪費的是生命，踐踏的是科學。中醫教育如果再不改變，隨著老一輩知名專家逐年減少，臨床上能掌握辨證論治原則和方法的中醫也將越來越少。如此持續下去，中醫也就名存實亡了。

✛ 出　路

中醫教育的根本目的，是要培養具有堅實理論基礎，熟練掌握辨證論治技能的臨床專業人才。改進中醫教育，應當以此為出發點。這裏先談一些概括性的看法。

1│確立「文化多元」的現代理念

近代科學主義、民族虛無主義、官僚主義、觀望主義，是影響中醫教育乃至整個中醫工作的精神枷鎖和絆腳石。它與《憲法》中「發展現代醫藥和我國傳統醫藥」的規定，與「中西醫並重」的新時期衛生工作總方針，是完全不兼容的。只有徹底告別「主義」，才能真正解放中醫；只有告別

「主義」，才能在中國真正確立文化科學多元並存、共同繁榮的現代新觀念。有了這兩個前提，中醫教育和整個中醫事業才能擺脫困境，求得發展。

中醫藥學是我國醫學科學的特色，也是我國優秀文化的重要組成部分，不僅為中華文明的發展做出了重要貢獻，而且為世界文明的進步產生了積極的影響。有研究調查表明，隨著中醫的發展和在國際上的不斷傳播，中醫藥將會成為我國獨具優勢的、最大的知識經濟產業之一。擺在當代中醫工作者面前的選擇是，如果不努力在改革中求進取，就將因中醫的名存實亡而成為歷史的罪人，除此二者，別無他途。為此，必須徹底告別「主義」，確立文化多元觀，從教育入手，鋪平中醫復興的道路。

2 | 按照中醫知識結構特點育人

中醫學的知識結構系統，是開展中醫教育必須遵循的根本，也是尊重知識在教育上的具體體現。中醫各專業的課程設置、師資選拔、教材編寫、學制規劃及教學方法、設備等，都必須遵循這一基本前提。

中醫教育要抓住「中」、「專」、「能」、「精」四個重點。「中」是指中國傳統文化功底厚實，「專」是指以中醫四大經典為代表的專業理論功底紮實，「能」是指臨床辨證論治能力強，「精」是指地地道道的中醫理論與臨床的菁英之才。在大學本科教育階段，就要為學生以後的發展打下這些基礎。

筆者的啟蒙老師柴浩然先生，青年時博涉經史子集，旁及琴棋書畫，熟讀、精思中醫的經典醫著，20 歲上下醫術

即蜚聲鄉里，中年以後治療包括西醫束手無策的急、危、重、難、雜病無數，時至老年對中醫四大經典仍然開口成誦，臨證中也更加運用自如遊刃有餘。

當代的鄧鐵濤、焦樹德等老一輩中醫專家，都具備這樣的知識結構和相似的成才之路。改進中醫教育，就是要為新時代造就大批這樣的專家。

對於中醫走向世界，過去我們總以為要有西方醫學知識才便於傳播和相互溝通，這其實是一種誤解。理論上西化了的中醫，或者西方人一聽便懂的中醫，其實已經沒有中醫的真正味道了。

今天不少西方人把中醫視為「針灸療法」、「自然療法」、「替代療法」，就是因為我們削足適履、廉價而沽的做法在國際上造成的誤解及苦果。中國是中醫的故鄉，「我有、我優、我精而他沒有、他需要」，這就是中醫在國際上受歡迎的真正原因。所以，保持優勢、培養菁英、理論先行、技術緊隨、滿載精品、走向世界，才是中醫藥走向世界最根本的戰略思想。在這裏，自尊、自信、自強，是至關重要的。西醫在理論、臨床上從來沒有改變和包裝自己而堂堂正正傳入中國的歷史，以及西方科學技術在中國完整、廣泛傳播的事實，值得我們深思和借鑑。

為此，在中醫走向世界的歷史使命面前，中醫教育絕不是先把自己的理論丟掉或者西化，而是要有鮮明的中國精品意識，努力培養中、專、能、精的中醫人才。

3 | 改革教育體制和教學模式

組織專家，廣開思路言路，在總結經驗教訓的同時，結

中醫復興論——沉思・啟蒙・正本・清源

合數千年裏中醫教育發展的歷史，重點對中醫教育體制和教學模式展開論證，以便改革現行教育管理體制，改進現行的單一教學模式，依據中醫的特點制定相應的教育管理辦法。這是中醫事業上的一個大的工程，也是中醫事業改革和復興的突破口，需要各方面的配合和社會各界的支持。

✚ 結束語

1978 年秋，為解決中醫後繼乏人問題的「中共中央 56 號文件」發佈後，時任全國人大常務會委員，我們研究生班班主任的岳美中老師，對北京中醫研究院草草傳達，貫徹不力的敷衍行為很不滿意。他曾傷感而又無奈地對我們幾位研究生說：「你們年輕人無論如何要把中醫學好，中醫後繼乏人的問題如若不能徹底解決，你們往後的責任可能比我們更重。」1991 年夏，筆者與友人樊正倫談到此事時，四隻手難堪而又堅定地握在一起，彼此凝視著對方，共同道出了我們的約定：「讓我們做一塊 21 世紀中醫的活化石吧，只要那時候這化石還是活的！」

時過境遷，岳美中老師離開我們已 30 多年了，這些話至今言猶在耳。我明白，岳老師期盼的是中醫人才輩出，春色滿園的興旺景象。而筆者與友人樊正倫當時的內心深處，想的絕非是要做什麼活化石。

中華文化多瑰寶，禱我中醫三炷香。中醫的興衰存亡，首先在於教育。我將矢志不渝地祝願中醫教育在改革開放的形勢下，能儘快擺脫困境，闖出新路。

（註：本文於 2001 年 9 月 2 日寫於香港浸會大學，隨

即遵囑奉寄時任全國人民代表大會常務委員會副委員長彭珮云先生，經批示，轉國家中醫主管部門並建議認真組織研究討論，後不了了之。文中部分觀點及內容分期刊登於 2002 年 10 月的《現代教育報》，《新疆中醫藥》於 2002 年第 5 期全文發表，同年台北《自然療法》轉載，其後在網上不斷轉發至今。）

第三節

中醫教育的三個重要環節

—— 兼談中醫人才成長的一般規律

從「以師代徒」到舉辦中醫院校是中醫教育史上的一個重大變革。30 年來，我們在教學實踐中取得了許多成績，但也存在著很多不足。比如，中年中醫成熟較慢，青年中醫改行較多，在校學生專業思想不鞏固等。這些問題固然有社會的原因，但是更主要是在於中醫教育的自身。

在自然科學中，各個專門學科都有其特定的知識結構和自身嚴密的邏輯系統。按照本學科知識結構的特點，設置合理的課程，採取適當的方法和步驟，是培養本學科合格人才的基本原則。中醫教育亦應如此。本文試圖從方法論和中醫的知識結構特點，結合中醫人才成長的一般規律，對中醫院校的課程設置和實習教學做一些探討。

✚ 從方法論和知識結構談起

從哲學的角度講，方法論是人們認識世界、改造世界的方式或方法的理論。在科學領域，即該學科研究方式和方法的學問。方法論在人類科學活動的實踐中產生，同時又是人們學習和從事科學研究的基礎。到現在為止，按其不同的概括層次和應用範圍，人們總結的科學研究的方法論，可分為具有隸屬關係的三個層次：

第一，適應於社會科學、自然科學和思維科學的概括層次最高的哲學方法論。

第二，適應於各門科學，比哲學方法論較為具體的一般科學方法論，如邏輯學方法、數學方法以及控制論、訊息論、系統論所體現的系統方法論。

第三，適用於專門學科的特殊方法，即具體科學方法論，如物理學方法、化學方法等。

生理學家巴甫洛夫曾指出，科學是隨著研究方法所獲得的成就而前進的。數學家維納也說過，如果一個生理學問題的困難，實質上是一個數學的困難，那麼十個不懂數學的生理學家和一個不懂數學的生理學家的研究成果完全是一樣的，不會更好。因此，培養中醫人才，從事中醫教育，首先必須研究和掌握與本學科密切關聯的方法論。

一般認為，自然科學的體系結構是由基礎科學和應用科學兩部分組成的。基礎科學是以自然界的物質、運動為研究對象，探索自然界發生、發展、變化規律的理論。所以基礎科學對於應用科學來說，即方法論和認識論的學問。各門自然科學由於研究的對象和範圍不同，因此所依賴的方法論也

自然不同。比如，以化學方法研究生物而形成的科學為生物化學；以物理學方法研究生物而形成的科學為生物物理學。在這裏，化學與物理學即生物化學與生物物理學的方法論。在自然科學的專門學科中，研究的對象和範圍越複雜，涉及的方法論就越廣泛，它的知識結構就越龐大。

以現代醫學的知識結構為例，它的基礎科學——即方法論，是物理學、化學、數學、生物學等，在此基礎上的生理、解剖、組胚、病理、藥理、生化、診斷以及內、外、婦、兒等知識是其專科理論，護理、檢驗、手術操作等是其專科技術。

與其他自然科學一樣，中醫也有其特定的方法論和知識結構。

春秋戰國至秦漢之際，是我國歷史上經濟文化興盛繁榮的一個時期。那時候，諸子蜂起，百家爭鳴，形成了包羅萬象的自然哲學，包括陰陽五行學說。這種認識事物的方式和方法出現以後，遂被應用於人類社會和自然界的各個方面，推動了天文、氣象、農學等自然科學的迅速發展。

恩格斯曾指出，看來「全部科學都是以經驗為基礎的，在於用理性的研究方法去整理感觀所提出的材料」。以《黃帝內經》為代表的中醫學，正是以春秋戰國時期的自然哲學和其他自然科學成果為「理性的研究方法」，整理了以往的醫療實踐經驗而成的醫學理論。

也就是說，中醫學的「理性的研究方法」即方法論，是以春秋戰國之際的文、史、哲為基礎的。接著，秦漢以後中醫學在長期的實踐檢驗中不斷豐富和發展，形成了我國特有的包括多學科知識在內的中醫學理論體系。因此，中醫學知

識結構的邏輯系統應該是：

中國古代的文、史（包括科學技術史）、哲──中醫基礎論（包括藏象、病機、診法、治則、方劑、藥物等）──中醫治療技術（包括針灸以及內、外、婦、兒等臨床知識）。

然而，從中醫教育史上看，中醫知識結構的方法論部分，長期以來被人們不自覺地忽視了。也許中醫學的臨床應用、治療方法最為社會民眾所關注，所以，外行人看中醫，很可能只重視現成的治療方藥或應用技術，而不會想到陰陽五行學說的方法論源藪。但是，中醫院校教育中至今忽視這一點，不能不說是典型的「重用輕理」、「忽棄其本」的糊塗做法。丟掉了中醫的方法論教學內容以後，中醫教育就等於讓學生從中醫知識結構的第二個層次（即「中醫專科理論」）學起。這顯然是中醫教育一種畸形的表現。中醫教育的這種狀況由來已久，在師帶徒式教育時也存在這一問題，以致中醫隊伍中許多人的知識結構不完整，水準參差不齊。這些問題也表現在老師的教學實踐中。

比如，在今天的講台上，一些老師常常不以為然地說，醫理深奧入微，可意會而不可言傳。所謂「意會」者，即理解、貫通之意。既然理解、貫通，則理當將自己的思維過程給學生講明白。然而「不可言傳」者，則在於老師對中醫的方法論原理知之無多。儘管這些老師本人的臨床水準可能不錯，但他不習慣、也不可能運用方法論的語言和邏輯形式把「深奧入微」的中醫道理給學生講明白。

又如，傳統的以師帶徒的教學，首先要求學生熟背本草、湯頭、脈訣和四部經典著作，然後參閱注、疏、箋、

正，就中醫論中醫，就經典論經典，而不是首先把陰陽五行的普遍原理交給學生。如果學生不在理論與實踐的長期反覆中，經過探微索隱、追本尋源的反思，是不能會通中醫方法論原理，達到真正理解中醫理論的。這種反思，實質上是對中醫方法論的補課過程。

歷史上的開業中醫中，許多人沒有補上這一課，因而辨證論治的原則運用得不好，長期徘徊於中醫理論大門之外，甚至從醫一生，到頭來還是一個「困守方技的經驗醫」。

再如，現在大專院校使用的教材中，除《醫古文講義》為語言文字的工具課外，沒有一門中醫方法論方面的專門教材。介紹中醫基本理論的《中醫基礎理論》中，陰陽五行學說的篇幅僅占全書的 5%。與此同時，卻越俎代庖地加進了大量西醫方法論、基礎醫學和實驗教學的內容。這不僅不符合中醫學的知識結構，而且也違背了教育學的一般規律。

教育學的一般規律告訴我們，按照知識結構的階段性和系統聯貫性，循序漸進地安排教學內容，學生就可以獲得系統的而不是雜亂的、完整的而不是片面的專科知識。人們大腦接受知識的特點也是如此，用循序漸進的方法，授以系統聯貫的知識，則容易記憶、容易理解、容易鞏固。

顯而易見，中醫教育的主要問題在於，沒有按照中醫自身的知識結構層次，把合理的、完整的知識結構體系交給學生。其中缺少的，恰恰是最基礎的中醫方法論的課程。

合理增設方法論課程問題

一部自然科學史，同時就是一部自然科學研究方法的發展史。在人類科學發展的漫長過程中，人們認識和改造世界

的方法論大體經歷了三個發展階段。

　　我國的春秋至秦漢之際，西方的古希臘、古羅馬時代，以當時自然哲學為基礎的自發的整體綜合性研究方法，為第一階段，中醫就是在此基礎上形成和發展起來的。從歐洲文藝復興開始，科學進入了第二個發展階段，即習慣所稱的「分析時代」。在物理學、化學、數學成果的基礎上，形成了以分析為主要傾向的研究方法，這是西醫形成和發展的基礎。20 世紀中期以來，科學在高度分化的同時，又出現了高度綜合的趨勢，產生了以高度綜合為主要傾向的現代科學方法論，比如控制論、訊息論、系統論、模糊數學等。

　　從自發的整體綜合到現代高度綜合，是科學研究方法論的「辯證的循環」、「螺旋式上升」。隨著科學研究方法論的發展，徹底改變了世界的科學圖景和當代科學家的思維方式，人們由以往對事物孤立的、靜止的研究，又回到了整體綜合性研究上來。方法論的「辯證的循環」，必將促進專門學科的「螺旋式上升」。因此，以高度綜合為主要傾向的現代科學方法論將中醫推上發展的螺旋，這是中醫今後發展的基本趨勢。

　　這種趨勢清楚地告訴我們，當代中醫工作者肩負著承前啟後、繼往開來的歷史使命。這一使命要求中醫教育培養大量通曉上下 2000 年的專業人才，承擔起繼承與整理、發揚與提高的雙重任務。從戰略眼光看，當前中醫院校方法論教學應著重安排兩方面課程：一要讓學生熟悉文、史、哲知識，準確地、科學地掌握中醫陰陽五行學說，以利於中醫學的繼承。二要讓學生掌握現代綜合科學方法論，以利於中醫學的發展。

1│關於文、史、哲

　　中醫理論體系的形成時期，數學還處在思想萌芽階段，物理學、化學也僅限於直觀的現象觀察上。所以中醫不像西醫那樣，沒有也不可能以近代數、理、化成果作為自己的方法論基礎。韓國慶熙大學漢醫學部預科教程中首先設置了中國文學、醫學史和東方哲學等課程，是頗有見地的，也是值得我們深省的。

　　古謂「文以載道」。在人們還不可能用「精確數學」的語言表達思想的古代，文字語言是表述中醫學內容和邏輯規律的唯一工具。因此，「文是基礎醫是樓」，中醫院校應當把古文知識作為一門主課來學。

　　我國古代，人們由直接觀察，運用自發的綜合——演繹的方法，從物質世界的種種聯繫和相互作用上，從事物的產生、發展和消亡的過程中，考察物質、運動的共同規律，獲得了對物質世界（包括人類自身）的總的認識。那時候，人們對於人類社會，對於天文、氣象、地理、物候、農學，對於人類的生理、病理、診斷、治療等，都是這樣研究的。

　　那種社會環境和研究方法，對於今天的人來說，猶如一個陌生的世界。因此，要促使學生熟悉當時的社會環境，熟悉歷史上其他學科和中醫的關係，熟悉古代人們認識和處理疾病的思維方式。為的是在學生的思想上形成那麼一種認識習慣，那麼一種歷史氣氛。這樣，學生對於中醫理論才能理解得全面、深刻。

　　「求木之長者，必固其根本；欲流之遠者，必浚其源泉」。中醫院校的歷史課程應著重介紹春秋——秦漢之際，

主要從三方面安排：中國古代社會史；中國科學技術史和醫學發展史；中國古代哲學及哲學發展史。

2│關於現代科學方法論

運用於中醫的陰陽五行學說與現代系統科學方法論的相似之處是：

①包含著辯證方法的合理內核。②包含著系統方法論的基本原理。③採取了類似現代的訊息處理方法。④具有控制論原理的雛形。⑤體現著模糊數學的數理邏輯原理。

但是，陰陽五行學說也有不少天然的缺陷。

①概念的外延過大，故在說明理、法、方藥等具體問題時往往失之於籠統。②高度抽象、不易掌握，初學者常常容易出現理解上的主觀隨意性和片面性，甚至產生替換概念之誤。③運用這些概念進行演繹推理，如果素養不夠、把握不嚴，往往可能產生臆測的成分。

相形之下，控制論、訊息論、系統論、模糊數學等，運用了大量內涵和外延準確、嚴密的科學概念，在研究和處理問題中的許多特性，諸如綜合性、整體性、解釋多因素複雜系統的有效性、定量化、最優化、訊息化、人—機結合、使辯證法具體化精確化等，都顯得更優越、更科學。將現代科學方法論的思想、方法或某些概念，移植、滲透到中醫理論中來，必將有助於中醫學的研究和發展。

從這個意義上講，現代科學方法論應作為當代中醫教育中的主要基礎課之一，以便於學生在系統學習中醫理論之前，即建立起符合中醫特點的更為理想的認識觀念和思維方式。

3 │ 關於邏輯學

邏輯學是專門研究人的思維方式和思維規律的科學，也可以說是開發人的大腦智慧的學問。對於科學工作者來說，學好邏輯學將有利於人腦這部最大的天然計算器的開發和應用。

中醫臨床的顯著特點是，它首先依靠大腦的指揮，運用眼、耳、口、手，透過望、聞、問、切去蒐集病人的證候和發病的其他相關因素，不像西醫那樣依賴龐大的附屬科室和複雜的醫療設備；接著又完全依靠大腦，透過由此及彼、由表及裏、去粗取精、去偽存真的辯證思維對疾病做出識別，不像西醫那樣依賴各種檢驗報告；最後又完全依靠大腦確定對疾病的防治決策，以及遣方、用藥。與西醫相比之下，更顯得中醫是一種以個人思維能力為主要特點的，腦力勞動密集的職業。可見，保證大腦高度有序化的思維，對中醫工作者來說尤其重要。

另外，我國現存的幾千種中醫古籍中，不可避免的會有一些概念不準確、判斷不恰當、推理不符合邏輯性的問題。當前大專院校使用的教材，也正待按照中醫知識結構的自身邏輯系統來修改和完善。所以，中醫學院開設邏輯課程，使學生確立起科學的思維方式，這對於學習和以後的臨床、教學、科研，都是十分必要的。

✢ 西醫課程的設置問題

關於中醫學院的西醫課程設置問題，長期以來爭議頗多。筆者認為，中醫課程和西醫課程的設置，不是簡單的幾

比幾的問題。西醫課程應該設那些、設多少、設在什麼時候以及開設西醫課的目的何在，這些問題應從以下三個方面加以考慮：

1 | 要遵循中醫方法論和知識結構特點

中醫和西醫研究的客體雖然都是人，但是兩個完全不同的醫學理論體系。

(1) 研究的角度不同

中醫著重研究整體生命過程中的種種狀態。它是在不干擾活的生命過程的條件下，直接觀察人的生理現象和病理過程，並按照陰陽五行學說對這些現象進行整體的系統的、辯證的綜合性研究而形成的醫學理論。

西醫著重研究的是器質結構，它是在近代物理學、化學成果的基礎上透過研究構成人體的各種物質、能量及其相互轉化關係而形成的醫學理論。

(2) 研究的層次不同

中醫並不打開人體「黑箱」，它著重在人與自然的聯繫中，在活的人身整體層次上，對人進行現場宏觀的研究。

西醫則依賴近代、現代精密的實驗設備和解剖手段，著重從細胞、分子等層次上，對構成人體的各個細節進行離體微觀的研究。

(3) 研究的方法不同

中醫在宏觀的研究生命過程時，多採取以綜合為主要傾向的研究方法。西醫在微觀的研究器質結構時，多採取以分析為主要傾向的研究方法。

由於兩者研究的角度、層次、方法不同，所見到的人體

生命活動的「畫面」不同，所以總結概括的生理、病理、診斷、治療的規律自然不同。如果從知識結構的特點給兩者下一個定義的話，那麼，以綜合為主要傾向的研究方法、從宏觀整體的層次上，透過研究人體生命過程的種種狀態形成的醫學理論為中醫；以分析為主要傾向的研究方法，從細胞、分子等層次上，由研究人體的結構及其功能而形成的醫學理論為西醫。（關於中醫學的定義，參見第一章第一節。）

由此不難看出，除了兩者研究的對象不同以外，方法論的差異是形成兩個醫學理論體系的重大區別。物理學、化學不是中醫主要的方法論內容；西醫的生理、解剖、組胚、生化等也不能作為中醫院校的基礎課程。

長期以來的問題是，中醫學院以理工科的標準招收新生，學生熟識的數、理、化知識對於理解中醫用處不大，況且在缺乏系統的中醫方法論課程的情況下，在一、二學年安排了大量西醫基礎課程。試想，在方法論上交給學生的是西醫的「洋鑰匙」，如何能打開中醫這把「大鐵鎖」呢？船固然是涉水的好工具，但登山何苦背著船呢？

2 │ 應重視大腦接受知識的特點

(1) 關於直觀與抽象

西醫的知識比較直觀，可以藉助於物理學、化學和解剖實驗。中醫的知識比較抽象，主要依賴於人的理性思維。從對知識的選擇性接受來講，人們的大腦總是接受直觀的知識容易，接受抽象的知識較難。中醫教學在缺乏必要的實驗手段的情況下，如果中西醫課程齊頭並進，在學生頭腦中首先接受和理解的，必然是比較直觀的西醫知識。

(2) 關於先入為主

學生接受和理解西醫的知識之後，就會在頭腦中形成先入為主的既成概念。因為人們學習新知識時必須克服的第一障礙，是他頭腦中已經懂得的知識，對正要學習的新知識所產生的排他性——先進入大腦的「已知」對欲進入大腦「未知」的質疑和抗拒，這幾乎是認知過程中人人都有的自然現象。因此，這一點，在中醫教學同樣不可忽視。

先入為主常常害得法官都良莠難分是非難辨，對於初入中醫門徑，尚不能分清何為中醫、何為西醫的學生來說，以既成的西醫知識對號入座地曲解中醫，那就不足為怪了。

(3) 關於語詞相同而概念內涵不同的問題

中醫裏有心、肝、脾、肺、腎，西醫也有心、肝、脾、肺、腎，名稱雖同，含義迥異，類似的情況很多。用同一個語詞表示不同的概念內涵，最容易把初學者的思維搞亂。中西醫課程並進，不利於學生完整地、準確地、牢固地掌握中醫的基礎知識，甚至導致亦中亦西、不中不西的糊塗概念。

3│應考慮人的大腦認識事物的能力

人的大腦認識事物的能量總是有限的。儘管人們主觀上希望一個人既精通中醫，又精通西醫，甚至掌握更多的知識，但是人群裏的神童、才子永遠是極其罕見的。中醫和西醫的知識結構都很龐大，涉及人類科學知識的諸多方面，即使在同一種醫學裏，長於內科的不一定長於外科，精於兒科者不一定精於婦科。正像巴甫洛夫說的，「要想一下子全知道，就意味著什麼也不知道」。要求中醫學院的學生同時精通中西兩套理論和技術，事實上是不可能的。

基於上述討論中醫院校的西醫課程設置與教育目標，應當考慮以下幾個方面：

第一，中醫學院的定向培養目標，是造就全面掌握中醫基本理論知識，熟練掌握中醫臨床治療技術，兼通一定西醫西藥常識的中醫人才。一蹴而就，或畢其功於一役，均非明智。

第二，中醫學院應以文科標準招收新生為宜。

第三，西醫課程應安排在中醫理論和中醫臨床教學之後，大體在最後一學年裏，學習一定的西醫基礎和臨床常識。

第四，從國情出發，提高臨床效果的積極方法，是努力加強中西工作者之間的團結與合作，以此來發揮中、西醫兩個醫學的優勢。在人才個體的知識結構上如果博而不精，自然達不到兩種醫學間的兩個高水準相加的目的。

第五，大學畢業後，可根據醫療和科研的實際需要，擴大和引申知識領域，但大學教育階段，必須堅持「以中為本」的定向培養的目標。

理論聯繫實際，改進實習教學問題

人們認識客觀實在的一般規律是，從生動的直觀到抽象的思維，並從抽象的思維到實踐，這是認識真理、認識客觀實在的辯證途徑。換一個角度講，一個正確的認識，往往需要經過由物質到精神，由精神到物質，即由實踐到認識，由認識到實踐這樣多次反覆，才能完成。所以，主觀與客觀、物質與精神、思維與實踐之間的矛盾的、辯證的認識途徑，是學習和掌握任何一門科學知識的必然過程。

毋庸置疑，按照實踐——理論——實踐⋯⋯的原則安排實習教學，是中醫教育的重要環節。所以，以往中醫教育中，「基礎教學空對空、實習教學西代中」的問題，是影響中醫教學質量的主要原因之一，必須努力改進。

1│特點和要求

第一，結合基礎教學，儘早培養學生深入細緻的觀察習慣和技能。

中醫理論的基本材料主要來源於對客觀的觀察；西醫則主要來源於具體設計的實驗。像達爾文細緻、深入地觀察生物進化的現象一樣，中醫是在長期反覆的對自然現象和人的生命現象的觀察中，總結概括而成的醫學理論。因此在基礎理論教學的同時，培養學生對這些現象深入細緻的觀察習慣和技能，是早期實習教學的基本要求。

這種觀察，要廣，要細。外而天文、氣象、物候、土地方宜、社會人性等，內而體質特點、生活習慣、心理狀況、生理現象、病理反應等，都是需要認真觀察的內容。況且這些聯繫著、運動著的現象，「玄冥幽微，變化難極」。尤其是脈象、舌象、神色等，不經過長期反覆的嚴思密察，是無法掌握其要領和真諦的。

以往第一、二學年，隨著西醫基礎理論的講授，相應地安排瞭解剖、生理、生化等方面的實驗課程。但是在講授中醫基礎理論時，沒有與中醫的陰陽、五行、經絡、藏象、病因、病機、診法、治則等理論相應的，以現場觀察為主要特點的實習和實驗內容。這種「以西代中」的實習，干擾了學生對中醫基礎理論的認識，甚至由此形成了「壓根兒的模糊

概念」。這一點，是早期實習中必須注意糾正的問題。

第二，在經典醫著學習階段，聯繫臨床，培養學生運用中醫基本理論進行思維的能力。

如前所述，中醫辨證論治的全過程，主要是依靠醫生大腦的思維來完成的。而西醫則是在多方面附屬的醫技科室的配合下，當各方面的檢驗結果拿到手之後，臨床診斷和治療方法即不問自明。人們習慣講「找西醫看病先看門」（指西醫的大醫院有更齊全的醫療設備）；「找中醫看病先看人」（指高明中醫有豐富的辨證論治技能）。一句來自病人的習慣說法，一語道破了中醫工作者辯證邏輯的思維能力在臨床中的重要性。

然而訓練大腦辯證邏輯的思維能力，並不是一件容易的事。它不僅需要豐富的哲學、邏輯學和中醫學的理論知識，而且需要在長期反覆的實踐檢驗中，證明自己思維的客觀真實性。傷寒論、金匱要略和溫病學不僅記載了大量行之有效的方藥，更重要的是完整地體現了中醫辨證論治的基本原則和方法，揭示了臨床思維的普遍規律。因此從講授經典理論起即配合臨床實習，是引導學生運用中醫的理論概念，進行判斷、推理，提高大腦思維能力的關鍵環節。

我國當代的名老中醫，絕大多數是師帶徒的形式培養出來的。事實雄辯地表明，在學習中臨床，在臨床中學習，是提高學生辨證論治技能的有效方法，所謂「紙上得來終覺淺，絕知此事要躬行」就是這個道理。因此，要把經典醫著的講授從課堂上和書本裏解放出來，要趁熱打鐵，一邊讀書，一邊臨床。這個環節抓好了，內、外、婦、兒等科甚至不需要過多的課堂講授，只要在老師的指導下結合臨床進行

中醫復興論——沉思‧啟蒙‧正本‧清源

自修，即可桴鼓相應，觸類旁通。

中醫教育中如果不配合經典醫著教學，狠抓學生的思維能力訓練，學生就會成為「理論上的巨人」、「臨床上的矮子」。辨證論治的基本原則一旦變為頭腦中空洞的教條，就可能使學生最終流於食而不化的經驗醫、方藥醫。

當代中醫隊伍中臨床家少，空頭理論家多，這是又一種畸形狀況。這種狀況，其實是中醫經典醫著教學失敗的真實寫照——臨床的根基不厚，自然療效不會滿意，從事臨床工作的興趣、熱情也就難以形成。

第三，在臨床驗證的基礎上，促使學生形成看家的用藥套路和經驗。

李時珍的《本草綱目》記載了 1892 種藥物，近年出版的《中藥大辭典》收錄了 5767 種藥物，歷代醫家組合的方劑更是多不勝數。這些經過實踐檢驗的方藥，都是我們的寶貴財富。但是必須看到，這些方藥中，性味相近、功效相似、原理雷同者很多，同一種常見的、多發的病證，文獻中記載的有效方藥，往往令人眼花繚亂、難以選擇。

我國地大物博、人口眾多、歷史悠久、藥源豐富，生活在各個不同時期不同地方的醫生，都有各自不同的用藥套路和習慣範圍，久而久之，不斷彙集，便積累了如此豐富的方藥知識和大量的方書。然而對於今天的從醫者來說，全面掌握這些方藥不僅不可能，而且沒有必要。

醫生用藥如兵家用兵，貴乎精而最忌浮泛蕪雜。各個醫生只要在代表性醫著的基礎上，不失其理論原則、不違其立方法度，熟練掌握一批代表性方藥足矣。難得的是在臨床中不斷地化而裁之、推而廣之。否則，食而不化的方藥記得越

多，在臨床中越覺得無方可用，這一點，前人早有明訓。

現在，供教學使用的中藥學、方劑學、古典醫著以及內、外、婦、兒等講義中收入的藥物、方劑已經很廣甚至有些蕪雜了。要想知藥善用，不敗於臨床，必當透過實踐檢驗。學生在老師的指導下，「親口嘗一嘗梨子的味道」，對所學的藥物和方劑才能理解得深，記憶得牢。

如果能在學校階段，即在學習經典醫著的基礎上，初步形成自己的用藥套路與經驗，畢業後就可能很快成為臨床上的行家裏手。否則，學生的知識始終停留在書本的表面上，獨立工作之後，往往會陷於浩瀚的方藥大海之中，面對寶貴財富，心惕怳而無所適從。如若這樣，經過幾次臨床挫敗之後，學生便失去信心，自感莫為，不知不覺中逐漸滑入重西輕中、棄中從西的境地。

2│步驟和方法

中醫著重於活的生命現象和過程，與生命相關的自然界和人類社會，健康的人和有病的人，無時無處不是中醫的實習場所。因此要充分理解中醫實習場所廣泛、易行，不受時間、條件、設備限制的特點，靈活開展實習教學。

按照上述特點，實習教學大體可分為三個步驟。

第一，在第一、二學年，即講授方法論和基礎理論階段，組織學生對四時的氣象、天文、物候等進行考察，引導學生深入觀察人的生理現象，包括正常的脈、舌、色，養成深入、細緻的觀察習慣，以加深對基本理論的理解。

第二，在第二至第五學年，即講授經典醫著和臨床醫學階段，按照由少到多、先門診後病房的順序，拿出一年半的

時間進行臨床實習。使學生能夠運用理、法、方、藥的基本知識，由臨床中的獨立思考，掌握辨證論治的基本技能。

第三，在第六學年，即學習西醫西藥常識的同時，安排中、西醫配合的臨床實習，以掌握常見病、多發病的西醫治療技術和中西醫配合的急性病、危重病的搶救技能。

為了保證實習教學的質量，應採取必要的方法和措施。

第一，縮小班組，每 10～15 人為一班。既便於同學之間相互觀察、相互討論、共同研究，也便於老師指導學生進行專題考察和病案分析。

第二，選拔有豐富臨床經驗的教師，充實到經典醫著和臨床醫學的教學中去。努力提高現有教師隊伍的臨床素質，加快教師的知識更新，改變課堂教學空對空的狀況。

第三，加強和調整實習醫院的技術力量，改變實習教學「西帶中」的局面。在實習基地不足的情況下，允許學生拜社會上高水準的中醫臨床家為師，提倡以師帶徒式的臨床實習。

第四，制定嚴格的臨床實習考核條例，並把臨床實習的考核成績作為學業鑑定的主要方面。諸如各科實習的時間、學生獨立處理病例的數量、療效、總結報告的評定辦法和標準等，都要有明確的規定。

第五，重點保證實習醫院藥物的供應，加強實習醫院藥房的管理。尤其要確保中藥材的品質，恪守飲片加工炮製的標準，強化傳統中成藥的規範。以便在實習教學中做到課堂教學與實習教學的聯貫性，充分體現中醫理論與實踐的一致性，中醫與中藥的統一性。

中醫院校是造就中醫後繼人才的場所，要使學生既能牢

固掌握中醫理、法、方、藥的基本理論，又能熟練運用辨證論治的技能，同時還具有一定的西醫西藥常識和現代科學知識，這是人民群眾的需要，是繼承和發揚中醫事業的需要，勢在必行，勢在必改。總而言之，提高中醫教育品質的關鍵在於尊重科學，尊重中醫知識結構的特點及其自身的規律。長期以來，中醫教育上的種種不足，都在於對中醫知識結構的特點及其自身的規律忽視甚至無視上。中醫教育的改革，必須從這裏起步。

（註：這是筆者第一項科學學、軟科學課題，始於 1982 年，調查、研究、思考部分內容曾以專題短文形式，在《中醫教育》、《中醫管理雜誌》、《遼寧中醫雜誌》發表。本文係 1986 年 12 月在「全國中醫藥學術發展戰略研討會」上的專題報告，其中代表性觀點發表於 1987 年 3 月 10 日的《光明日報》第 3 版，收入本書時略有增補。）

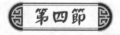

第四節

「勘誤」的勘誤

—— 評《中醫基礎理論》教材的差錯問題

　　1995 屆中醫藥大學生使用的《中醫基礎理論》（普通高等教育中醫藥類規劃教材、上海科學技術出版社 1995 年 6

月第 1 版、第 1 次印刷）一書，附有一冊 12 頁的《勘誤表》。《勘誤表》對《中醫基礎理論》差錯的勘誤共 272 處，更正的總字數達 973 字。全書共 196 頁，30.2 萬字，按該表勘誤的字數計，差錯率為萬分之三十二。

依據《勘誤表》，我們對《中醫基礎理論》的差錯處一一進行了核對更正。全書每頁勘誤在 6 處以上者共 10 頁，勘誤最多者為 55 頁，計 9 處；勘誤字數最多者為 183 頁，該頁共刪去 220 字、補入 28 字，共 248 字。

從《勘誤表》可見的重大差錯，即在學術上給人造成誤解的差錯不少於 30 處。經過初步分析，272 處差錯的性質大體為 6 類：校對不認真者 108 處，編稿水準問題或疏漏者 23 處，屬於主編統稿或終審定稿責任問題者 103 處，因為用字不當者 14 處，學術術語使用不當者 19 處，學術觀點錯誤或有待商榷者 5 處。

由此可見，除了編校者責任心不強、治學不嚴謹外，違背教材編寫的標準化、規範化原則，也是造成嚴重差錯的一個主要原因。另外，納入教材的內容，應當是經過實踐檢驗和歷史沉澱的科學知識，所以習慣上稱之為「置後性的學問」。而《中醫基礎理論》把文獻中的某種提法或是編書者的個人觀點，在未經專家廣泛論證而達到約定俗成的前提下，輕易地寫入這本《普通高等教育中醫藥類規劃教材》，更是教材編寫常識所不能容許的。

令人不解的是，這一冊經過上海中醫藥大學、天津中醫學院等老師分別對本教材進行仔細校勘，尋找差錯，提出更正意見，最後彙總，由主編審定的《勘誤表》本身，竟然也有 26 處差錯。占全部勘誤的 272 處的百分之九點五。

該《勘誤表》分 5 欄：其中「頁」，標示錯在某頁；「行」，標示錯在某行；「字」，標示錯在該行第幾個字；「誤」，指應更正的字、句、段；「正」，指勘誤後的字、句、段。《勘誤表》的「行」欄出錯 6 處；「字」欄出錯 2 處；「誤」欄出錯 11 處；「正」欄出錯 7 處。尤其「正」欄的 7 處錯誤中，未改正者 3 處，錯改錯者 3 處，正改錯者 1 處。正改錯得是，把書中說明肺的宣發和肅降的「功能」二字，按西醫肺器官呼吸的含義，錯誤地改為「運動」。

經過勘誤的《中醫基礎理論》中，還有多處差錯被漏勘。僅在我們通讀的「緒論」一節，漏勘者即不下 20 處。

另外，應當特別提出的是，「緒論」中把中醫的「陰陽學說看作是對世界本原持二元論的學說」，而「五行學說是認識世界本原的一種多元論」，此說不知有何出處。眾所周知，按照辯證唯物主義的一元論觀點，物質是世界的唯一本原。持二元論觀點的迪卡兒者則認為，世界的本原是兩個各自獨立、並存的實體，即物質實體和精神實體。在哲學領域裏，至今仍然普遍否認關於世界本原的「多元論」之說。

毫不誇張地說，《中醫基礎理論》在「諸論」中「二元論」、「多元論」的說法，初學哲學的中學生，也不應出現這種概念性的錯誤。況且，陰陽五行學說是中醫最基本的理論之一，在如此嚴肅而又具有普遍意義的中醫基礎理論問題上，出現如此荒誕之論，令人不可思議。

《中醫基礎理論》教材的差錯問題，本質上是讀書人文化精神頹廢，學術責任感淡漠的反映。步入高等中醫學府的大學生們手持這第一本專業主幹教材，如果因此而陷入迷途，縱然熱愛中醫卻難得其要領；或者按照編書者的治學態

度亦步亦趨，終日昏昏，食膏粱厚味，成無用之才，這將是誰之過呢？

古往今來，教書育人者良心上最受責備的，莫大於誤人子弟。在中華民族奮力崛起的當代，教書時應當常常記著那句鏗鏘有力的話，「科技興國，教育為本」！如此，則不至於愧對學生、愧對自己、愧對中醫。

發生在中醫基礎理論研究領域和教書育人事業上的這件並非偶然的事情，難道不值得我們深省嗎？

（註：本文原載於《山東中醫藥大學學報》1996 年第 4 期，發表時署名「丘石」。1995 年 12 月 1 日，該文初稿連同筆者審讀批註的《中醫基礎理論》第六版教材，直呈身兼全國「普通高等教育中醫藥類規劃教材編審委員會」主任委員的國家衛生部部長張某某，令其大為震驚。未久，這本教材從書市全部收回。當今學風空疏，人心不古，為了立此存照，故予公開發表。修改重印的《中醫基礎理論》教材，文字錯誤做了改正，學術上的錯誤未做修改。）

第五節

提高中醫臨床療效的檢討

中醫學的生命力在於臨床療效，社會對於中醫學的需要也在於臨床療效。中醫藥工作者能否保持和發揚中醫學的特

色與優勢，在中醫基礎理論指導下提高臨床辨證論治的能力和治療效果，是中西醫並存環境裏中醫所面臨的至關重要的問題。

「科學學」是關於科學發展的科學。即從本學科的科學原理和目的出發，研究自身發展的歷史、現狀及其影響發展的諸多因素，以探求未來發展的最佳思路和方法。提高中醫臨床療效的科學學研究，自然要以中醫基礎理論為依據，以理、法、方、藥一脈相承的辨證論治為前提，透過研究中醫臨床形勢、問題和與問題相關的種種原因，以期從中梳理出提高中醫臨床療效的思路和方法。

20 世紀是中醫學處於「百年困惑」的歷史時期。在這一歷史時期，遇到的困難和問題多，積累的經驗和教訓也多。實事求是的進行科學、歷史的反思，對於中醫學走出百年困惑，逐步振興、發展，無疑是必要的。

愛因斯坦說得好，「提出問題比解決問題更重要。」就臨床療效而言，如果說當今中國的中醫學正處於逐步消亡之中，其實並不為過。拯救中醫學於既倒，已經是擺在全社會面前必須真誠面對的課題。

本文著重圍繞造成中醫臨床療效下降的三個脫離，加以討論。

這三個脫離是，中醫學與自身的文化基礎脫離；中醫臨床與辨證論治脫離；中藥與中醫臨床脫離。

✤ 一般情況與問題

從科學學角度來看，研究如何提高中醫臨床療效，自然會聯想到以下四個方面的情況：

中醫復興論——沉思・啟蒙・正本・清源

1 | 中藥材品質下降、失控

20 世紀 50 年代，除了歷史上一些少數在地道產區種植的中藥材以外，絕大多數均是直接採集、收購的野生、天然藥材。從 1958 年大力推行中藥材異地引種和人工養殖，到 26 年後的 1984 年，人工種植、養殖的中藥材已經達到總產量的 50%。

1984 年以後，由於中藥材生產經營「全部放開、自由經營」，再加上推廣「科學」栽培、引種，據 1998 年「全球華人中藥現代化學術研討會」上有關部門提供的報告顯示，人工種植、養殖的中藥材已經超過總產量的 70%。

千百年來，「非地道藥材不處方、不經營」這一提法，既是我國中醫藥界普遍認同的藥材質量標準，也是我國中醫藥界共同信守的行業道德標準。然而近代，從野生、天然的地道化中藥材，到無序化的異地引種、人工養殖的中藥材，走的卻是一段朝著「神農嘗百草」時代大倒退的路。這一大倒退造成了中藥材品質嚴重下降、品種日趨混亂。

20 世紀 60 年代初我們在中藥房實習時，因為身上留有中藥的餘香，走在人群中常常引得人們回頭一望。那時候，如果晚上走在漆黑的大街上，忽然飄來的中藥氣味便會立即提醒你——中藥店到了。

但是現在，即使走進中藥房也感覺不出當年那種濃郁的藥香。中藥材品質之懸殊，可見一斑。

2 | 中藥飲片使用率下降

中醫臨床常用的湯劑，自古以來有「湯者蕩也」之稱。

即臨床中的急性病、危重病多用湯劑以迅速蕩滌病邪，取得明顯的治療效果，而由中藥材加工成的飲片，則是配製湯劑的基本材料。20世紀50年代，國家在中藥材分配使用上有一條「三先三後」的原則，先治療後滋補，先飲片後成藥，先國內後國外。當時，飲片的使用量占到中藥總銷量的70％以上，滋補藥在中成藥銷售中所占的比例比較小。這一點足以說明，當時中醫用飲片治療急性病、危重病，在臨床上是非常普遍的。

據1957—1980年的統計，中藥飲片使用的比例有所下降，不過那23年裏使用中藥飲片與中成藥的比例，大體保持在63％：37％的水準上。

據國家中醫藥管理局醫政司1995年的普查顯示，多數省級以上中醫院中藥（包括飲片和中成藥）的使用量達不到總量的50％，有的甚至僅占20％左右。顯然，西藥的使用量超過了中醫院用藥總量的一半。而在使用量的不到50％的中藥裏，飲片僅占⅕左右。這就是說，在中醫院用藥的總量裏，中藥飲片僅占10％左右。按照以往中藥飲片與中成藥的使用比例來看，中藥飲片的使用率由20世紀50年代的70％以上，下降到20％；中成藥的使用率則從20世紀50年代的不到30％，上升為80％。

3 | 中醫院「西化」傾向日趨嚴重

中醫院中藥與西藥使用比例，中藥飲片與中成藥使用比例的變化，顯示出兩個事實：

①中醫院的西醫化趨勢突出。

②中醫院的中醫療效下降，治療急性重病的機會和領域

明顯減少。

在上述的中成藥的統計裏，還包括 10％～20％「中藥西製」的藥物在內。比如，丹參注射液、川芎嗪、清開靈、速效救心之類。這類藥物的藥理表述，臨床適應證、禁忌證的說明，基本上使用的西醫藥理、生理和臨床病理的術語和指標。這類藥物雖然以中藥材作為原料，但是經過提取（或半提）有效成分的再生產以後，已經與中醫辨證論治的理論和實踐脫離了。所以從藥物學科分類的觀點來說，理應歸屬於西藥。

聯繫到 20 世紀 80 年代以後新開發的中藥新藥與中醫、中藥理論相脫離的問題，聯繫到中醫大夫辨證水準下降，對應西醫病理診斷而開方用中藥的問題等，事實上中醫院「西化」趨勢的嚴重性，僅靠上述兩個用藥比例是不足以反映其真實情況的。如果進一步從科學學角度來看「近代科學主義」的危害，那麼，中醫、中藥理論上的「西化」在中醫發展上潛在的危機，更值得人們予以深切關注。

4 │ 對形勢估計不足

近年來，許多老一輩的中醫專家認為，導致中醫臨床療效下降的關鍵，不在中醫學術的自身，而在從事中醫臨床的人才素質。但是社會上又流行一種說法：認為中醫人才培養上的「不中不西」的問題，中醫院中醫特色萎縮的問題，都是「醫療市場需要」的結果。其實這一流行的說法，正好從反面揭示了中醫臨床療效下降的真正原因。

如果把病人作為醫療市場裏醫藥用品的消費者來看，病人來到中醫院這個「市場」自然是希望使用中醫中藥的方法

來防病、治病。同樣，病人來到西醫院這個「市場」，當然是指望使用西醫西藥的方法來防病、治病的。為什麼病人不對西醫院提出中西藥並用，而偏偏對中醫院提出這種需求呢？這其實是把中醫學術滑坡，療效下降的問題，藉口「市場需要」而把問題的真正原因推到了病人的身上。

在經濟市場中，醫藥用品是一種特殊的商品。其特殊性在於，醫藥用品在其流通過程中存在著一個代替病人做決定的仲介，即大夫。應該說，大夫才是藥這種特殊商品的真正消費者。因為病人來醫院的真正目的是花錢請大夫幫他看病，他已經把選擇用藥的權利全盤委託付給了大夫，而且對大夫的決定絕對服從。如果中醫院的大夫們有能力堅持「先中後西、能中不西、中西配合」的中醫院辦院方向，相信我們的中醫院裏中藥的使用量不會低於 80％。因此，藉「市場需要」之說，把中醫院中醫特色萎縮的問題轉移在病人身上，是沒有道理的。

還應該強調，醫院這類市場是醫學科學技術占主導地位的市場。在醫院的市場機制裏，起決定作用的是醫學科技。這一點也正是從科學學來研究問題時的基本立足點和出發點。所以，「市場需要」之說如果不是文過飾非之詞，那麼，為了實現提高中醫臨床療效的目標，我們首先應當從自身檢討做起。

基於上述，提高中醫臨床療效，除瞭解決好中藥的問題外，還應當抓住兩個主要環節。

一是提高中醫隊伍辨證論治的理論素質和臨床能力；

二是防止中醫院的「西化」傾向，因為「西化」是中醫學術由自我從屬滑向自取滅亡的必然過程。

✚ 中醫學術與自身的文化基礎脫離

春秋至秦漢之際，是人類文明史上第一個文化高峰時期。那時候，中國諸子百家在哲學、文化、思想領域，在天文、氣象、數學、農學、醫學和軍事、教育等方面的成功，使中國在人類文明史上持續領先了 1000 多年。

那時候，人們對自然界萬事萬物和人類自身的認識，都是從「自在之物」的「運動」形式入手，來研究其運動的狀態、方式、過程，以認識其運動的內在聯繫及其變化規律的，中醫學就是在那種文化環境和研究方式中，形成和發展起來的。這些文化背景與基礎理論方面的內容，這裏不作具體論述。中醫如果脫離了它的文化背景與基礎理論，丟掉的將是那種文化環境所蘊含的思維方式和研究方法。

丟掉了中醫的思維方式和研究方法，中醫學術就失去了生存、發展基礎。這一點對任何一門科學來說，都是如此。

1 | 中醫教育上的缺憾

從 1956 年開辦中醫大學教育至今，中醫教育上的首要問題是沒有按照中醫學知識結構的特點，合理設置中醫大學的課程體系，因而造成了中醫學與自己的文化環境相脫離的嚴重傾向。對中醫院校合理設置方法論課程問題，中醫院校西醫課程的設置問題，本人在《中醫教育的三個重要環節》、《從知識結構談改進中醫教育》、《為中醫教育診脈、處方》等論著中，已經做了詳細的論述，這裏不再重複。

不過需要強調的是，中醫教育的失誤是造成當代中醫人才知識結構不合理、不完整的首要原因，是造成中醫臨床療

效下降的禍水源頭。

2｜科學研究主體錯位

20 世紀 50 年代開始的中醫科研工作，基本上是把中醫學作為被研究的對象，用西醫的觀念和研究方法對其進行驗證、解釋、改造的「科研」。這種研究首先無視或者不承認中醫學內在的科學價值及其規律，並且以西醫的觀念和研究方法作為評判中醫學之是非的至上原則和唯一標準。所以我們稱這種研究，是主體錯位的所謂「科研」。這種「科研」涉及中醫文獻研究、臨床研究、基礎理論研究、中藥研究各個方面。

在中醫臨床研究的範圍主要包括：①發病情況、原因與機理的研究。②診斷方法與辨證規範的研究。③療效機理的研究。④常見病、多發病、疑難病防治規律的研究。⑤以動物實驗為基礎的中藥臨床藥理、藥效的研究。⑥中藥與方劑的藥效、藥理、製劑、毒理的研究等。

不難看出，這類「科研」的出發點是在將中醫視為沒有理論的經驗醫學的前提下，對中醫的臨床治療來做西醫、西藥理論上的說明或解釋。因此，這種「科研」對於堅持中醫辨證論治的原則來說，對於中醫與自身的文化環境來說，所產生的作用必然是相反的、離心力的結果。

3｜開辦中醫院之初的指導思想

中醫教育、科研中存在的中醫與自己的文化環境相脫離的問題，應當追溯到 20 世紀 50 年代開辦北京中醫研究院和北京中醫學院的初始階段。在北京中醫研究院開辦之初，先

中醫復興論——沉思・啟蒙・正本・清源 ■

後從全國各地選拔了近 60 位名老中醫，同時又調來了 160 多位西醫專家和青年西醫。這種人員結構清楚地表明，中醫研究院是以西醫的學術思想當家，是要把中醫學術作為研究對象，把名老中醫的臨床經驗作為研究對象，用西醫的觀念和方法對其進行發掘、整理、提高。

今天看來，這種指導思想是典型的「近代科學主義」在中醫學術發展上的表現。但是，當時人們缺乏甚至可以說沒有這種防範意識。這就使「近代科學主義」繼續延伸，牢牢地占領了中醫教育、醫療的陣地。在「近代科學主義」的思維框架裏，經驗的中醫經過科學的西醫解釋、改造之後，中醫便「科學化」了，便達到中西醫結合了。所以在「近代科學主義」的思維框架裏，中醫既不存在與西醫學術並重的問題，更不存在學術體系的自我發展問題。

萬事開頭難，但萬事也常常誤在開頭上！中醫的醫療、教學、科研在 20 世紀 50 年代，本來遇到了一個變革、發展的好機會，但是從一開始，卻掉進了「近代科學主義」的陷阱，這就將一個良好的歷史機遇，逐漸向歷史的相反方向滑去，算起來將近 50 年過去了。長期工作在這種環境中的中醫工作者，要想堅持辨證論治，繼承中國文化傳統，顯然與現實環境格格不入。倘若中醫工作者隨波逐流，那麼最終的受害者也只能是中醫學了，中醫學將一步步走向消亡。

✚ 中醫臨床與辨證論治脫離

1│中醫臨床與辨證論治之醫

提高中醫臨床療效，首先要提高中醫臨床工作者辨證論

治的能力。自古以來，醫分三等，即經驗之醫、辨證論治之醫、陰陽會通之醫。

經驗之醫只掌握有限的方藥和治療方法，缺乏中醫基礎理論知識，臨床中不善於平脈辨證，故對證（病）給藥，療效有限。

辨證論治之醫則熟諳中醫經典醫著，旁及歷代醫家之長，可以做到藥隨證變，圓機活法，體現出中醫的臨床特色與優勢。

陰陽會通之醫不僅要掌握辨證論治之醫的全部知識，而且要上知天文、下知地理、中曉人事，「近取諸身、遠取諸物」、「通神明之德」、「類萬物之情」，自然而然地把人放進社會、自然、精神情志的大系統之中，在天人相應的理性思維中，把握疾病演變的蛛絲馬跡，做到秋毫不差，藥無虛發。

張仲景在《傷寒論原序》中說：「天布五行，以運萬類，人稟五常，以有五藏，經絡府俞，陰陽會通，玄冥幽微，變化難極。」意思是說，因為人是生靈，而非簡單的生物，人與天地相應，成為一體，人的藏府經絡、氣血陰陽相互關聯，不可分割。洞察病情，明辨病機，對一般人來說，的確是一種「難極」的事。唯其「難極」，而且人命至貴，所以必須為中醫院培養儘可能多的辨證論治之醫和陰陽會通之醫，這是提高中醫臨床療效的重中之重。

2│辨證論治的含義及其思維過程

「辨證論治」的完整意思，即「辨證求因、求機，審因、審機論治」。為了準確的理解辨證論治的含義，下面再

做一些必要的解釋。

「辨」，是人們理性思維的一種形式。《辭海》謂：「辨，考問得其定也。」《康熙字典》謂：「辨然，不疑惑也。」故「考」是「辨」的過程，「定」是「辨」的結果。就是說，「辨」是人們透過現象認識本質的思維過程。

「證」即「證候」。它是中醫學的專用術語，即透過望、聞、問、切四診所獲知的疾病過程中表現在整體層次上的機體反應狀態及其運動、變化，簡稱為證，或者候。俗而言之，證候是中醫意義上的疾病過程中的臨床表現。

而「辨證」並不是簡單地看一看疾病在臨床中有哪些表現。辨證的根本目的是要對證候取精去粗、去偽存真、由此及彼、由表到裏的深入研究，以認識疾病形成、發展、轉歸的內在原因和機制。這原因和機制，總稱為病機。與臨床中表現的證候相比，病機才是疾病的內在本質。所以中醫臨床上透過辨證所認識的病機，與西醫臨床上透過辨病所認識的病理，在各自的臨床中有同等重要的意義。

病機包括疾病形成的原因、疾病的臨床屬性和疾病演變的趨勢三方面含義。當中醫臨床中認識疾病的病機之後，便可審機立法，因法遣方、用藥。可見，認識病機是全部辨證論治的核心環節。

證候是疾病的臨床表現，病機是疾病的內在本質。臨床中並不是見到了證候就可以認識到疾病本質的，所以才要求通過辨證以求因、求機。與西醫臨床中透過種種辨病的方法以認識病理的過程相比，中醫臨床辨證的過程，就是以中醫基礎理論為依據而展開的臨床思維的過程。換言之，離開了中醫基礎理論，中醫的臨床辨證將無法進行。

為此，本文在這裏需要將辨證論治的思維過程，以示意圖的形式加以重點說明。

依據下圖所示：

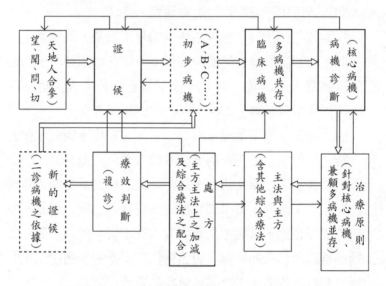

• 辨證論治思維過程示意圖（證、機、方、效因果鏈）

（1）中醫臨床一開始，醫生透過四診，即可掌握該病的許多證候。於是醫生根據已知的經絡藏象、病因病機等基礎理論，便可以對該病的初步病機做出假設。

（2）有了初步病機之後，醫生的思維隨即以初步病機的理性知識為基礎，返回到證候中做一對應的驗證。如果已知的臨床證候與初步病機不相符合，則需要參照初步病機對臨床四診進行必要的調整、補充，以獲知更多的證候。這時，醫生在思維中又會做出第二次初步病機的假設，然後再返回到證候，做第二次的對應驗證，並進一步調整、補充四

診，以獲知更多、更全、更細的證候。

（3）如此經過多次理性思維的反覆，醫生對該病的病機認識便逐步上升到臨床病機的階段。臨床病機應該包括該病人的新病、舊病在內的全部病機，是多病機並存情況下的綜合性病機。這時候，醫生的理性思維還需要返回到證候中，從基礎理論上以核實證候與臨床病機兩者之間是否有不相應之處。

（4）根據核實無誤的該病人的臨床病機，醫生要權衡標本、緩急，以確定首先需要抓緊治療的核心（重點）病機是什麼。這就是作為論治依據的病機診斷。

（5）得出病機診斷後，醫生的思維便立即返回到臨床病機、證候之中，再一次的檢驗，以判斷治療的重點是否準確無誤。

（6）檢驗之後的病機診斷，才是確定治則、遣方、用藥的依據。從病機診斷以後，醫生的理性思維每前進一步，仍必須以相關的中醫藥基礎理論為根據，而且每前進一步，都需要返回到前一階段做相應檢驗。如此，方可確保理、法、方、藥的一致性和在該病辨證論治中的連續性。

（7）當處方落定時，醫生再對照臨床病機和病人的證候，做最後的檢驗。認為整個辨證論治的全過程確實無誤時，再把處方交到病人手中。

（8）二診時，首先要回顧、檢驗一診中證、機，方、效因果鏈的一致性與合理性，接下去的思維過程，與初診完全相同，無可簡化。

描述辨證論治的思維過程，第一是想說明中醫臨床診斷中一舉一動，都不可與辨證論治的全過程脫節。第二是要強

調臨床診斷中每一個環節的思維，都必須以中醫基礎理論為依據。因為中醫臨床診斷的過程，是以中醫基礎理論為依據的臨床思維過程，而思維過程是無法用任何物理學、化學方法證明和代替的。所以提高中醫臨床療效，必須特別強調中醫的思維方式。上述示意圖，只是藉以比較辨證論治與「方證相對論」、「方病相對論」的不同，而辨證論治臨床思維過程的豐富內涵，遠非一個圖所能說明。

3 | 關於「方證相對論」

「方證相對論」是指臨床中用中醫的某一個方劑，對應某一「症候群」進行治療的做法。

「方證相對論」，原是對日本漢方醫學界古方派吉益東洞等人觀點的概括，意在說明吉益氏對《傷寒論》的誤解。吉益氏認為「《傷寒論》唯方與證耳」，「只有張仲景之隨證投藥，不拘病因，最可推崇」。他把一切中醫理論，不問是非，俱斥為「空談虛論」，他懷疑中醫的藏象、經絡、藥性、診脈等各方面的理論和學說。所以吉益氏的「方證相對論」，與 20 世紀 20 年代在西醫中出現的「綜合徵」、「症候群」的說法完全一樣。

在中醫來看，無異於把業已成熟的中醫學又拉回到《黃帝內經》之前對證治療的經驗醫學時代（參見本書《日本漢方醫學衰落的軌跡》）。作為日本漢方界 18 世紀個別人的一種提法，本來無可厚非，但是中國在 20 世紀 80 年代，竟然以「方證相對論」的「症候群診斷模式」作為中醫證候診斷「標準化」、「規範化」的樣板，那就令人不解了。

筆者在《走出中醫學術的百年困惑》和《西化──中醫

中醫復興論──沉思・啟蒙・正本・清源・

科研的致命錯誤》中（見本書），對「症候群診斷模式」閹割了中醫的病因病機學說，閹割了中醫的藏象經絡學說，閹割了證候的完整性和非特異性等問題，進行了剖析。事實表明，在「方證相對論」基礎上的「症候群診斷模式」，與中醫辨證論治的思維過程完全不同。表面上看，它把辨證論治的思維過程簡單化了，本質上看，它在簡單化中所丟掉的是中醫學的靈魂——基礎理論的核心內容。

20世紀80年代以後的「證候診斷標準化」、「規範化」，在社會上不斷被哄抬，以至提升為國家級「標準」，在全國中醫院管理中大力推廣執行。由此對提高中醫臨床療效所帶來的束縛，對中醫臨床與辨證論治的脫節所造成的負面影響，是不可估量的。

4｜關於「方病相對論」

「方病相對論」是指臨床中用中醫的某一個方劑，對應中醫或西醫的某一種疾病進行治療的做法。

「方病相對論」在中醫臨床中大體有兩種表現。

第一種表現是用中醫的方劑對應西醫的疾病。這種表現在中國的形成始於20世紀50年代，即本文前面提到的開始「研究中醫」的時候。那時候，對中醫理論和辨證論治精髓知之甚少的西醫，手中掌握著研究中醫、評判中醫學術之是非的權柄，掌管著醫院裏的住院病房。

而在中醫的辯證觀看來，臨床中經西醫確診的任何一種疾病，都是一個時間上無數的異時連續的因果關係，和空間上無數的相互依存關係交織的無限變化的過程。當時從全國各地選拔上來的名老中醫，個個都是老道高手，臨床辨證治

療「機圓法活」，選方用藥變化無窮。名老中醫這些實際情況，常令掌管住院病房的西醫摸不著頭腦，無所措手足。於是便產生了對西醫確診的某一種病，採取中醫「辨證分型」的方式加以簡單分類，然後對應每一個證型，各確定一首「協議處方」，進行臨床觀察。因為對中醫精髓知之甚少的西醫最難理解的是中醫的基礎理論，況且又是懷著用西醫的科學觀念和方法為「研究中醫」而來的，所以辨證分型的方法、標準，自然也選擇的是「症候群診斷模式」。

從前面所介紹的「辨證論治思維過程示意圖」來看，中醫臨床的每一個診次裏，證變則機變，機變則法變，法變則方變，方變則藥也隨著變。所以，同病異治，異病同治，不僅是中醫臨床的特長，更是中醫臨床的優勢。而辨證分型、協議處方的做法把中醫臨床的特色削弱了，簡單化了。

其一，僵化、簡化了「藥隨證變」、一診一換方的「機圓法活」的辨證治療，這勢必在一定程度上影響了中醫的治療效果。其二，按照疾病在時間、空間上的兩種存在形式，辨證分型之「型」只關注了疾病的空間存在形式，而忽略了疾病的時間存在形式。就是說，疾病在不同病程階段上，它的證候、病機肯定不同，忽視了病程概念之後，中醫意義上疾病的完整性則被閹割了，病機的因果連續性也就隨之簡化掉了。其三，西醫在其臨床中也會關注到既往史、家族史等時間意義上的內容，卻非要把中醫定格到一病一藥、一病一方上，豈能不令人質疑。

所以，對辨證分型評價，充其量與前面所講的「經驗之醫」的臨床做法大體相當，它不可能體現中醫辨證論治的真正優勢。兩者所不同的是，經驗之醫用方劑對應治療中醫命

中醫復興論——沉思·啟蒙·正本·清源·

名的病，辨證分型是用方劑對應治療西醫命名的病。20 世紀 80 年代以後，辨證分型的治療進一步朝著「一病一方」的方向下滑，故臨床療效更見其低。

「方病相對論」的第二種表現，是用中醫的方對應中醫命名的病。中醫對疾病的命名大體有兩類，一類是以典型的臨床證候命名的，例如頭痛、咳嗽、哮喘、水腫、癃閉、眩暈、耳鳴、心悸、胸痺心痛、月經先期、月經量少、痛經等。另一類則是以綜合性臨床病機命名的，例如風溫、溫熱、溫毒、濕溫、肺癆、中風、癲病、狂病、噎膈、脾約、鬱病、虛勞、痿病等。

典型的證候，常常是臨床上病人主訴的最痛苦之所在，它相當於病人給坐診的中醫大夫所出的一個臨床辨證的題目。綜合性病機，則是醫家對臨床進行總結時的概括，每個綜合性病機下都包括許多具體病機的演變形式和過程。因此，不論中醫所稱的哪一類疾病，臨床中都必須辨證求因、求機，審因、審機論治。

倘若對應某一典型證候用某一方劑來治療，則相當於早期的對證治療或者「方證相對論」的做法。倘若對應某一綜合性病機用某一方劑來治療，則是「方病相對論」的翻版，是「經驗之醫」的技窮之舉。以上這兩種情況，都不是「辨證論治之醫」或「陰陽會通之醫」所應有的做法。

20 世紀 80 年代後期，國內掀起了中醫專科專病的熱潮。以專病而開展的臨床治療，基本上依附著「方病相對論」的套路。多年來，治療專病的專藥、專方鋪天蓋地，眼花繚亂。然而，或冷眼靜觀，或閉目沉思，或實踐檢驗，這種做法及其產生的後果，值得中醫界從濟世活人的宗旨和辨

證論治的理論，認真進行以反思了。

幾千年的事實一再表明，中醫臨床與辨證論治脫節，療效一定不會好。這一條，在研究提高中醫臨床療效這一課題時，千萬不可忽視。

5│「診斷標準」的反思

以「症候群診斷模式」為基礎的「中醫病、證診斷標準」，已經在國內推行多年，並已納入評選「三甲」中醫院的主要條件。筆者曾在《證、証、症、候的沿革和證候定義的研究》一文中，針對「標準化」、「規範化」中捨本逐末的問題，核心概念不規範的問題進行了多方面論證。在該文前言中還提到，捨本逐末和核心概念不規範，將導致令人可怕的「樓毀人亡」結局。今天看來，這一可怕的結局，正一天天地向我們靠近。無論如何，把一些問題從科學學角度反覆加以說明，仍然是必要的，有益的。

(1) 科學規範不同於技術規範。「科學」是事物運動、變化的原理及其規律，「技術」是在科學原理基礎上的實踐應用。第一個把「科學」一詞翻譯到中國的清代學者嚴復最早就強調指出，「學者考自然之理，定必然之例；術者據已知之理，求可成之功。學主知，術主行。」因此，技術的規範是科學原理、規律的延伸，所關注的是具體的操作方法以及產品型號、材料、規格等的統一。

科學的原理及其規律是理性思維的產物，有人更直截了當地講，「科學就是理性思維」。概念是以語詞來表達的理性思維的「細胞」，科學的規範首先是概念（專用名詞術語）的規範，即以專用名詞術語所表徵的概念內涵定義及其外延

的規範。只有做到語詞所表徵的概念內涵的同一和準確，才能確保科學的理性思維的統一和規範。

辨證論治的過程是臨床中理性思維的過程，它與具體治療的針灸、推拿方法，藥物炮製規範，劑型製作標準等技術性規範，完全是不同層面上的兩回事。辨證論治的規範，首先是中醫臨床工作者中醫基礎理論、基本知識的規範。其次是基礎理論、基本知識前提下，中醫臨床辨證論治思維方式和思維過程的規範。

而人們經常關注的中醫基礎理論的規範問題，是中醫基本原理（如天人相應、動態平衡、系統整體等）前提下，由語詞所表徵的概念定義的規範問題。這才是中醫學在科學層面上規範的真正內容。如果見到別人搞規範、定標準，欲邯鄲學步卻又不認識中醫之自我，那是行不通的。

例如，中醫學的核心概念「證候」，至今定義不明確。《中醫基礎理論》（大學教材）解釋說：證候是疾病過程中的「臨床表現」，「也是……階段性的病理概括」。按照馬克斯在《資本論》中關於「如果現象形態和事物的本質會直接合而為一，一切科學就都成為多餘的了」的說法，《中醫基礎理論》證候之說肯定站不住腳。《中醫基礎理論》還認為，「證候」包括「症狀和體徵」，這顯然是用西醫的概念來曲解中醫的證候，這本身就是替換概念的一種邏輯錯誤。因為兩者的內容、含義、特性及臨床價值差異極大，怎麼可以相互取代呢？另外，《中醫診斷學》（大學教材）和現行的許多新書中都把「證候」解釋為「病機」，這豈不是二詞一意，與整個病因病機理論相牴牾了嗎？

現行的病、證「診斷標準」，以「症候群」的模式，曲

解和代替了證候與病機。可以說，在這種「診斷標準」中，已經將中醫基礎理論全部化為烏有了。推行病、證「診斷標準」的 30 多年來，幾乎在此期間的每一本書，每一篇文章中，都存在著證、症不規範和規範不合理的問題。連 1980 年新修訂的《辭海》，此一處稱「症候」，彼一處稱「證候」，足見「證候」定義不明確影響之廣了。

如此看來，「證候」這一中醫學裏牽一髮而動全身的中心概念，被當代人弄到如此混亂的地步，實乃歷史罕有！然而在這種情況下，卻捨本逐末、大轟大嗡地搞起病、證「診斷標準」來了，那靠得住嗎？把這種靠不住的標準強加給中醫管理部門和中醫醫院，到底想起什麼作用？

(2) **規範化不是簡單化**。人類科學知識的發展過程，是一個由少到多，由淺到深，由簡單到複雜的無限過程，一般而言，簡單化不是學科發展的方向。當然，這並不包括隨著本學科科學研究方法論的發展，對自身學術的整理、改進甚至必要的揚棄。但是，如果因為自己對中醫經典醫著學習不深理解不透，如果自己對科學方法論及其意義尚分辨不清，或者想遷就隊伍中一些有待再提高學術素質的從業者，或者為了便於操作便於管理等，於是不惜對中醫學加以簡單化，這種做法的動機與效果，都是科學規範所不能接受的。如果堅持這樣做，必然導致中醫學的大倒退。本文對「方證相對論」和「方病相對論」的分析，已經說明了這一危害。

(3) **學術規範不同於行政規定**。科學的規範過程有三點是至關重要的，第一是在學術面前人人平等前提下的廣泛的學術交流和論證；第二是要達到專家們約定俗成的標準；第三是切忌權威武斷和行政干預。

按照「生產力決定生產關係」的原則，學術規範不是由領導部門佈置任務，專業人員組織完成的事，學術規範也不是幾個權威制定標準，專業人員遵照編寫的事，學術規範重要的在於實踐檢驗。對於「症候群診斷模式」，早在 40 多年前就不斷有人從理論和臨床實踐上提出批評，而且自從在中醫臨床中推行以來，受其束縛而療效日見其低，為什麼以後還會把它提升為「國家級」標準呢！

　　值得深思的是，中醫臨床與辨證論治脫節，在中國已經持續 40 多年了，它由中醫學從屬於西醫學的不公正地位，進一步倒退為中醫隊伍自己心甘情願的自我從屬。這種表現在知識結構不完整和理性思維未確立意義上的離宗問題，只有中醫從業者實事求是的「自我診斷」，才能明辨自己病情的嚴重性。而且這種隱匿於頭腦裏的「病理表現」，旁觀者或行政管理者是不會真正明白的。如果中醫的作者不講實話，諱疾忌醫，勢必自誤病情。

　　為著中醫學能夠從自醫中走向復興，還需要把中醫學和個人的關係嚴格地加以區分——因為種種原因使我們這一代人沒有掌握好辨證論治的真諦，這並不等於中醫學沒有臨床優勢。迎頭趕上，還中醫的本來面目，正是我們這一代人的歷史使命。做到這一點當然很難，但是在當代卻十分重要。這不僅需要勇氣，更需要「人命至貴」的仁心。

✚ 中藥與中醫相脫離

　　1987 年，在國家中醫管理局召開的一次專家論證會上，針對「醫藥結合、醫藥一家」的理論表述，大家進行了反覆討論。專家認為，中醫與中藥本來就是同一個醫學理論

體系的內容，中藥從屬於中醫，這是不言自明的理論關係。多數專家鑒於中藥與中醫在管理上長期脫離的特殊狀況，贊成「醫為藥之理，藥為醫之用」的理論表述。其用意在於強調中藥理論是中醫理論基礎上的延伸，中藥是中醫理論指導下用於中醫臨床的。

從此以後，人們在管理體制上或者學科命名上多習慣於使用「中醫藥」這一提法。但是從科學學來看，中藥與中醫脫離的問題，並沒有得到根本的遏制。

1999 年 10 月，在「中國中醫藥學會建會 20 週年學術研討會」期間，筆者作為研討會主持人，有幸和鄧鐵濤、王綿之、干祖望、任繼學、焦樹德、路志正、李今庸、張燦甲、周仲瑛、史常永等老一輩中醫專家朝夕與共，廣泛交流。其間，涉及不少中藥與中醫脫離，中藥拖中醫臨床後腿的問題。概括起來，這裏稱之為「五用」。

中藥飲片藥——無可奈何用；

傳統中成藥——看準劑型用；

現代中成藥——基本不使用；

生藥提取藥——中醫不會用；

各種保健藥——勸君莫濫用。

從科學學方面檢討，造成這種狀況的原因，主要還是中藥與中醫脫離的問題。

1 │ 中藥材地道化的崩潰

「地道化」是數千年來形成的中藥材品質控制的一種特定的標準。1958 年，在中藥材出現數量供應不足的情況下，10 月 31 日以國務院名義下達了《關於發展中藥材生產

問題的指示》。這個指示明顯存在著違背科學原則和急於求成的傾向。指示的目的是要推行中藥材「就地生產、就地供應的方針」，實現中藥材的人工種植和人工養殖。但是指示中卻強調，「實行就地生產、就地供應的方針，必須打破地道藥材不能異地引種和『非地道藥材不處方、不經營』的封建迷信思想」，要求各省、市、自治區必須在短期內做出發展本地區中藥材生產的具體規劃，爭取很快地達到自給。

「地道」是中醫在幾千年的醫療實踐中，以臨床療效為依據逐步總結而成的衡量中藥材質量的科學標準，它絕不是「封建迷信」；「非地道藥材不處方、不經營」是歷史上業已規範的職業信條與行業道德標準，更不應該「打破」。中藥材的生長常常因為周圍自然條件的不同，比如土質、水質、氣候、溫度、雨量、日照、生物分佈等生態環境因素的影響，其品質差別很大，藥材同科不同種的情況自古以來非常普遍。長期以來，我們自己對中藥生長與自然條件及其生態環境的複雜關係，至今瞭解很少，對每一種中藥材與環境的具體相關性，至今更少涉足。所以對於中藥「異地引種」、「就地生產」、「就地供應」等問題，直到今天仍然沒有充分的新科學、新理論的支持。

在這種情況下，根據物種進化、變異的理論，根據生物多樣性及分類學的常識，我們仍然應當相信，中藥材「地道」之說無須懷疑。由神農嚐百草時代的認識中藥，到中藥品種的地道化選擇，這一涉及中藥材質量優化的科學發展軌跡，本來與「封建迷信」就是風馬牛不相及的兩回事。

古今中外，誰若輕率地否定科學，就必然要受到科學懲罰。

中國幅員遼闊，各地的自然條件與生態環境差異很大。中藥材生產的地道化標準崩潰之後，中藥材的品質和療效，令中醫大夫陷於茫茫然不可知的狀態。

其一，無序化引種，加劇了藥材品種混亂現象。據「六五」期間國家對 6 種最常用的中藥材所做的統計：地道產區的黃蓍占全國總收購量 ¹⁄₁₅，黨參占 ¹⁄₉，白芍占 ¹⁄₃，黃連占 ²⁄₅，山藥占 ¹⁄₂₀，枸杞子占 ¹⁄₆。廣東地處亞熱帶地區，植物生長快，藥材引種多。1984 年廣東省黨參、山藥、枸杞子的收購量分別超過了地道產地的山西、河南和寧夏。

其二，藥材質量懸殊。比如，銀柴胡為寧夏產的地道藥材，1978 年全國銷售的 35 萬公斤銀柴胡中，正品不足 10％。又如，1986 年國家中醫管理局的一項研究課題顯示，對各產地數十份常山飲片進行生物鹼含量測定表明，其最高含量與最低含量相差 4 倍左右；草烏飲片中的烏頭鹼相差 17 倍之多。

其三，有害物質的污染。人工種植的中藥材裏，殺蟲農藥的殘留量普遍偏高。異地引種再加上化學肥料的使用，加劇了藥材品種的變異。（註：有關資料引自甘師俊等主編的《中藥現代化發展戰略》一書。）

到 20 世紀 90 年代，我國人工種植、養殖的中藥材，已經超過總產量的 70％。上述幾方面舉例，具有普遍性和代表性。中藥材現在的問題不只是簡單的質量下降問題，它已經使中醫大夫在品種變異的藥材面前，完全陷於茫茫然不可知的境地。

中藥的臨床功效，不是用提取物的多少，用所謂「有效化學成分」可以說明的。主張用化學成分解釋中藥功效的研

究者，手中掌握的是西藥的標準，至今對有效和無效的成分及其藥理誰也說不清。從事植物化學的研究者，對某一種藥材中到底含有多少種化學成分，目前普遍不清楚。而且在中藥材品質問題上，除了地道標準之外，我們手中至今仍然沒有經得起實踐檢驗的新標準。

這種把未來當今天，以假設當現實，拿夢幻做成果，用西藥論中藥的說法，是極其不明智甚至愚昧的。因此，評價中藥的功效和質量，在當今情況下最可靠的，還是既往的地道標準。然而地道中藥材，今天到哪裏去找？

在中藥材地道化標準崩潰，功效陷於不可知的情況下，最感擔憂和困惑的，是廣大中醫臨床大夫。古往今來，中醫臨床中始終貫穿著「理、法、方、藥，一脈相承」的宗旨，而如今是「理法方一致，藥性醫難知」。所以，中醫大夫對病人用藥之後病情轉歸的不可預測性，普遍心中困惑。以往看病後，大夫可以說「一劑病減，二劑痊癒」之類的話，現在有多少大夫敢這樣想呢！

對於一位精通仲景學說的臨床中醫專家來說，儘管熟讀《傷寒論》，辨證也精當，立法頗嚴謹，善用仲景方，然而藥房裏取出來的中藥飲片的品種與品質，並非仲景方劑中的具體要求，自然達不到預期的治療效果。久而久之，大夫能不對臨床辨證產生自我懷疑嗎？

老一輩中醫專家對中藥飲片「無可奈何」的背後，還另有一種更深層的擔憂：中藥的這種狀況在中青年中醫那裏所引發的，將是比無可奈何更為無可奈何的一種負面作用——對整個中醫學的信念危機。中醫院「西化」的問題，在很大程度上是中青年中醫在中藥的上述狀況下，被逼出來的。

2 | 中藥飲片炮製不規範

中藥飲片的炮製與加工，主要存在三個方面的問題。第一是該炮製的不進行炮製，使用生飲片。第二是受西藥「毒性反應」觀念的影響，對藥性峻猛的一些中藥材，如半夏、附子等過度炮製，使其臨床療效大大降低。第三是中藥飲片炮製上，既有國家藥典收載的炮製規範，又有各省市的炮製規範。兩種規範並存，反而使國家和地方的規範皆失去了約束力和權威性，造成了事實上普遍的不規範——相同的藥材有多種炮製方法，有的甚至相互矛盾。

令人難堪的是，全國中醫院校使用的是全國統編教材，而中藥材炮製標準卻全國不統一。

這種中藥和中醫脫節的狀況，對國內地區之間的學術交流和醫療合作，已經造成了難以彌補的嚴重影響。我們口頭上高唱著「中醫藥走向世界」調子，而中藥自身的這種狀況不徹底改變，「中醫藥走向世界」能行得通嗎？

3 | 中藥西藥化

20 世紀 80 年代以來，國內中成藥新藥的開發中，有兩類是明顯不屬於中成藥體系之內的。第一類是從中藥中提取的化學有效成分。比如，青蒿素、聯苯雙脂等。第二類也是中藥提取物。只是這一類提取的化學成分及結構尚不明確，不像第一類那樣純，那樣清楚。比如，葛根酮、川芎嗪以及清開靈注射液、柴胡注射液、丹參滴丸等。這兩類所謂的中成藥新藥，走的都是生產西藥的老路，絕不是中藥現代化的新路。照此發展下去而形成的，必然是西藥而絕非中藥。常

常有人說，從中藥材裏提取的藥就是中藥，這是缺乏起碼的中西藥分類常識的糊塗觀念。

筆者在《中藥現代化和中醫發展的若干問題》一文中提到：用西醫的藥物物理和藥物化學的方法，按照西醫生理和病理的原則，從中藥材中提取西醫認為的有效成分，然後根據西醫臨床藥理的指標用於西醫臨床的藥物，應當劃歸為西藥。在中醫藏象、病機、診法、治則的理論指導下，按照四氣、五味、升降浮沉、功效、歸經的原則和指標，在中藥材基礎上生產的供中醫辨證論治使用的飲片或成藥，則屬於中藥。因此，上述兩類所謂的中成藥新藥，均屬於西藥體系內的藥物，只是未達到嚴格的藥理需求而已。

中藥新藥的研製開發，首先要在醫藥分類學上把中、西藥兩者的概念搞明白。為了西醫的臨床需要從天然藥材中提取新的西藥，這是西藥研製開發上走的一條老路，絕不是今天思考中藥發展時才「發現」、「發明」的新路。

今天藉口這些西藥是從中國的中藥材裏提取出來的，便把它稱之為現代化的中藥，這是藥物分類學上的一個常識性的錯誤。況且，既然承認中西醫是兩個不同的醫學理論體系，承認中西醫並重的方針，卻把界定西藥的標準作為中藥新藥的標準或「中藥現代化」的方向，這豈不等於說中西醫本來是同一個醫學理論體系嗎？

真正令中醫擔憂的是，這種「新中藥」是在「中藥現代化」大旗下「中藥西藥化」的產物。當中藥在「現代化」中全部「化」為名義上的「新中藥」而實質上的「新西藥」的時候，中醫學也就不得不從人類醫學之林中消失，徹底地走向自我消亡了。老專家所講的「生藥提取藥──中醫不會

用」，正是對這種醫藥脫離、醫因藥毀問題敲響的警鐘！

4｜本末倒置

上述中藥與中醫脫離的三個問題，都是關係到中醫藥命運前途的根本性問題。根本性的基礎理論問題至今未搞明白，卻大講發展、創新，這種捨本逐末的發展、創新，不需要再做論證，最終一定是沙灘上建高樓的結局。下面接著中藥與中醫脫節的本末倒置現象，再討論三點。

第一，多年來在中成藥劑型改革中，力倡「三效」（高效、速效、長效）和「三小」（劑量小、毒性小、副作用小）、「三便」（便於儲存、攜帶、服用）的原則，這些想法有一定的合理性。但是，中藥材質量失控，功效不可知的狀況直接產生的後果，則是中藥用量越來越大，療效不理想及效果不可預測的問題越來越突出。中成藥的劑量本來比湯劑小得多，因此量小而無效的壓力，是逼著人們進行劑型改革的反面原因。所以劑型改革時首先要面對的是中藥材品質混亂的問題。原料不可靠而企圖達到量小、有效、方便，是不大可能的。否則，片面追求量小、有效、方便，極可能因療效不佳而陷入「安慰劑」的怪圈。日本漢方醫藥衰落的歷史教訓，千萬不可忘記。20 世紀 80 年代以來，傳統配方的濃縮丸劑、濃縮口服液類中成藥不斷增多，但普遍的問題是臨床療效不如傳統的丸、散、膏、丹，這與作為其原料的中藥材品質退化不無關係。

第二，20 世紀 80 年代以後研製、開發的許多新的中成藥，受這個時期「方證相對論」、「方病相對論」的影響較深。許多中成藥的使用說明書中列舉了一大堆症狀（或證候

表現），卻對中醫意義上的病機講得很含糊，有些則直接把西醫的一些病名列在說明中。

有資料顯示，80%以上的這一類新的中成藥，是西醫院的西醫在使用。而掌握辯證論治技能的真正中醫，往往對這些新藥感到心中無數，不敢選用。這種狀況除了對外行的老百姓會產生一定的誤導，即看著說明書亂吃藥外，真正的中醫臨床家所持的態度則是「現代中成藥——基本不使用」。不過，這類新成藥的市場營銷手段，常常是驚人的。

第三，中藥與中醫相脫離的另一種傾向，是誤導老百姓拿中藥當營養品用，當飯吃。不論是出於經濟利益的驅動，還是出於老百姓益壽延年的良好願望，醫藥科學的宗旨和出發點，永遠不能偏離人命至貴、救死扶傷的良心準則。

這方面的若干理論問題，筆者在《保健品的定義及其理論研究》、《保健食品熱的原因、危害及出路》兩文中有詳細論述。倘若不遵照中醫藥的理論與實踐原則，儘快還藥於醫，如此誤導老百姓的結果，終將進一步使老百姓對中醫的希望變為失望。所以對於「各種保健藥」，我贊成「勸君莫濫用」的態度。

✚ 結束語

1996 年 4 月中國《科技日報》記者問到我對中醫前途的看法時，我說了兩句話：中醫學正處於行將消亡的邊緣，也處在新的突破的前夜。後來記者發稿時，考慮到前一句話似乎不利於鼓舞士氣，把它刪去了。

筆者至今認為，這兩句話是對中醫學現狀的恰當概括。以證候為研究對象，以陰陽五行學說為方法論，由此而形成

的經絡藏象、病因病機、診法治則、方劑中藥等理論與學說，是中醫學的核心與靈魂。

中醫臨床中「三個脫離」問題，正是把中醫學的靈魂丟掉了，才導致了臨床療效下降的可怕局面。靈魂丟掉以後的「中醫學」，其實已經非「學」可言，而是一種蛻變後的軀殼——或依附於西醫理論框架的軀殼，或退回到經驗階段的以「醫」命名的軀殼。而軀殼，則如張仲景對失去生命的人所講的那樣——「厥身已斃，神明熄滅，變為異物，幽潛重泉，徒為啼泣」了。

丟掉中醫基礎理論之日，就是中醫消亡之時。因為剩下的軀殼只是「異物」，而非富有生命力的中醫學。所以這應該是判定中醫興衰存亡的真正標準。一切當其時的當事者，切切不可為失去中醫理論基礎之後的「表面繁榮」、「真寒假熱」所蒙蔽、所陶醉，更不可因此而延誤「救中醫於既倒」的寶貴時機。正是為著中醫學的復興和崛起，當今最重要的是，抓緊時機，徹底解決中醫臨床中的「三個脫離」問題。

上述科學學檢討，是以中醫學理論為依據的科學思考。要解決中醫臨床中的「三個脫離」問題，還有許多內部條件和外部環境的問題需要考慮，不過，那是屬於中醫管理科學所要研究的內容。願這一科學學檢討，能為中醫相應的管理科學研究提供一些參考。

（註：原載於香港《中醫月刊》2002 年創刊號，這一專題其後在我國多家學術部門組織的學術會議上講過多次。）

關於《中醫藥基礎研究發展綱要》的建議

國家中醫藥管理局局科教司：

接「國中醫藥科基函（1999）15號」文（關於徵求《中醫藥基礎研究發展綱要》意見的函）。按照要求，本人在《中醫藥基礎研究發展綱要》（討論稿）上，逐段逐句進行了修改以後，覺得還有一些不便在原文修改中反映的意見和建議，略陳於後，謹供國家中醫藥管理局科技教育司參考。

(1)「基礎研究」不同於「基礎理論研究」

「基礎理論」是一個學科的科學部分（與技術相對而言），是由若干概念、範疇組成的，表達本學科內在科學規律的知識體系。中醫藥學的陰陽五行、經絡藏象、病因病機、診法治則以及方劑、藥物的理論，概屬於此。它是中醫藥學的靈魂，是中醫臨床和應用技術的依據，經歷了數千年的歷史檢驗。因此在《綱要》的開端，即應交代「中醫藥學」、「中醫基礎理論」這兩個概念的含義。這是本《綱要》的定位「準星」與立足點，不可缺少。

《綱要》第一部分之首，關於「中醫藥學是我國人民長期同疾病做鬥爭的經驗和理論概括」的提法，意思沒有錯。但從概念的定義上講，顯然是邏輯學上認定的循環定義。循環定義沒有揭示中醫藥學真正的科學內涵，在邏輯學上屬於無效定義。而「已成為我國衛生事業的重要組成部分和人類醫學的寶貴財富」一句，屬於社會學意義上的價值判斷，同樣沒有說出中醫藥學的科學內涵。

《綱要》以「基礎研究」命名，而在第一部分未見到「中醫基礎理論」的提法，更未說明「中醫基礎理論」的內涵及外延，這就使人產生了根基不固之感。

　　在第一部分對成績的五個方面的回顧裏，至少有四個方面是從「事業」角度上講的，而不是「學術」發展方面的總結，也顯得與《綱要》立足點不合。

　　由此聯繫到第二部分的發展目標：在 7 項目標中有 6 項提到了「建立」、「創立」、「初步建立」新的「評價系統」、「新理論」、「新方法」、「新學說」等；有 1 項提出「初步揭示並形成」關於「生命活動基本認識的新學說」。

　　因此，將第一與第二部分聯繫起來比較，便使人隱約感到中醫藥學好像至今還不曾有過或者還沒有形成「生命活動」認識的「學說」或「理論」。

　　似乎只有重新開展「基礎研究」，透過「建立」、「創立」來彌補中醫臨床「經驗」在理論上的空白，才是今天的研究目標。這顯然沒有把固有的，而且經過幾千年實踐檢驗的中醫藥基礎理論，納入今天「中醫基礎研究」的視野之內。

　　如果這一分析不無道理，那麼《綱要》中便包含著兩個無法解釋的問題。

　　其一，任何科學的發展都是內在於自身傳統的歷史性演進，如果有意無意地忽視了中醫藥基礎理論，也就忽視了「傳統與歷史相統一」這一辯證法的發展觀。試圖由「基礎研究」來「彌補」、「創立」、「建立」中醫基礎新理論，其實已經人為地割斷了中醫藥學發展的歷史和傳統。

　　其二，科學是超時空的，不論古代現代，只要有其科學價值，即有存在與發展的必要。而且，科學不論古代的還是

現代的，大體都歸屬於系統性與還原性（或稱「形而上」與「形而下」）兩大類。「現代科學」中的「細胞學」、「分子生物學」、「基因學」屬於還原性科學，中醫藥學基本上屬於系統性科學。這是中醫與西醫兩種醫學並重、同等的科學根據。用其中一類科學的研究方法和成果，使中醫和西醫合二而一，不僅不可能，而且也不是中西醫並重的目的。

有鑒於此，我以為不可將建立在還原性科學上的基礎研究，等同於中醫藥基礎理論研究。因此，建議將本綱要定名為《中醫藥基礎理論研究發展綱要》，以便立定中醫藥學「傳統與歷史相統一」這一起跑線，來研究其發展戰略。

(2)《綱要》中的核心概念，應力求準確無誤

《綱要》是對中醫藥未來發展的指導性文獻，因此圍繞《綱要》的若干核心概念，務求定義準確，是保證其可靠的前瞻性的重要前提。

比如，什麼叫「現代化」、「現代科學」、「中醫現代化」，應有科學的準確的定義與說明。「多學科」一詞在《綱要》中幾次出現，「多」的具體數量和名稱要逐一指明。因為科學門類很多，不是所有的現代科學，不分還原還是系統，研究物質、能量還是研究訊息、狀態，都可以隨意拿來為中醫所用。如果這個「多」達不到具體的「多」——即具體到某三種、五種、十種、八種學科，那麼「多學科」之說便是模糊、籠統的一般性口號了。這樣，《綱要》也就失去了綱領性、針對性的指導意義了。

再比如「證候」，這是 20 多年來人為地把它搞的十分混亂的一個核心概念。按照《綱要》中的說法，「證候是通過表象對人體內在變化規律進行的理性概括」。這裏的矛盾

有二。

其一，由現象來認識事物的本質，是科學研究的根本使命。「內在變化規律」在中醫病理意義上來說，即人體病理變化的「理性概括」，亦即《黃帝內經》所講的「病機」。所以作為大專院校重點教材的《中醫基礎理論》一書中，專門列出一章來講「病因病機」。如果「證候」就是「病機」，那麼從《黃帝內經》到今天的教材都將要重寫，「病機」學說也將從中醫基礎理論中刪除。

其二，不論從「證候」一詞的文字學沿革來說，還是從該詞在中醫學術中的一貫含義來說，它是專指由「四診」所獲知的病人在疾病過程中，表現在整體層次上的機體反應狀態而言的。這一含義與中國人歷來講的「氣候」、「物候」文理相互一致，皆是指特定範圍內事物的表現、現象、狀態、訊息，並不直接代表事物的本質。將「證候」定義為人體病理變化的「理性概括」、「內在變化規律」，在文字學和中醫的道理上都講不通。證候就是證候，不能扭曲為病機。如果按照《綱要》中「證候」的含義來指導今後中醫基礎理論的研究，中醫證候規範化的一切努力，都將繼續困擾在混亂無序之中。實事求是地總結一下近 20 年來在「證候規範化」方面的得失和教訓，這一點就不言自明了。

(3) 不要將《綱要》視為規劃或計畫

綱要，即提綱挈領、取其要點。因此，本《綱要》除了中醫藥面臨的形勢、中醫基礎理論研究的指導思想這兩部分內容外，接下去就是簡明、準確地提出若干條研究重心。以這幾條作為綱領、旗幟，引導學術界為之奮鬥。

至於如何達到，或者如何推進這些研究重心的不斷深

入，不必做過多的「計畫經濟模式」的行政規定。《綱要》把學術界公認的研究重心交給大家，誰能研究、如何研究，學者個人自有選擇。在改革和機制轉換的今天，科研體制和外在的環境、條件都在變化之中。至少從現在的形勢來說，我們很難做到預計與規定在先。

另外，《綱要》中第四部分與第二部分內容重複，其表述方式也欠通順，缺少科學支持的規定較多，故應該連同第五部分一併刪去，則更能突出綱要的意義。

基礎理論研究，是科學發展前沿陣地的艱難拚搏。它不僅需要研究者具有寬厚的知識素養，而且要具備強烈的使命感和甘受寂寞的苦行僧精神。因此，基礎理論研究注定只能在少數高水準的科學菁英中進行，科學的發展歷史也反覆地證明了這一點。

需要什麼措施、條件、方法，往往只有這一層次的專家才可以準確地選擇或提出，行政上只需要為他們提供自由的思維空間和他們所需要的後勤保證，即已足矣。

從這個意義上說，《綱要》只提任務，不必寫成規劃或計畫的形式。在基礎理論研究上，固然需要「有心栽花」，但是，更要多一些「無心插柳」，給高水準的專家提供一個在知識海洋中馳騁的環境，就一定會帶來「柳暗花明」的美好前景。

(4) 寧可準一些、穩一些

我們過去習慣於用西醫研究的思路與方法，來「證明」中醫藥學的科學性。這種「研究」差不多 40 年了。1997 年的小湯山會議上，多數專家對中醫基礎理論研究進行了大量反思。

在世紀之交制定這樣的《綱要》，意義深遠，責任重大，如果一招有失，其影響將是難以估量的。因此對一些在科學上有待討論的問題，穩一些、準一些更好。

科學發展的決策，要重視民主化，更要重視科學化。面對中醫的「百年困惑」和在「西化中醫」困惑中的歷史與現實，在更深刻的層面理解中醫以其未來發展的專家，或者正處於相對的少數。這一點，更需要有「科學面前人人平等」的討論氛圍。相信經過反覆論證，以理服人，將會有更明智、更科學的決策或選擇。

制定這一《綱要》，是中醫發展史上的第一次，唯望成功，切勿有誤。

（署名）

1999 年 3 月 16 日

（註：《中醫藥基礎研究發展綱要》由國家中醫藥管理局科教司負責制定，從 1997 年啟動時起，筆者連續參與了第一初稿至第三修改稿的論證。對其後的「討論稿」，筆者寫下上述幾點看法，這是制定《綱要》時必須深入研究的理論認識問題，也是長期以來中醫基礎理論研究上未予認真討論問題，更是實現中醫復興時必須加以澄清的幾個最基本的理論問題。故錄入此書，以供同仁們參考。）

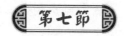

第七節

西化——中醫科研的致命錯誤

——「腎的研究」之剖析

「腎的研究」這一課題（包括腎虛、腎陽虛、腎陰虛等），始於 20 世紀 50 年代末。該課題首先從腎陽虛入手，提出中醫的腎陽虛病人在西醫臨床上有「垂體——腎上腺皮質系統興奮性低下現象」。以後，該課題還圍繞下丘腦——垂體——腎上腺皮質，甲狀腺，性腺三軸內分泌系統，進行了長時間的研究。

數十年裏，它也被捧為中醫科研的樣板，在國內影響頗大，至今仍然誤導著中醫科研的方向。

20 世紀 80 年代後期，中醫界開始有人對「腎的研究」所代表的科研思路及方法提出了質疑。

陸廣莘教授曾經說過：要「中醫研究」，不要「研究中醫」。他的意思是，從中醫自身的實踐和理論出發，為豐富和完善中醫的科學研究，叫「中醫研究」。而「研究中醫」則是無視中醫既有的理論和實踐，把對中醫學術體系作為被研究的對象，用西醫的觀念和方法加以「研究」的做法。

最近，世界衛生組織傳統醫學顧問楊維益教授在他新出版的《中醫學——宏觀調控的功能醫學》中，針對「腎的研究」先聲奪人地指出：中西醫結合在理論上的研究是不成功的，我們應當重新考慮。

幾十年的光陰，多少人的努力，流水般的金錢……如果

仍堅持既往的做法，不斷向無底洞交學費，中醫科研還會有光明的未來嗎？

從讀楊教授新作那一天起，就越來越深刻地感覺到，對中醫科研進行徹底、認真的反思，儘快走出誤區，已經是擺在我們面前不容迴避的當務之急。

為此，本文依據《腎的研究》一書（上海科學技術出版社 1981 年 1 月第 2 版）和 1990 年 5 月初版的《腎的研究（續集）》，從自設跳板、閹割在先、棄中就西、欲西非西、實驗不實、假設更假、殃及池魚、大道不孤等八個方面，對「腎的研究」做一些初步的剖析。

🏥 自設跳板

《腎的研究》一書是圍繞該課題的文獻彙編，該書一開頭便收錄了他們自己所寫的「祖國醫學有關『腎』的歷代文獻綜述」（以下簡稱「綜述」）一文。這是一篇曲解「腎」藏象含義的綜述，是為自己預定的實驗研究自設的一塊跳板。

綜述在其引言中說，在藏象學說心、肝、脾、肺、腎五藏中，尤以腎為人體最重要的器官，稱為「先天之本」。由於腎的作用特殊，透過臨床實踐，「腎」與「命門」的理論逐漸發展，致「腎」的地位遠遠超出其他藏府，而有主宰生命的概念。

似乎在「遠遠超出其他藏府，而有主宰生命」意義的這一個「腎」上，只要「研究」出「結果」來，甚至就可以「主宰」中醫的一切了。

1 │「腎」藏象含義的曲解

為了表明該研究的「繼承性」，綜述對秦漢時代、漢唐時代、北宋時代、金元時代、明代關於腎的論述做了闡述。

毋庸諱言，春秋至秦漢時代是中醫理論的奠基和成熟時代。《黃帝內經》、《傷寒雜病論》、《神農本草經》、《難經》等經典醫著，都成書於這一時期，這一時期的理論架構，至今仍然是中醫理論最基本的內容。

從藏象的角度，綜述根據《黃帝內經》的論述，把腎的作用概括為九個方面：出伎巧，藏精，藏志，主生長發育及衰老過程，主骨生髓通於腦，其華在髮，主耳，開竅於二陰，合於三焦和膀胱。綜述對腎的疾病，概括為十一個方面：為恐，勞力、入房傷腎，盛怒傷志、恐懼傷精，聚水為病，為欠、為嚏，腰脊病，腹大、腹脹，色黑齒槁，厥冷，髮無澤，經脈之證。應當說，這些概括與《黃帝內經》的精神大體一致，與當代通用的高等中醫院校教材第一版至第五版的《內經講義》、《中醫學基礎》、《中醫基礎理論》關於腎的表述也基本相同。

然而對於「腎的研究」的研究者來說，綜述的真正目的並不在這裏。研究者為了說明歷代「對『腎』的認識看法不一，直至明代才基本達到統一」這樣一種觀點，在「金元時代」和「明代」的兩節中，斷章取義地把當時一部分學者對於「腎」與「命門」的爭論，歪曲為「腎」理論「直至明代才基本達到統一」。這個說法當然不對了。

第一，金元時代和明代，註釋《黃帝內經》的專著近70種，其中包括對後世頗有影響一大批醫學名家。如：劉

完素、羅天益、朱丹溪、滑壽、汪機、孫應奎、徐春甫、馬元台、吳昆、張景岳、趙獻可、李士材、王九達等，這些在《黃帝內經》研究上富有見地的醫學巨匠，對「腎」的闡釋沒有異議，應當視為學術界的主流觀點。

第二，清代註釋《黃帝內經》的專著170餘種，作者諸如陳士鐸、柯韻伯、姚止庵、汪昂、張志聰、高世拭、徐大椿、薛生白、魏荔彤、黃元御、沈堯封、陳念祖、章虛谷、陸九芝、周學海等名家，他們對腎的認識也是一致的，並沒有「直到明代才基本達到統一」之說。

第三，明代關於「腎」與「命門」之爭，主要是對藏象的「有形」還是「無形」方面的爭論。用現在的眼光來看，那是人們在粗淺的解剖學影響下，對藏象概念的一種困惑，或者是走出困惑的一小段插曲。澄清「腎主真陰」、「命門主真陽」的實質後，這段插曲也就終結了。還是《黃帝內經》原來的腎主真（元）陰、真（元）陽的「腎」。明代之前不存在看法不一的問題，明代的爭論也沒有達到研究者所說的統一。

第四，看一下從明代到1956年以後的全國高等中醫院校各版教材中關於腎的表述，也可以說明綜述關於「腎的認識……直至明代才基本達到統一」的說法，並沒有改變中醫在「腎」的認識上始終如一這一歷史事實。

第五，研究者所推崇的腎主「真陰真陽」之說，在《黃帝內經》關於「腎」的藏象功能所主裏早有明示。腎主藏精、主水、生髓主腦，即所謂真陰；腎出伎巧、藏志、主生殖發育、司二便，即所謂真陽。這原本是以腎的藏象含義為基礎，而對自身的功能所主在屬性意義上的劃分。況且，中

醫所講的五藏，每一藏的功能所主皆有陰陽之分，不獨腎才如是。

在中醫藏象學說中，每一藏的功能所主和所主功能的陰陽屬性，是藏象內容不可分割的兩個方面，古今無別，各藏皆然。而且，陰陽之說，無處不有，諸如人身之陰陽、各藏之陰陽、藏府之陰陽、氣血之陰陽，其含義各不相同。必須在功能所主的前提下講陰陽，陰陽才有其特定的含義。

第六，離開了腎的九個方面具體的功能所主來講陰陽，那就將腎本來豐富、具體的含義，簡單化、抽象化了。抽象化的腎陰、腎陽，作為腎的功能所主的具體含義被沖淡了；沖淡了功能所主以後再談腎陰、腎陽，也就將腎的本來含義簡單化了。所以，綜述中「腎的地位遠遠超出其他藏府，而有主宰生命的概念」，正是把腎的含義簡單化、抽象化以後，研究者自己產生的一種錯覺。試想，心為全身的「君主之官」，脾為人身「後天之本」，肺為「相傳之官」、「氣之本」、「主一身之治節」，肝為「將軍之官」、主全身氣血之通調。如果拘泥於字面上看，五藏中的每一藏似乎都是「主宰生命的概念」。因此按照研究者的邏輯，人身豈不變成五個生命的主宰了嗎？這當然也不是中醫藏象學說的原意。

2 | 關於腎的「病證」

研究者為了給以後的「症候群診斷模式」找到跳板，在綜述中特意列入了「歷代腎的病證」一項。稍一留意，便可以看出其中矛盾重重。

第一，中醫病名確定的原則與西醫不同。總括起來，大體有兩方面：一是以綜合性的病機命名，二是以典型的臨床

表現命名。這裏的「病證」二字，分不清是病機的含義，還是臨床表現的含義。

第二，中醫的臨床診斷，是對疾病在各個階段上具體病機的判斷。在中醫診斷的全過程裏，病名只是醫者對疾病做病機診斷之初，所提示的一個題目而已。因為證候是疾病的臨床表現，病機是疾病發生、發展、變化的根據或本質，故病機判斷才是中醫臨床診斷的核心與最終目的。也就是說，證候是疾病的表象，不是疾病的本質，儘管表象反映著本質，但表象絕不等於本質，只有對表象取精去粗、去偽存真、由此及彼、由表及裏地進行分析，當認識到病機之後才算抓住了疾病的本質。

張仲景在其《傷寒論》和《金匱要略》中，所有各節的篇名都採用的是「辨××病脈證並治」這一種形式，其用意就是要突出「辨證求機」裏這一個「辨」字。透過辨的求索，認識病機，抓住本質。所以，腎病的病機也有陰、陽，寒、熱、虛、實，表、裏之異。這是對腎病進行臨床診斷時的關鍵。而綜述淡化了關於腎的病機診斷的意義，突出了臨床表現的診斷地位，這無疑是對辨證求機的本末顛倒。

第三，研究者在其後的診斷裏，把腎病分為腎虛、腎陽虛、腎陰虛三種。但是綜述在「歷代腎的病證」表格中，卻不以上述三項病機為綱來分類，而是不加分辨地將所有「病證」混在一起。如果不是有「重證輕機」之嫌，那就耐人尋味了。因為從《黃帝內經》到當今的大學教材，都不曾有過這樣的先例。

基於上述，這一「綜述」存在著三個問題。其一，它離開了上及《黃帝內經》，下至當代大學教材中關於腎的一致

中醫復興論——沉思・啟蒙・正本・清源・

論述，丟掉了中醫理論中腎的全面性、真實性。

其二，綜述結尾部分的「歷代腎的病證」表，充分證明了作者以含混的「病證」形式來代替腎的藏象、病機的主觀傾向性。這一點，研究者在其後已有證明。

其三，文獻綜述的基本要求是，綜述者必須忠實於既定時間跨度之內的全部文獻。但是，綜述戴著有色眼鏡或個人的既定想法，假文獻綜述之名而達到演繹自己既定想法之實，那就背離文獻綜述的科學使命了。

按照文獻綜述的基本要求，該綜述確實不能稱之為文獻綜述，這一點，研究者自己肯定更明白。不難看出，研究者是要藉著這一篇綜述，來對文獻進行擬意中的剪裁、詮解，以便把自己的既定想法演繹為科學模樣的假設。這樣，才可能藉著這種假設，冠冕堂皇地把中醫的病機診斷演繹為「症候群診斷模式」。

上述的種種曲解，原來是有目的鋪墊，是為下一步對中醫病機診斷的閹割或者偷樑換柱，而自設的一塊跳板。

✚ 閹割在先

邁過了自設的跳板，「腎的研究」就開始對中醫腎病的診斷大肆閹割或者偷樑換柱。

繼綜述之後，研究者由該書中的《異病同治的物質基礎──腎虛》一文，推出了一個「症候群診斷模式」的「腎虛診斷標準」。儘管這個標準在其後《腎陰腎陽中西醫結合辨證論治原則的初步探討》和《祖國醫學腎的研究總結》二文中有所修改，但是「症候群診斷模式」這一基本模式，絲毫沒有改變。

所謂「症候群診斷模式」，就是以一組證候為指標，當見到這組相應的證候時，便可以對疾病做出診斷的一種形式。

經過幾次修訂的「1978 新試行腎虛辨證標準」中，首先這樣規定：只要具備腰脊痠痛、脛痠膝軟跟痛、耳鳴耳聾、髮脫枯悴、齒搖稀疏、溺有餘瀝或失禁、性機能失常（夢遺、陽痿、滑精）這七項中的三項，就可以將其人診斷為腎虛。然後，再見到主要標準中畏寒肢冷、面目虛浮、舌淡胖嫩苔潤三項中的兩項，和次要標準中夜尿頻多、便溏溺清、脈微弱遲三項中的一項，就可以進一步將其人診斷為腎陽虛。這個標準貌似簡單明瞭，實則是對中醫的肆意閹割。

1 │ 閹割了中醫的病因病機學說

如前所述，中醫的辨證是針對疾病過程中表現的證候，依據病因病機的理論，透過綜合性辨析，以認識疾病病機的思維過程。所以說中醫基礎理論中的病因病機理論，是中醫臨床辨證的根本依據。

照研究者的診斷模式，見到幾個主要證候和幾個次要證候組成的證候群，便可以給這症候群直接貼上具有病機含意的腎虛標籤。這就意味著，中醫的辨證以求機，從此可以改變為見證便知機了。

由「辨」到「見」，表面上僅一字之差，但是它不僅違背了「透過現象認識本質」的基本哲學原則，更重要的是把中醫的病因病機學說從臨床診斷中徹底閹割了。就是說，見到一組證候群，便可以對疾病做出診斷，那麼辨證以求機就是多餘的了。由此，辨證所依據的病因病機理論也同樣是多

中醫復興論——沉思‧啟蒙‧正本‧清源‧

餘的了。

可見由「辨」到「見」這一字之變，便輕而易舉地使中醫學的發展史倒退了 2500 多年，一步退回到《黃帝內經》之前對證（隨機性）治療的時代。這樣一來，表述病因病機的名詞術語，其含義和詞性也隨之變異——蛻變為僅僅用以表述一組證候群名稱的變異了的名詞。

2 | 閹割了中醫的藏象經絡學說

病機學說是以藏象經絡學說為基礎的。病機學說被閹割以後，五藏六府，精、氣、神，十四經、十五絡及其相互之間聯繫、關係的一系列學說，自然失去了存在的意義。

醫學理論，是對人的生命過程和防病治病的規律性的總結，這些規律性的總結，更是臨床診斷治療的根本依據。像症候群診斷模式那樣，如果看見一組症候群，就可以對複雜的疾病做出最終診斷，那麼臨床看病就變得像手持著彩票、眼望著揭示螢幕對獎券一樣簡單。只要認識幾個漢字或者數字，什麼人都可以對號入座當一位中醫大夫。如此，汗牛充棟的中醫典籍，讀書萬卷的中醫學家還有什麼用處呢。其實，作為中醫生理學的藏象經絡和作為中醫病理學的病因病機被閹割之後，中醫也就壽終正寢了。

另外，聯繫到綜述一文中「腎的地位遠遠超出其他藏府，而有主宰生命的概念」的說法，腎主宰生命，則同樣主宰五藏六府；而腎有真陰、真陽，則腎陰、腎陽便是人的生命主宰。如此，整個中醫的全部理論，就剩下了一個腎，一個陰陽。

當研究者的這個大目標實現的時候，也就是全部的中醫

理論只剩下一個腎的時候。那時候的藏象經絡、病因病機學說統統變為多餘、化為烏有。

中醫學豈不徹底退回到太初的混沌之中去了嗎？「辨證理為本，論治法為先」，歷經數千年實踐檢驗的中醫基礎理論閹割掉了，那還會有中醫學嗎？

3│閹割了證候的完整性和非特異性

(1) 關於證候的完整性、真實性問題

證候來自於四診，也需要中醫基礎理論啟示下的理性再現。臨床中欲把握完整真實的證候，必須從以下六個方面著眼：

①因為證候與人的生理特點、心理特點、生活習性以及土地方宜、四時氣候、社會環境等因素有著密切的關係，所以不可忽視同一病機在不同人、不同情況下的證候差異性。

②感覺到了的東西，我們不能立刻理解它，只有理解了的東西才能深刻地感覺它。所以，不要忽視證候在理論中完整再現的問題。換言之，當臨床中對一個疾病的病機做出初步判斷時，基於這一初步病機，還可以新發現許多一開始被忽視或與初步病機不相當的臨床證候。而這些新的證候認識更有助於把病機診斷推向極致。所以中醫基礎理論丟掉之後，臨床所見的證候將不會完整、不會真實。

③證候的真實體現，有時也存在於醫者「可意會而不可言傳」的直覺頓悟之中。這一點很難在證候群診斷模式顯示出來，而望診和切診中時卻常常如此。

④中醫臨床中「異證同機」、「同證異機」的情況十分普遍。故證候的真實性，常常體現在辨證論治的理性思維

中。

⑤證候的真假問題。比如，臨床中「內真寒外假熱、內真熱外假寒」、「大實有羸狀、至虛有盛候」等情況亦不少見。只有通曉中醫基礎理論，特別是病因病機學說，才可以能動地分辨該證候的真假及其臨床意義。

⑥證候在疾病過程中是不斷變化的，透過病程而查知證候演變中的相互因果聯繫和異時連續關係，是認識證候動態特性不容忽視的又一大關鍵。

以上六個方面，在證候群診斷模式中，是無法規範到標準診斷中去的。質言之，完整、真實的中醫臨床證候，在證候群診斷模式的標準中，被肢解、被閹割了。

(2) 證候的非特異性問題

中醫臨床上的證候，對於病機來說，都是非特異的。這一點，在西醫的症狀與病理診斷之間也是這樣。就是說，同一個證候往往出現在不同的病機之中，不同的證候又常常出現在同一類病機之中。前文所講的「同證異機」、「異證同機」，就是這個意思。所以，把非特異性的證候視為特異性的指標，並以其為依據制訂診斷標準，這種標準則明顯違背了證候的本質特性。這在中醫理論與臨床中行不通，西醫的「症狀鑑別診斷學」裏，也不認同症狀具有特異性的診斷上意義。怎麼能將這種脫離中西醫理論的診斷標準，作為中醫科研成果加以肯定呢。

比如，診斷腎虛的七項標準，「腰背痠痛、脛痠跟痛」亦常見於風寒濕痺、飲邪內盛、風寒感冒、脾虛濕困、正氣不足、勞倦太過等。

「耳鳴耳聾」則多見於肝火偏旺、陰虛火旺、痰濕阻滯

等，而腎陰虛時多見而腎陽虛時不常有。「髮脫枯悴」多見於血虛以及大病之後的氣血兩傷之人，而腎虛之人並不典型。「齒搖稀疏」多由於胃火、風火、陰虛血熱等，作為腎虛標準卻不典型，至於平日保護失當或老年之人則另當別論。「性機能失常」有因於肝、因於濕等情況，並非皆屬於腎虛。「尺脈弱」則出現在有關下焦諸病或寒、濕、痰、飲、瘀等多種邪氣所致之病。如果按照研究者的標準和規定，將七項中的腰背痠痛、脛軟跟痛、脈沉弱這三項告訴你，你能斷定此人必屬腎虛，而不屬於脾虛濕困、寒濕凝滯、風邪鬱表、邪盛正虛、飲邪氾濫等病嗎？

再如：診斷腎陽虛的主要標準（三項）和次要標準（三項），也是脾、肺不足，氣虛、寒濕為病時的常見證候，並非腎虛所獨有。

由此可見，由證候群診斷模式的思路編排而形成辨證標準，同時閹割和竄改了中醫臨床證候的非特異性。

上述剖析和論證已經說明，在研究者的實驗研究還沒有動手之前，中醫的理論核心便在幾個回合的文字遊戲中，被抽去靈魂、拋在一邊了。

其實，研究者一開始的觀點就是這樣。《腎的研究》一書所載的《異病同治的物質基礎——腎虛》一文，一開頭便開宗明義地說，他們在研究中醫的時候，不是「侷限於從某一個病上找尋和探討治療的法則和機制」，而是「用現代科學方法從許多疾病中找尋共同規律」。這就是說，研究者的頭腦裏不認同中醫既有的共同規律，所以才在自己認同的西醫規律中為中醫尋找出路。然而中西醫的規律本不共同，這就要對中醫既有的規律（理論）大加閹割。這難道是推動中

醫學發展的科研思路和方法嗎？

　　然而，研究者把中醫的核心理論閹割之後，表面上看好像沒有學術阻力了，但是本質上講，以下的實驗研究，事實上也就沒有任何必要了。幾經閹割的那個腎，也已經沒有中醫的意義了。再去研究中醫的腎，豈不是自我浪費嘛。其實這時候，擺在研究者面前更大的自嘲式的難題是，中醫的腎被閹割之後，研究者所聲稱的中西醫結合的根基也就完全垮掉了。這些問題，研究者當初不應該想不到吧。

棄中就西

　　當中醫的藏象經絡、病因病機、證候特性和辨證論治被閹割、被竄改之後，接下來進行的，只能是設法拿西醫的方法把這個所謂的「研究」加以包裝，因此就不可避免地要出現非中非西的怪物。

1｜關於「證候群診斷模式」

　　這裏抄錄梁茂新教授在《中醫證研究的困惑與對策》一書中關於腎研究的總結如下：

　　「腎本質的研究（包結腎虛證、腎陽虛證、腎陰虛證）始於 20 世紀 50 年代末。從腎陽虛證本質入手，首先發現腎陽虛證患者 24 小時尿 17-羥皮質類固醇（17-OHCS）降低，提示腎陽虛證腎上腺皮質功能低下。

　　經過六個階段對下丘腦——垂體——腎上腺皮質，下丘腦——垂體——甲狀腺，下丘腦——垂體——性腺三軸內分泌系統進行了長達 10 餘年的研究，先後涉及呼吸系統、消化系統、循環系統、內分泌系統、神經系統等多個系統，支

氣管哮喘、冠狀動脈粥樣硬化性心臟病、神經衰弱、紅斑狼瘡、妊娠毒血症、功能性子宮出血、潰瘍病、結腸炎、風濕病等多種疾病。

採用了尿 24 小時 17-OHCS、促腎上腺皮質激素（ACTH）2 日靜脈滴注試驗、ACTH 測值、SU-4885 試驗、血 11-羥皮質醇（11-OHCS）晝夜節律試驗、總三碘甲狀腺原氨酸、總甲狀腺素、促甲狀腺素、促甲狀腺素釋放激素興奮試驗、睾酮、雌二醇、促黃體激素與絨毛膜促性腺激素釋放激素交叉反應以及促黃體生成素釋放素興奮試驗等多種試驗方法和指標，並對具體證通過補腎藥治療進行佐證。還進行了相應的動物實驗研究。」

研究者如此這般的研究，當然是想給證候群診斷模式下的腎陽虛，找到西醫病理意義上的「金指標」。所以上述研究，無一例外的全部是西醫病理診斷的觀念、內容和方法。其實研究者應該知道，這裏所進行的，正是用自己設計的實驗研究，來徹底廢掉自己在前邊設定的證候群診斷模式。

第一，當著腎陽虛的西醫病理「金指標」真的找到之後，證候群就像症狀在西醫診斷中的意義一樣，只能成為西醫臨床診斷的入門線索或嚮導而已。到這一步，研究者作為診斷標準的一組證候，還有什麼規範、標準的價值呢？

第二，腎陽虛的西醫病理「金指標」找到之後，腎陽虛三個字則完全蛻變為失去中醫本來含義的，從屬於西醫垂體—腎上腺皮質系統興奮性低下的一種不倫不類的異名詞。這時候，你可以對中醫說，腎陽虛的現代化客觀指針是腎上腺皮質系統興奮性低下。而面對西醫，腎上腺皮質系統興奮性低下，就是腎上腺皮質系統興奮性低下；既沒有對西醫減

中醫復興論——沉思・啟蒙・正本・清源

368

少什麼，也沒有對西醫增加或結合進來什麼。這樣的結果，顯然是棄中而無益於西的。

第三，問題真正的癥結在於，在這些「金指標」面前，研究者的腎陽虛和為腎陽虛設定的證候群診斷模式就變得無所謂有、無所謂無了。中醫的理論，甚至包括當作標籤使用腎陽虛、腎陰虛等名詞術語，統統蕩然無存了。

2 | 關於藥性歸屬

研究者認為：補腎是作用在垂體─腎上腺皮質系統上的；補腎藥能保護腎上腺免受抑制；補腎藥由腎上腺（或腎上腺以上的系統）發揮其考地松樣作用；補腎藥又具有腎上腺皮質激素樣作用……根據這些結論，中醫的補腎藥可以認為是由腎上腺發揮其考地松樣作用的藥物，或者其本身就是具有腎上腺皮質激素樣作用的西藥。

那麼，中藥的四氣、五味、升降浮沉、歸經、功效等理論，在這裏也就完全化為烏有了。

3 | 診斷指標棄中就西

《腎的研究》一書幾處提到，「哮喘患者不論有無腎虛症狀，都至少有潛在的腎上腺皮質功能低下的情況，都適合於補腎」；只要在「垂體─腎上腺皮質系統興奮性低下的情況中，雖然腎陽虛症狀並不顯著，也可以採用溫補腎陽而顯著提高療效」。

這就更露骨地說明，只要從西醫診斷上證明有「潛在的」或者明確的西醫病理上的垂體─腎上腺皮質系統興奮性低下，不論有無中醫腎陽虛的病機，不論有無中醫腎陽虛的

證候，都可以按照西醫垂體—腎上腺皮質系統興奮性低下的指標，放心採用補腎助陽藥。顯而易見，「腎的研究」到這一步，研究者在綜述裏苦心定下來的腎陽虛、證候群診斷模式及其標準，也真正、完全變成了標籤，變成了過河之後再由自己親手來拆掉的破橋。

談到這裏，人們不能不思考一個問題。這種自設跳板又自廢跳板，自己搭橋再親手拆掉，閹割後再自我捨棄的研究，已經向人們做了再清楚不過的自我證明：原來研究者苦心求索的目的，就是要「棄中就西」。

✣ 欲西非西

作為中西醫結合的科研，如果說棄中就西，就應當對西醫發展有所益處，但是現在看來，「腎的研究」可謂兩頭不著邊。在棄中之後，所存之藥至今 40 年過去了，並沒有為西藥所認同。

1 │ 補腎藥與西藥不同軌的問題

研究者認為，補腎藥又具有腎上腺皮質激素樣作用。那麼，研究者還應當從以下的任何一方做進一步研究。

①把補腎藥進一步提純為藥物化學意義上的西藥，並以西醫的藥物化學為標準，說明補腎中藥之提取物與腎上腺皮質激素相同，或者進一步比較其優劣。

②以中醫中藥的理論為標準，說明腎上腺皮質激素與補腎中藥的相同或者優劣。

從「中藥西藥化」來看，研究者必須在藥物化學的框架內，揭示出補腎藥的化學成分、化學結構以及藥效學原理，

中醫復興論——沉思・啟蒙・正本・清源・

才可以與腎上腺皮質激素在「同軌」的前提下，進行比較、進行評價。但是，由於研究者沒有接著做過中醫補腎藥與西藥同軌的研究，因此這項研究沒有達到「欲西」的目標，等於半途而終。

2 | 邏輯和臨床驗證的問題

如果「補腎藥又具有腎上腺皮質激素樣作用」，那麼作為可以站得住的假設，它至少應與中西醫的相關理論與實踐相融合。

首先，在西醫臨床中，對於急性細菌性、病毒性感染引起的高熱不退，西醫常常同時使用腎上腺皮質激素或促腎上腺皮質激素，以達到控制感染和發熱症狀的效果。這些急性感染性發熱症狀，在中醫臨床看來多屬於正盛邪實的實證、熱證。而面對實證、熱證，中醫不會用附子、肉桂、巴戟天、鹿茸、仙靈脾之類的溫陽補腎中藥。

從邏輯上講，如果認為「補腎藥又具有腎上腺皮質激素樣作用」，用大量腎上腺皮質激素「表現為相火過旺」、「陽盛耗陰」等，那麼在中醫臨床中的實證、熱證，或者在西醫急性感染性高燒不退時，便不應使用腎上腺皮質激素或促腎上腺皮質激素。反之，則說明中醫臨床中的實證、熱證，病人肯定不是腎陽虛，但同樣也會出現「垂體—腎上腺皮質系統功能低下」。這些邏輯思考及推理，當然不是研究者的結果所支持的，也不是研究者所能辯解的。

再者，研究者作為腎虛佐證觀察的無排卵性功能性子宮出血、支氣管哮喘、妊娠中毒症、冠狀動脈粥樣硬化症、紅斑性狼瘡、神經衰弱等疾病，在使用補腎藥的同時，是否有

使用腎上腺皮質激素的對照組，以證明激素也有相似效果的第一手數據呢？

還有，西醫在腎病綜合徵中，當出現有中醫認為的濁濕阻滯、痰壅血瘀時，也常使用腎上腺皮質激素。那麼換過頭來，讓中醫對濁濕阻滯、痰壅血瘀證也使用補腎助陽中藥，其理能通嗎？與此類似的病——證——藥——效關係，「腎的研究」都應設有相關的對照研究，並做出令人信服的佐證來的。

可見，關於「補腎藥又具有腎上腺皮質激素樣作用」的說法，中醫中藥不認同，西醫西藥也不認同。而且，它與從中藥材中提取有效化學成分的其他西藥，如青蒿素、麻黃素、聯苯雙脂、黃連素等相比，其中的差距還很大很大。

如果說其「對西醫發展有所益處」，這仍然是一句遙遠的空話。

✚ 實驗不實

1│前提不實

「腎的研究」與其他學科的基礎研究有兩個根本性的不同。它是以中醫學中的腎為對象，即所謂「研究中醫」的課題，而不是真正意義上的「中醫研究」。它在開始做實驗研究之前，先對中醫的腎進行了自設跳板、閹割在先連續兩次虛假的假設，所以所研究的腎，已非中醫腎的原貌。因此前提不實這一點，是其實驗不實的最主要的問題。

這裏在討論實驗不實時，還有兩點需要明確。

其一，這類的實驗，是還原性方法為前提的實驗，而不

中醫復興論——沉思‧啟蒙‧正本‧清源

是系統性方法為基礎的實驗。中醫屬於系統性科學，它所選擇的是系統性研究方法為基礎的實驗。用還原性方法研究系統性科學的問題，人類科學史上還不曾有過先例。

其二，該實驗的目的很明確，即要以近代實證科學的還原性方法、標準來說明中醫的腎、腎虛及其治療，與西醫有關生理、病理、藥效的同一性。而在研究對象、研究方法各不相同的兩個學科之間，提出這種研究的本身，就是科學常識所不能容許的做法。

明確這兩點之後，接下來就容易理解研究者無法避免的苦果了。

2 | 指標特異性不足

這裏仍然抄錄梁茂新教授在《中醫證研究的困惑與對策》一書中的有關分析：

「①如探討腎陽虛證垂體功能的 ACTH2 日靜脈滴注試驗，在 1961－1964 年 31 例腎陽虛證患者中，竟有 14 例（占 45.2％）未出現延遲反應。在 1960 年 23 例腎陽虛患者中，也有 10 例（占 43.5％）未出現延遲反應。……提示該項指標特異性不強。又如在血 11-OHCS 晝夜節律測定中，有一部分腎陽虛患者出現 M 型節律，與正常的 V 和 U 節律有別。但當我們對其樣本的平均值進行統計學處理後發現，從早 8 時到次日早 8 時五個時間段內（6 小時為一時間段）平均測值與正常組比較，無顯著性差異，P 值均＞0.05。與腎陰虛證的平均測值比較，亦大都無顯著性差異。又將五個時間段的平均測定值通過坐標圖進行比較，結果腎陽虛證的曲線與正常組相近，均呈 U 型。

以上統計結果表明，該項指標作為探討腎陽虛證本質的特異性指標，以及作為提示腎陽虛證下丘腦——垂體——腎上腺皮質系統中下丘腦功能紊亂的結論，有待進一步考察和進行重複實驗重新加以認定。

②把腎陽虛證 24 小時尿 17-OHCS 測值降低作為診斷腎陽虛證特異性指標，由於其他研究者們在另外五藏虛證的研究中得出了相同的結論，而受到了嚴峻考驗。在 20 世紀 80 年代初，吳氏透過了對脾陽虛證患者 24 小時尿 17-OHCS 的測定，得出了低於正常對照組的結論。接著張氏也對脾陽虛證 24 小時尿 17-OHCS 含量進行了研究，結果也明顯低於正常對照組。

齊氏等在對脾陰虛證的研究中，又發現脾陰虛證 24 小時 17-OHCS 亦有降低的傾向。還有人在其他五藏虛證本質的研究中，也得出相同的結論。

這樣，脾陽虛證、脾陰虛證乃至其他五藏虛證中均出現 24 小時尿 17-OHCS 降低的現象。說明該指標已不具備特異性，其作為診斷腎陽虛證的特異性指標的地位已經動搖。

③在以往的腎虛證本質研究中，雖也採取了科學研究中的對照原則，但設立的對照組大都不夠完善。如在腎陽虛證研究中，設立了正常人、老年人、老年人無腎虛見證、性功能減退及腎陰虛對照組。其研究結果，只能說明採用的指標與無證型及相對應證型組間的差別。由於未設其他各藏虛證對照組，因而不能確立這些指標在五藏虛證中的特異性地位。」

梁茂新教授的有關分析說明，研究者所謂的「金指標」，其實含金量極低。

3 ｜結論表述不嚴密

比如，「腎的研究」進入第五階段，在該書《腎陽虛病人的下丘腦——垂體——腎上腺皮質系統的全面觀察》一文的小結中說，「腎陽虛病人有下丘腦——垂體——腎上腺皮質系統上，具有不同部位、不同程度的功能紊亂」。顯而易見，這裏沒有說明確定的部位、程度以及紊亂的具體特性。作為科學研究的結論，不應當這樣講。

再比如，「腎的研究」到最後的第六階段，在《腎本質研究的國內綜述》一文的最後才說：「腎虛的辨證標準有待統一，這樣有利於以共同的尺度來驗證科研成果。」可見，「腎的研究」在自己研究的第二階段使用的「腎虛診斷標準」不規範、不統一，其研究成果也是無法「以共同的尺度來驗證」的。

那麼，研究者對自己在第二階段至第六階段的一次又一次的自我成果評價，則完全靠不住。把這種靠不住的東西一次一次寫入《腎的研究》一書去介紹、推廣，並一次一次受到評獎表彰，不知研究者有何想法，做何解釋。

4 ｜自相矛盾

研究者在該書《中醫補腎法治療支氣管哮喘的研究》一文中強調，「腎陽虛者表現尿 17 羥值低下，但是尿 17 羥值低下者不一定表現為腎陽虛」。又說哮喘患者「垂體——腎上腺皮質系統興奮性低下的情況中，雖然腎陽虛症狀並不顯著，也可以採用溫補腎陽」。這種自我對立的說法，研究者當作何解釋？

第四章　醫教研科學學

375

從《腎的研究》一書的書名，無疑指該課題研究的內容包含整個中醫的腎。而同名的書一改再改，一版再版，到1990年出版續集時，其實僅僅是就腎陽虛做的一些有限的工作。腎陰、腎虛尚很少研究，而對腎所包含的更廣的內容，至今還遠遠沒有涉及。書名多版次皆為《腎的研究》，顯然有自相矛盾和誇大不實之嫌。

5 │ 解鈴、繫鈴

基於上述，「腎的研究」在「棄中就西」這一環節上所進行的實驗研究，至少存在以下幾方面問題。

第一，該課題持續20多年，而各類觀察的樣本數量少，設計不嚴謹，所立的指標特異性不強。這些基本問題，研究者理應抓緊解決。

第二，這一問題出現於該課題研究的早期階段，更需要以實事求是的科學態度對課題進行如實評估，以墊平自己給自己挖下的陷阱，免得讓後人重蹈覆轍。

第三，人類醫學模式的變化，當代系統科學的發展，文化多元時代的腳步，都在催促著中國的中醫科研工作，要做全面的反思。長期處於導向地位的「腎的研究」，更需要主動帶頭，儘早反思。

解鈴還須繫鈴人，歷來如此。如果研究者透過認真反思，認為這條路真的走不通，早一天向學術界直陳究竟，終止誤導，也是對中醫科研的一種貢獻。科學研究本來就是崎嶇小路上的艱苦攀登，或者叫一種苦澀的嘗試。重要的是要求真務實，要有承認失敗的勇氣，要對自己和社會負責任。所以繫鈴、解鈴，意義同樣重要。

✚ 假設更假

假設缺乏科學性，是「腎的研究」最大的前提性錯誤。下面從三個方面加以說明。

1│科學假設的若干原則

(1) 關於假設

假設亦稱假說，它是對事物存在的原因或者規律性，所做出的有根據的假定或說明。假設絕不是猜想和空洞、主觀的思辨。假設是科學發展的形式，是科學理論形成的重要階段。在科學活動中，假設的建立有兩個最根本的前提。

假設的建立首先離不開實踐。即必須在大量觀察、實驗的基礎上，掌握大量有重要意義的、反映事物本質屬性的材料。中醫學是以系統性方法研究整體層次上的機體反應狀態，所形成的防病治病的科學體系（見本書《論中醫學的定義》）。而機體反應狀態則是透過四診所獲取的有重要意義的反映生命活動本質的事實、材料。如果我們要對中醫藏象經絡、病因病機理論進行補充和修改，則必須在已有的理論基礎上提出新的假設。

按照假設構成的條件、假設的修正、假設的驗證等邏輯原則，新的假設不能與已有的科學理論相矛盾；新的假設應當很好地解釋已有的事實，並能推出可在實踐中檢驗的判斷；新的假設決不意味著原有假設所獲得的事實材料和檢驗結果完全作廢。所以，對於中醫理論進行補充、修改的科學研究，應該切實把握好兩條原則，一方面，不能背離中醫整體層次上的機體反應狀態這一實踐內容。

另一方面，不能漠視中醫經歷了數千年醫療實踐檢驗的成功事實，更不能抱著輕視、懷疑的態度，而把中醫藥學（而不是整體層次上的機體反應狀態）作為研究或藉以提出假設的對象。

假設建立的另外一個前提是，假設離不開各種邏輯方法。即假法的提出和對假設的驗證，需要運用各種邏輯方法和推理形式。假設建立的過程也是各種推理形式綜合運用的過程，不得有任何主觀想像和臆測的成分。

(2) 假設和科學的關係

假設和科學，是理論思維發展的兩種主要形式。兩者既有密切的聯繫，又有嚴格的區別。任何科學理論的建立，最初都必須經過假說階段。科學永遠是人類認識真理長河中所得到的相對真理，它的發展過程，也是在不斷掌握更多事實材料中，不斷提出新假說、不斷驗證和修改已有的理論，以使科學日臻完善的過程。

假設與科學的區別在於，假設是科學的前奏，它是和科學活動聯繫著的，具有推測性的有待檢驗的一種解釋。它可能有一定的客觀真理性，但並不等於說它的基本內容都是真實可靠的。而科學則不然，科學的主要原理及其核心，一定是在實踐中重複檢驗的真實可靠的理論。而且，在科學理論的發展、完善過程中，它的基本原理依然是不會動搖的。所以在一個具體學科的發展中，假設也不能與已有的科學理論相矛盾。

明確假設的邏輯原則以及假設和科學的關係之後，以此來看「腎的研究」的問題，大體可歸結為兩個方面，概括起來即「連續三假設，貫穿一條線。」

1 | 連續三假設

「腎的研究」中第一個假設，即「自設跳板」。研究者無視從《黃帝內經》到當今大學教材中中醫有關腎的一致性的表述，這是不對的。

「腎的研究」中第二個假設，即「閹割在先」。研究者把中醫在藏象經絡、病因病機理論指導下的辨證論治，假設為證候群診斷模式。在研究者的診斷模式裏，診斷腎陰虛、腎陽虛所依據的主證、次證，與中醫八綱辨證體系裏辨別總體性的陰虛、陽虛時，其證候表現基本雷同。換言之，研究者的腎陰虛、腎陽虛，與人在總體上的陰虛、陽虛相互混淆了起來。中醫的「腎」在研究者的證候群診斷模式裏，被簡化得面目全非。

「腎的研究」中第三個假設，是中醫的腎，「可能」、「類似」西醫的腎上腺，或者與內分泌相關的垂體、下丘腦、性腺。應該說，數十年的中醫基礎研究中，用可能、類似、近似、大體等含糊不清的詞彙，在中西醫兩個醫學理論體系之間互相偷換概念和命題的邏輯錯誤，司空見慣，俯拾皆是。從「腎的研究」著手實驗的第一步，便把該實驗定位在西醫的腎上腺這一點來看，就足以說明研究者早已把中醫藏象的腎，和西醫臟器的腎看成類似、近似的東西了。

前面講過，科學的假設離不開實踐和邏輯方法。如果假設不是在實踐中，而是在一次又一次的望文生義、主觀猜想中，那麼，這種連讀性的假設，便連續性的失去中醫理論的本來面目，古往今來的科學研究中，從來沒有見到過連續性假設這種做法。它是當代的中醫「科研」的獨家「專利」，

是主觀隨意性放縱的結果。

2 | 貫穿一條線

既然連續性假設不會構成科學的假設，研究者又為什麼執著地這樣做呢？因為「腎的研究」自始至終都貫穿著「中醫西醫化」這樣一條主線。

正是因為頭腦中「中醫西醫化」的思維定式在先，研究者又沒有真正搞清楚中醫與西醫在基礎理論層面上的本質區別，於是便求助於主觀想像和臆測。因此，實驗不實、指標不特異，也就是不可避免的必然結局了。

這裏所謂的實驗，對於「中醫西醫化」思維定式在先的研究者來說，其實只不過是擺給外行人看的一種模樣、一種玩術而已。這樣做，在實證科學的現代潮流中，既容易使外行人相信「中醫西醫化」的合理性，又能堵住中醫界多數人的嘴。然而在科學上，一旦出發點錯了，往後的一切都難以靠得住。

正如《腎的研究》一書在《祖國醫學「腎」的研究總結》一章中多處所講的，「不論有無腎虛症狀」，只要「垂體—腎上腺系統興奮性低下」、「都適合於補腎」、「可以採用溫補腎陽」，這類說法，就是研究者對「腎的研究」中，貫穿「西化中醫」一條線所做的自我證明。

綜上所述，依靠西醫診斷指標來用中藥，這就是「腎的研究」的終極目標。透過研究者自己對自己終極目標所做出的自我回答，對於長期為「微觀辨病與宏觀辨證相結合」和「四診客觀化」而陶醉的人來說，應該看到這條道路盡頭的結局了吧！

中醫復興論——沉思・啟蒙・正本・清源

⊞ 殃及池魚

「腎的研究」在中醫科研上造成的長期、嚴重的誤導，
誠可謂影響廣泛、殃及池魚。原因之一，就是研究者忽視了
對科研的檢驗問題。

1｜對科學研究的檢驗

「連續三假設，貫穿一條線」的「腎的研究」，是否符
合科學原則，有兩個檢驗標準，第一是實踐，第二是邏輯。

人是理性的動物，是天地萬物之靈，世界上最複雜的生
物莫過於人。因為崇拜近代實證科學的實驗，企圖把人類生
命的一切現象都歸結為物理學、化學的方法來解釋，這在西
方叫作「近代科學主義」。這一點，西方的西醫學家經過漫
長的實踐，已先於中國人明白過來了，於是，在 20 世紀 70
年代提出了生物──心理──社會的綜合性醫學模式。與此
同時，西方的西醫學家重新重視傳統醫學，提出了「回歸自
然」的時代呼聲。

在醫學發展的這種新形勢面前，中醫研究者卻要繼讀沿
著西醫的老路，依舊故我、堅定不移地用西醫生物醫學的模
式，對中醫進行改造。這些研究者應當看到人類醫學發展的
大趨勢，對自己的實踐認真檢驗一下才是。

檢驗一種假設或者一種研究是否合乎科學邏輯，最簡單
的辦法，即習慣所講的「出得來、回得去」。所謂「出得
來」，是指這一假設與研究來源於實踐，並與已有的科學理
論在總體上相一致。

所謂「回得去」，是指新提出的假說，應當能夠更好地

解釋已有的理論和事實，並能在實踐中經受檢驗。當研究者把腎陽虛之「毛」，貼在了垂體——腎上腺皮質系統興奮性低下這塊西醫之「皮」上以後，即使研究者想回去，卻已經沒有可回之路了。

面對實踐和邏輯的檢驗，對於這種與自己高喊的政治口號完全相悖的「回不去」的研究，研究者不能再沉默下去了。否則，那些繼續堅持「拉大旗作虎皮，包著自己嚇唬別人」的老習慣，是沒有前途的。

要說研究者沒有想到科學的檢驗，恐怕也不是事實，只是「腎的研究」只侷限於腎陽虛的檢驗。研究者提到的腎陰虛、腎陰陽兩虛，很少觸及，中醫腎的其他大量內容，更沒有涉及。為什麼深入不下去，為什麼近年來按兵不動了呢？研究者一定心有所思。明智的選擇應該是以實事求是的科學態度，開誠布公地做實踐和邏輯的自我反思，因為實事求是既是科學研究的基本態度，也是科學區別於偽科學、假科學的重要標準。

2│誤導的危害

今天討論「腎的研究」，是因為 40 多年來它給中醫發展造成的負面影響太大，而且至今還在繼續。這裏隨手舉一些例子，以供參考。

有的先把生於心、藏於肝、統攝於脾的中醫之血，假設為西醫的血液，再把中醫的氣血理論假設為西醫的血液流變學，這樣，「高黏狀態」的西醫有關指標也就成為假設中的中醫「血瘀證」的診斷標準了。

有的先說中醫的「脾」「大體就是現代生理學中消化道

的生理功能」，中醫的「脾虛」自然就是西醫的「消化功能不足」，再用證候群診斷模式把一組證候命名為脾虛，然後再對這一組證候群以生物化學酶、免疫學的變化來解釋。

有的先把中醫的「脾主肌肉」假設為西醫的「肌肉」，再把中醫的「四肢乏力」假設為西醫的「肌無力」，這樣，中醫治療脾虛的「補中益氣湯」便可以假設為西醫治療「重症肌無力」的有效方藥。

有的先把中醫的「心」假設為西醫的「心臟」，再以證候群診斷模式把中醫的「心氣虛」，假設為「冠心病」的某一種情況，然後以實驗得出「心氣虛」是「左心室功能不全」的結論。

有的先把中醫的「肺」等同於西醫的「肺臟」，再以證候群診斷模式把中醫的「肺氣虛」，假設為「慢性支氣管炎」、「肺心病」、「肺氣腫」的一種表現，然後把肺氣虛解釋為西醫的 X 光檢查、肺功能、血液流變學、細胞能量代謝、植物神經功能、微量元素、免疫學等方面的改變。

凡此種種，不勝枚舉。

針對「腎的研究」，楊維益教授有一段十分感人的話：「首先，我要責備自己為什麼在做學問方面不多下些功夫，以致在中醫研究方面走了這麼長時間的彎路。其次，如果研究者在當時能夠認真些、嚴謹些，不要下太早的結論，全國也許不會將這種研究途徑作為中醫研究的榜樣而進行全面且長時期的跟隨。」

中醫科學研究隊伍裏，需要多一些楊維益這樣的教授。如果「腎」的研究者能夠有楊教授這樣的境界和胸懷，全國中醫科研的狀況，肯定不會陷入今天這般窘境。

✚ 大道不孤

「腎的研究」的問題，在中醫的科研上具有普遍性。究其全局性、根本性的原因，可以歸納為兩條：

(1) 把物質特殊屬性、結構和形態的學說絕對化

按照通行的定義，物質是人由感官感知的不依人的意志而存在的客觀實在。因此以「客觀實在」這一本質特點為根據，對於醫學面對的人來說，整體層次上的運動狀態（證候）是物質的；器官、組織、細胞、分子的結構和形態也是物質的。當代中國在生命科學和醫學上的最大偏見有三：

其一是把具有複雜的、多種物質屬性的人，與自然科學中關於物質的特殊屬性、結構和形態學說相混淆。

其二是企圖把複雜的生命過程，歸結為簡單的物理學、化學現象來解釋。

其三是把以上兩種誤解，至今奉為生命科學與醫學的絕對信條和唯一標準。

「腎的研究」就是從找尋中醫「異病同治的物質基礎」而起步的。很顯然，研究者心中的物質，是扭曲、狹隘的物質觀，是貼著物理學、化學絕對信條和唯一標準的物質觀。人類科學的研究對象是萬事萬物的「存在」，亦即自然、社會、思維領域的一切客觀實在。在扭曲、狹隘的物質觀面前，中醫面對的人的運動變化狀態，就變得與之格格不入了。所以中醫就非加以改造不可，而且至今把這種愚昧的改造，美其名曰「科研」。

(2) 行政性觀念和方式代替中醫學術發展的自身規律

用西醫的觀念、原理、方法來發掘中醫，是 20 世紀 50

中醫復興論——沉思・啟蒙・正本・清源

年代我國計畫經濟時期確定下來的。因此以「腎的研究」為代表的中醫科研工作，始終運行在計畫經濟時期的行政管理習慣模式之下。而且這一「研究」還是在「中西醫結合是發展中醫的唯一途徑」、「創造統一的新醫學、新藥學」的號召聲中，被推為中醫科研「樣板」的。

「創造統一的新醫學、新藥學」，是富有政治色彩的宏偉目標，努力參與就一定會對個人帶來好處。參與研究則必須按「計畫」為「宏偉目標」早出成績、多出成果，出不來成果那就想方設法「編造」成果。而且，用西醫的方法來發掘提高中醫也是上級領導部門定下來的，出了錯還有「成績是主要的」這句話做擋箭盾牌。

這種情況與 20 世紀 30 年代前蘇聯對待孟德爾·摩爾根遺傳學派的做法完全一樣，只是不幸者換成了中醫。因而使許多人在許多年品味不透，也使許多人在許多年心急無奈！

上述兩種原因相互交織在一起，至今 40 多年過去。這期間，政治的、經濟的、學術的、功利的、官僚的、慣性的、極左的、惰性的、人事的、體制的、部門機構的等，亂麻般地糾纏為一團，終於釀成了當代中醫學術和事業上的一個大毒瘤！

而今的中國醫學界，一方面在雄心勃勃的高奏「中醫要走向世界」的暢想曲，另一方面又有許許多多的人正為中醫的病在膏肓而到處奔走呼號，尋求搶救。這一切，樂乎？哀乎？還須人們頭腦冷靜下來思考！

從古至今，大道不孤。中醫的衰亡是廣大中國人不願意看到的，因為中國人民和世界人民都需要中醫。國內外的事實一再表明，中西醫並重，天經地義！只要中國的上下各界

能夠忠實於科學，並以文化多元的觀念對待中醫和西醫，堅信中國的中醫一定會走向復興的。

（註：本文 2001 年寫於香港浸會大學，經時任世界衛生組織傳統醫學顧問的楊維益教授審訂、推薦，刊載於台北《自然療法》，2002 年第 2、3、4 期連載，收錄於本書時略有修改補充。）

第五章

中醫藥學走向世界的若干理論問題

　　在這裏，我們不能不想到傳教士利瑪竇和西醫傳播到中國之初的教會醫院。他們沒有因為中國人得了闌尾炎不習慣開刀而放棄西醫的手術療法，也沒有因為中國人肌肉裏沒有注射過盤尼西林而放棄使用西醫的抗生素藥品。他們對西方科學的虔誠，對在中國傳播西醫的熱情以及在傳播中遇到困難時所表現的自信和堅定，值得我們中國的中醫工作者認真學習。面對當代科學的潮流，中醫在當今世界上所遇到的是一個相反的多數。要堅持中醫學術的自主性，尤其是中醫的理論科學與臨床技術體系。這不僅需要真摯、熱烈的態度，也要有堅強、持久的精神，甚至需要有為之殉身的勇氣。

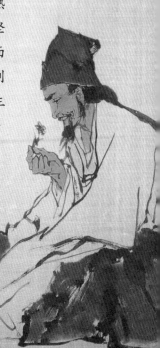

自歐洲文藝復興以來，現代科學技術興盛於西方，傳遍了世界，大大推進了人類的文明與社會發展。100 多年裏，從文化與科學的產生到文化與科學的產品，一直是西方向東方流動。在此期間，面對西方文化的強大潮流，包括中國在內的東方世界還沒有來得及冷靜思考東西方文化與科學差異時，卻在人們的思想觀念裏不由自主地打上了「西方（歐洲）文化中心論」的深深烙印。而在驕傲的西方人眼裏，龐大而落後的中國除了古代四大發明之外，不過絲綢、茶葉、手工藝品、中國菜而已。這當然是極大的偏見和誤會。

　　20 世紀 70 年代以來，隨著西醫藥學（以下簡稱西醫）引起的醫源性、藥源性疾病的不斷增加以及疾病譜的變化，西方發達國家來對傳統醫學，尤其是中醫藥學（以下簡稱中醫）產生了濃厚的興趣。這不僅使長期處於落後挨打地位的中國人感到由衷的驕傲，而且也給中醫提出了艱巨的任務和嚴峻的課題。

　　圍繞中醫走向世界的問題，近年來中醫藥界接過了社會上一個時髦的提法——與國際接軌。然而在雄心勃勃、躊躇滿志的同時，卻又色屬內荏、躑躅不前。

　　筆者在 1996 年 4 月 28 日答中國《科技日報》記者問時曾提出，「我不贊成接軌之說，更反對改軌之舉，其出路只有一條，那就是鋪軌」[1]。其後不少同道來函，詢其究竟。為此本文以軟科學研究為基礎，談一些理論認識與戰略思考，以求正於海內外同仁。

✚ 接軌乎？無軌可接

　　「軌」，原義為車輪碾過的痕跡。在社會學領域裏，人

中醫復興論——沉思・啟蒙・正本・清源

們常引申為事物發展的規則、路線、秩序，在自然科學領域裏，大多指基礎理論所揭示的基本原理，在技術領域，則常常指材料、工藝、產品型號、規格、標準等。如果把中醫藥學比作一棵碩果纍纍的大樹，那麼傳統文化與科學是其根，以《黃帝內經》為代表的基礎醫學為其本，臨床醫學為其主要枝幹，方藥和療效則是其花、葉與果實[2]。從這個意義上說，植根於中國傳統文化與科學的中醫基礎醫學，以其特定的概念、範疇所表徵的中醫科學原理，是中醫之軌。

西醫與西方現代科學技術同根、同步，是在近代物理、化學、數學成果的基礎上，沿著解剖分析和實驗研究的思路發展起來的。然而當今日的中醫學環顧四周時會發現，科技之林已經發生了根本的變化，如果說現代科技知識背景是一片翠綠的話，那麼中醫學就成了「萬綠叢中一點紅」，它的色彩與背景已形成了鮮明的反差[3]。面對現代科技知識背景，「萬」和「一點」只是在數量上有著巨大的懸殊，但是「紅」與「綠」的本質卻不容混淆。筆者在《論中醫學的定義》一文中就研究對象、方法和理論三個方面，對中、西醫進行了比較[4]。這裏擬就其特點，進一步加以說明。

一、中醫研究對象的特點

中醫研究的是生命過程中自然流露的，表現在整體層次上的機體反應狀態及其運動、變化。亦即疾病過程中的證候及證候的運動、變化。西醫研究的是構成人的器官、組織、細胞、分子的結構與功能。從研究層次來講，中醫研究的對象居於器官、組織、細胞、分子水平之上，介於人與自然、社會之間。其特點有以下四點：

1│整體性

　　所謂整體性，一方面指中醫在不打開人體「黑箱」的原則下所看到的處於活的生命過程中的證候，不是器官、組織、細胞、分子層次上所看到的局部狀態。這些證候及其運動與變化除了受心理因素的影響外，還直接隨著社會、自然等因素的變化而變化。而解剖刀下的器官、組織等局部結構，無此特點。

　　所以證候是生物、心理、社會（自然）因素作用於人體生命過程時，表現在整體層次上的狀態的總和。中醫抓住了這一最全面、最真實的整體狀態為其研究對象，則從更科學的高度把握了生命過程的真實和本質。

2│非特異性

　　西醫臨床中的體徵，是內部器官、組織的病變在體表的直接反應。比如，腱反射與腦膜病變，麥氏壓痛點、反跳痛與闌尾炎等。所以，體徵具有臨床診斷的特異性價值。

　　中醫依據望、聞、問、切所獲取的證候，對於中醫的臨床診斷來說，幾乎都是非特異性的。比如，發熱有惡寒發熱、往來寒熱、蒸蒸而熱、日晡潮熱、身熱不揚、厥熱勝復以及真寒假熱、真熱假寒等。再如，弦脈主寒、主痛、主飲、主氣鬱、主肝旺，卻又應於春而為肝之正常脈象。至於神色形態，更需要參合自然氣候、地理環境、心理特點、體質特點、感邪性質以及邪正消長等，進行綜合分析。因此，只有按照中醫基礎理論的相關原理，在由現象到本質的反覆研究中抓住疾病演變的病機之後，這時與病機完全相應的證

候，才具有特異性的臨床意義。

換言之，離開了對具體病人，證候及其運動變化都是無所謂有、無所謂無的，面對具體病人的具體病機，討論證候及其運動變化時，證候才有特異性或真實性可言。所以，對於證候由非特異性到特異性的認識過程，不僅「紙上得來終覺淺」，而且實驗室中難覓求。

3｜動態性

證候是活的人身整體層次上的機體反應狀態，故必然是動態的。西醫研究的器官、組織因為是將它作為構成人身的一個部件來考察的，因此便失去了整體的動態特點。

按照中醫的疾病觀，疾病就是一個時間上無數的異時連續的因果關係，和空間上無數的相互依存關係交織的無限變化[2]的病理過程。在這個過程中，病機是無限的、不斷變化的，證候也必然是不斷變化的。所以在疾病的診斷上，很難說哪一個證候是診斷某一種疾病時特定、不變的指標。

4｜訊息性

不論機體反應狀態還是證候，都不是器官、組織、細胞、分子所包含的物質或能量的本身，而是生命過程另一種客觀實在的存在形式。按照訊息論關於「訊息就是訊息，既不是能量，也不是物質」的基本觀念，訊息是與物質、能量相併列的構成物質世界的三種成分之一。它是「人們在適應外部世界並且使這種適應反作用於外部世界的過程中，同外部世界進行交換的內容名稱」[5]。據此來說，整體層次上的機體反應狀態（或曰證候），正是介於人與社會、自然之間

的訊息。但西醫所研究的器官、組織水平上的某些現象，只能說明構成人的局部或零件意義上的功能，而不能等同於整體水平上的訊息。況且「整體大於部分之和」，局部器官、組織的功能相加也絕不等於整體訊息。

二、中醫研究方法的特點

研究對象反映著該學科的本質屬性，研究方法是該學科發展的工具與動力。一定的研究對象，必然選擇一定的研究方法。中醫所選擇的研究方法有兩大特點：

1｜綜合性

所謂綜合性，是因為中醫研究的對象涉及生物、心理、社會、自然諸方面，又具有整體性、非特異性、動態性、訊息性等特點，這就注定了中醫不是一門一般性的自然科學。研究方法既涉及社會科學研究方法，又運用了自然科學研究方法。具體地講，是直接運用哲學方法的同時，著重運用了一般科學方法，即系統方法。

以《黃帝內經》的問世為標誌，中醫在步入理論思維階段時，即選擇了當時學術界的陰陽五行學說為其研究方法，並根據自身的實際，對陰陽五行方法進行了大量的完善、發展和改造[6]，形成了源於傳統的陰陽五行，而又不同於傳統陰陽五行的方法論體系。

近年來的大量研究表明，中醫的陰陽五行學說不僅充滿了辯證法思想，而且包含了控制論、系統論、訊息論、模糊數學、模糊識別等現代科學方法論的合理內核。可以說，中醫的陰陽五行學說是與全面概括自然界、人類社會、人的大

腦思維一般規律的當代哲學方法，和包含控制論、系統論、訊息論思想在內的系統方法，以及模糊數學、模糊識別等最新科學研究方法同軌的綜合性研究方法。

2 ｜ 非還原性

　　還原性研究方法是把事物分解為若干部分，分別對組成整體的各個部分加以研究的方法。這種方法在近代物理學、化學、數學成果的基礎上不斷進步，為人類科學的發展發揮了巨大作用，但在研究整體、訊息系統時卻顯得無能為力。比如，只要掌握計算機網絡系統的原理和操作，就可以完成訊息的獲取、傳遞、加工、處理，實現對訊息有目的的調控。而構成計算機網絡系統的材料本身的物理、化學性能，並不能改變訊息的本質屬性。再比如，對於一個社會管理系統來說，由收集來自社會某一方面的訊息，並對其加工（討論、研究），然後形成調控訊息（方針、政策、措施、辦法等）回饋給社會，就會使該方面工作發生改變。這種改變決定於調控訊息的內容與特點，而與訊息傳播方式及載體無關──用不著關心印製紅頭文件的紙張的物理、化學性能。至於這一調控訊息對該方面的文化生產或物質生產發生了哪些影響，用物理、化學的方法是難以做出評估的。

　　中醫在其形成與發展中沒有選擇還原性研究方法，沒有運用近代物理、化學研究的成果。這不是歷史對中醫的侷限，也不是中醫自身的過錯，而是中醫研究對象對研究方法特定性選擇的必然結果。比如，對於臨床上腹痛這一證候，中醫大夫根據對病人的問診，進一步分清其刺痛、絞痛、隱痛、劇痛、冷痛、熱痛、喜按、拒按等特點，再與脈象、舌

象、神色及氣候、環境、情志等合參，便可按照中醫理論對這一證候做出診斷和治療。至於從生物物理或生物化學的角度分析產生腹痛的原因及治療辦法，那是西醫的事，而不是中醫的事。再比如脈象，病人有脈象，正常人也有脈象，臨床上某一脈象的出現既與病理因素有關，也與一個人的體質、生理、心理、生活因素以及氣候、季節、環境等因素有關。如果按照還原論的觀點，則需要對上述相關因素進行窮盡式的研究，才可能知道該病人在正常情況下的脈象是什麼，然後才能進一步分析產生相應臨床脈象的真正原因。

然而對於產生常脈與病脈的相關因素的窮盡研究，現在做不到，將來也做不到，中醫做不到，國外的西醫也做不到。如果把脈象納入訊息調控系統，作為訊息來研究其聯繫與變化規律，問題就變得簡單得多，方便得多。這就是中醫在其理論與實踐過程中不得不選擇系統方法的真正原因。

三、中醫理論體系的本質特點

藏象學說和病機學說，是中醫理論體系的核心。藏象學說是講生理的，病機（包括病因）學說是講病理的。說治療原則、方藥理論、臨床各科的理論與實踐等，都是在這兩個核心的基礎上發展、完善起來的。

藏象學說與病理學的特點和優越性是：

1│系統模型原則

中醫在研究整體層次上的機體反應狀態的過程中，首先把人視為證候的人、訊息的人，看成一個由不斷運動、變化著的狀態構成的整體系統。然後在陰陽五行思想的指導下，

按照性能特點、設計需要、實踐經驗等，把整體系統再分為若干相互聯繫的子系統。這些子系統以心、肝、脾、肺、腎，大腸、小腸、胃、膽、膀胱、三焦等名稱命名。表面上看，雖然有粗淺的解剖的影子，卻不是西醫意義上的器官，而是在同類狀態（證候、訊息）基礎上概括而成的生理與病理模型，以此為基礎理論，成功地指導著臨床實踐。

以脾為例，其生理模型的內容有：主運化、主升清、主統血、主肌肉、主四肢，在志為思、在液為涎，開竅於口、其華在唇，應於長夏、其色為黃，與胃相表裏，剋我者肝、我剋者腎，生我者心、我生者肺等。其常見的病機有：脾陽虛衰、中氣不足、寒濕困脾、濕熱內阻以及脾胃失和、脾腎陽虛、脾濕犯肺、心脾兩虛、肝逆犯胃、肝脾不和等。

上溯到《黃帝內經》，五行的「土」、五音的「宮」、五味的「甘」、五色的「黃」、五化的「化」、五氣的「濕」、五方的「中」、五季的「長夏」，五藏的「脾」、六府的「胃」、五官的「口」、形體的「肉」、情志的「思」、五聲的「歌」、變動的「噦」等，都是以脾為主體，以土的屬性為代表，所形成的關於脾的生理、病理模型，一個與其他四藏相連的，人身整體系統下的特定的子系統。

20 世紀 20 年代，惲鐵樵在他的《群經見智錄》一書中說：「《內經》之五臟非血肉之五藏，乃四時的五藏。不明此理則觸處荊棘，《內經》無一語可通。」惲氏的所謂「四時之五藏」，即天、地、人相應之五藏。用今天的觀點來講，中醫的藏象、病機是融生物、心理、社會、自然醫學的內容於一體的五藏系統模型，而非西醫生物物理學、生物化學意義上的器官、組織可比。因為在西醫的器官上，至少看

不到心理、社會、自然的內容。

系統模型化是研究開放的、複雜的、巨系統時最有效的步驟。人們運用模型化方法在社會科學的政治、經濟、軍事、生態、人口等方面，都有許許多多成功的範例。

早在20世紀80年代初，華羅庚、宋健就說過：有人責備模型不能完全表達實體的一切特徵，因而否定模型的價值。這些人不懂得，模型的作用不在於也不可能表達實體的一切特徵，而在於表達它的主要特徵，特別是表達我們最需要知道的那些特徵。從這個意義上講，模型又優於實體，因為模型能更深刻和更集中地反映客觀事物的主要特徵和規律。[7]應該說，中醫以狀態、證候為基礎而建立的系統模型，表達我們最需要知道的那些特徵，在更深刻、更集中地揭示生命與疾病的規律方面，是與西醫相匹配的、人類醫學最成功的一個典範。

2 │ 以辨證為基礎的訊息負回饋原則

表現在病人整體上的證候，是臨床過程中醫生收集的、來自開放的複雜的巨系統的回饋訊息。「辨證求因」（亦即病機），則相當於訊息加工。「審因論治」，則是按照負回饋原則對病人輸入的治療訊息。所以，治則上的治寒以熱、治熱以寒，治標、治本、正治、反治；配伍上的君臣佐使、七情合和；方劑上的七方、八陣、十劑；藥物上的四氣五味、升降浮沉等，都是以藏象學說、病機學說為基礎，所形成的治療學說。而針灸、推拿、按摩，特別是作為主要治療措施的、性能功效各異的種種藥物，用今天的話來講，都是為使系統康復而作用於病人的輸入訊息。

比如，選擇特定的穴位，採取特定的補瀉手法對病人針刺治療。銀針的刺入、退出，整個過程裏沒有物質與能量的交換，作用於病人的，只是醫生決定輸入的治療訊息。再比如，推拿療法的推、拿、滾、揉、捏、撥等，這些也是沒有物質與能量作用的訊息治療方法。

　　對於在物質與能量研究上一直處於領先的西方，對於確認藥物物理與藥物化學作用的西方醫生們來說，70 年代初針灸療法在西方國家引起轟動，使他們感到神祕的關鍵原因不是政治，也不是他們的謙虛，而是訊息療法打破了他們對化學特效藥物的物質迷信。他們第一次意識到，治療物質肉體上的疾病，不使用含有有效化學成分的某種物質，也能達到預期的效果。

　　對於服入人體的中藥，站在西醫學術立場上的人們常常確信其中有效化學物質的作用，而不會從訊息調控原理上承認其臨床效果。其實，中藥的四氣五味、升降浮沉、歸經、功效，乃至禁忌等，都是訊息指標而非物質與能量指標。以單味藥黃連為例，黃連味苦、性寒，入心經、胃經，功在清熱瀉火，燥濕堅陰。「大黃黃連瀉心湯」用其瀉熱除痞，「白頭翁湯」用其清熱燥濕、厚腸止利，「半夏瀉心湯」用其苦降洩滿，「黃連阿膠雞子黃湯」用其苦寒堅陰。另外，臨床上依據黃連的性味歸經特點，還廣泛應用於內、外、婦、兒各科的多種疾病治療。

　　聯繫到現代西藥藥理研究，從黃連中提取黃連素（小蘗鹼），多用以治療胃腸炎。但是，有效成分不等於訊息調控指標，黃連素不等於黃連。中藥的黃芩、黃柏中都可提取小蘗鹼，但黃連、黃芩、黃柏三藥在中藥理論與臨床應用中差

距甚大。小藥鹼不可能代替黃連而配伍在大黃黃連瀉心湯、白頭翁湯、半夏瀉心湯、黃連阿膠雞子黃湯中，而取得原來的效果。我們不反對從中藥材中提取有效成分用於西醫臨床的做法，但是我們千萬不能借此抹殺或懷疑建立在藏象與病機基礎上的，中藥學的訊息負回饋調節的原則。

3│高層次的真實性

300多年來，西醫的發展主要有三方面。

其一，在解剖與實驗研究的推動下，對器官、組織、細胞、分子認識水準日趨深化，在消除病灶、消滅致病因子的治療上，有較大進展。

其二，由於疾病的複雜性，單靠消除病灶和消滅致病因子，仍有很多病得不到有效控制，於是從20世紀以來以「症」或「綜合徵」命名的疾病大量出現，由於西醫自身的侷限性，對這一類疾病的治療基本上仍處於針對症狀治療，缺少特異性治療。比如，對精神心理類疾病，雖然有狂躁症、抑鬱症、憂鬱症等臨床分類，治療該類病也時有新藥問世，但治療的總體思路，仍不出鎮定、抑制之一籌，基本上還是對症治療。

其三，20世紀70年代以後，隨著疾病譜的變化，人們看到了單一的生物醫學的侷限性，提出了生物、心理、社會的綜合性醫學模式。然而，儘管西醫的醫學視野擴大了，但是綜合性醫學模式三者在基礎理論上，並沒有像中醫那樣把天、地、人的相關性融為一體，其相互間至今仍然是概念體系不同的、三個並行的醫學分支。

對比以上西醫的發展，人們可以看出，中醫從藏象學說

和病因病機學說起，已經將生物、心理、社會、自然諸方面的醫學認識有機地包融在一起，並形成了獨特的、同一的概念體系和指標系統。用中醫的理論指導辨證與治療，經過數千年的實踐檢驗，證明是科學的，有效的。這在人類文化史上是第一家，在世界範圍內是第一家，而且至今是西醫學術不能取代的唯一一家，這難道不值得我們珍視和驕傲嗎？

憲法中「發展現代醫藥和傳統醫藥」的規定以及國家關於「中西醫並重」的方針，立法的根本依據是因為中、西醫兩者在基礎理論的源頭上，就是兩個不同的學術體系。兩者的基本原理既不能互相通約，也不容互相取代。因此必須清醒地認識到，在中國文化圈以外的其他國家或地區，沒有中醫的可接之軌。

✚ 改軌也？自毀其軌

因為想讓西方人接受中醫理論，而不惜用西醫的觀點對中醫的概念、範疇進行曲解、改造，其實就是改軌。

改軌之舉，由來已久，並不是當代的新發明。從文化與科學的角度看，20 世紀 20 年代余云岫等人的「廢止中醫」，20 世紀 50 年代的「中醫科學化」以及以後的「中醫西醫化」，與日本明治維新時期的「滅漢興洋」一樣，其矛頭都是直指中醫基礎理論，只是提法略微隱晦些、委婉些而已。化者，改也，即改中醫之軌為西醫之路是也。

故改軌者的要害是，不承認或懷疑中醫的研究對象，不承認或懷疑中醫的研究方法，不承認或懷疑以藏象與病機學說為核心的中醫理論體系。

20 世紀 50 年代以來，儘管國家為保證中醫的發展制定

了一系列正確的方針政策，給予了大量的經費投入，但是冠以「科學研究」之美名的改軌之舉，從未間斷，甚至愈演愈烈。在此期間，把多少人、財、物花費在這種「科學研究」上，今後還打算浪費多少，一時很難說清。為此，本文僅以「脾本質」與「脾虛證研究」為例，做一些理論分析。

一、關於藏象與病機的改軌

季鍾甫在《現代中醫生理學基礎》「中醫脾胃、肝膽生理的基本內容」一章，一開頭便說：「脾胃的功能，大體就是現代生理學中消化道的生理功能」[8]。這是季氏的一貫觀點，也是脾本質、脾虛證研究中一些課題的基本思路。季氏無問中醫研究對象和研究方法，半是望文生義、半是偷換概念的「大體就是」，輕率地將「四時之五藏」與「血肉之五藏」混為一體了，多年來在中醫界影響頗深，危害甚大。

1│中醫的藏象被扭曲

中醫表述脾胃功能時所講的「消化腐熟水穀、運化輸布精微」，與西醫消化道的「消化、吸收、營養代謝」，在文字表面有相似之處。但是把「統攝血液和主肌肉、主四肢」扭曲為「脾胃運化的延伸功能」[8]，進而說明消化道就是脾胃，則顯得過於武斷。

在西醫的消化道中，脾的主升清、主統血、主肌肉、主四肢、開竅於口、其華在唇、在液為涎等，得不到解釋。與自然相關的「土」、「宮」、「甘」、「黃」、「化」、「濕」、「中」、「長夏」；與情志相關的「思」、「歌」、「噦」，以及與其他四藏之間的「我生」、「生我」、「我剋」、「剋我」的

關係也沒有了。西醫的消化道包括肝、膽、大腸、小腸等諸多器官，而中醫藏府關係中的肺與大腸相表裏、心與小腸相表裏、肝與膽相表裏的表裏配屬關係，也在脾胃「大體就是」消化道這一主觀規定中被混淆、被抹殺、被解體了。聯繫到上一節的有關論述，所謂「大體就是」，其實可以說「大體就不是」。然而，隨著「大體就是」的武斷在其他四藏的延續，中醫的藏象框架和內容，則行將徹底解體。

2 | 脾虛證研究的困惑

　　生理是病理的基礎。隨著脾胃「大體就是現代醫學中消化道的生理功能」，脾胃的病機也被現代醫學中消化道的病理所代替，這就是 20 多年來展開「脾虛證研究」的背景。

　　證候是中醫學的專用術語，即由望、聞、問、切四診所獲知的疾病過程中表現在整體層次上的機體反應狀態及其運動、變化[9]。它是病機的外部表現。只有按照中醫基礎理論所規定的基本原理，在由現象到本質的反覆研究中，抓住疾病的病機，這時與病機完全相應的證候，才具有特異性的臨床意義。當脾的病機被消化道病理代替之後，脾虛證則變為游離於病機之外，卻又貼著病機標籤的一個證候群。在這個證候群中，最具整體性、動態性、訊息性、非特異性特點的是切診、望診的內容，也常常是最難描述的內容。因此落實到紙上的被認為最有代表性的西醫意義上的症狀，只剩下少食、懶言、四肢乏力、大便溏薄、腸鳴腹脹、面黃少華等。在西醫的診斷中，症狀只是「認識疾病的嚮導」或「重要的線索」[9]，只有確認病灶，確認致病因子的實驗室指標和相關檢查，才是構成診斷的特異性依據。因此，為一組非

特異性症狀（被視為中醫的證），尋找西醫意義上的特異性指標，便成為脾虛證研究的基本出發點。

在脾虛證的研究上出現了兩個令人困惑的問題：

①中醫的病機學說名存實亡，「證」也失去了作為中醫研究對象的特點，而成為西醫意義上的症狀。

②由「證」研究而提出的「宏觀辨證與微觀辨證相結合」之說，隨著「證候」含義的竄改，便一下子蛻變為「宏觀辨證形式化，微觀辨證西醫化」了。至此，中醫的對象、方法和基礎理論，就已經棄之無遺了。

3│脾本質研究的矛盾

既然季氏認為中醫脾胃的功能「大體就是」西醫消化道的生理功能，而消化道的生理功能早為西醫所深知，那麼照此推理，因為消化道生理功能已知，所以中醫脾胃的功能也大體已知。於是順著這一思路，脾本質的研究豈不「大體就是」畫蛇添足了嗎？同理，脾的病機與消化道的病理也「大體就是」，那麼，脾虛證的研究不也同樣是多餘的了嗎？

照此接著再往下講，中西醫基礎理論可以互釋，中西醫便可合二而一，那麼季氏的《現代中醫生理學基礎》更名為《現代西醫生理學基礎》，豈不一錘定音、直截了當？

由此可見，邏輯上一個「替換概念」，便已經做到塵埃落定，還轉彎抹角地搞了一番「科研」，走了一圈空過場，這是何用意呢？耗費大量人、財、物去搞這種研究的目的，無非要再一次說明，用西醫的觀點與方法對中醫所進行的改軌，是合理的而已。這在明眼人看來，其實是重複的重複，多餘的多餘。這種研究恰好從反面告訴人們，改軌者所持的

中醫復興論──沉思・啟蒙・正本・清源

觀點和方法，是近代科學主義在中醫問題上的典型表現，除此不會再有其他的解釋。

產生這種問題的癥結在於，改軌者既不真正瞭解中醫，也忽視了西醫學發展和醫學模式轉變的基本事實。西醫文獻中大量綜合徵和以「症」命名的疾病的出現，以及生物、心理、社會醫學模式的提出，是西醫突破自身的生物醫學框架向前發展的結果。在這種形勢下，仍然固執地用西醫生物醫學領域裏認識結構與功能的還原性方法，對具有系統模型原則、訊息負回饋原則和體現高層次生命本質的中醫基礎理論進行改軌，既不符合中醫的科學原理，也沒有代表西醫現代的最新思路與方法，更無所謂「科學創新」可言。

二、關於動物實驗模型

在人們開展以動物實驗模型來研究脾虛證時，對現代科學中關於實體與模型的基礎概念並沒有釐清。

第一，一切客觀存在的事物及其運動形態統統稱之為實體[7]。所以整體層次的人是實體，該層次的機體反應狀態（訊息）與證候也是實體。不承認中醫的實體，認為「四診不客觀」，不承認證候也是實體，而以西醫症狀的觀點看待中醫的證候[9]，顯然是不對的。

第二，「模型是對實體的特徵和變化規律的抽象」，「模型能在所要研究的主題範圍內更普遍、更集中、更深刻地描述實體的特徵」[7]。因此，中醫的藏象、病機學說，是在其實體——整體層次上的機體反應狀態或證候基礎上抽象而成的模型。就「脾虛證」而言，「證」是現象，是狀態的實體；「脾虛」是本質，是對決定狀態實體的病機模型的表述。

任何一種模型，都不可能一次建成、一勞永逸，它既要在實踐中形成，又要在實踐中接受檢驗不斷完善。2000 多年裏，中醫理論的發展也是這樣。所以，「脾虛」與其「證候」之間是否完全相應，這是中醫理論自身的事。值得質疑的倒是，脾虛證的模型與實體俱在，有什麼必要引進與人的生物性能相差很大的小白鼠為實體，研究與小白鼠病理變化很少直接聯繫的人的「脾虛證」呢？中醫關於脾的藏象、病機模型的一系列內容，與社會、心理、自然的相關性以及形態結構、狀態表現等，在小白鼠身上是找不到可供比較的參照系的。古今中外，誰研究過小白鼠的「證候」，又有誰以陰陽五行學說為方法論建立過小白鼠的藏象、病機模型呢？

事實上，多年來所研究的「脾虛證」，已經不是中醫本來意義上的脾虛證了，而是游離於病機之外，卻又貼著病機標籤的一個不倫不類的「證候群」，因此漏洞百出。

比如，在小白鼠體表所建之脾虛模型，是人體脾虛證之模型呢，還是小白鼠脾虛證之模型呢？如果是前者，那就違反了模型與實體的一般原則。因為該模型不是人的實體之模型，而是模型之模型。不是因實體而建立模型，而是為模型建立模型。這種設計思維，在科學研究中還未曾見過。況且，這種「模型之模型」，到底想解釋哪一類「實體的特徵和變化規律的抽象」呢？如果是後者，是為小白鼠建立脾虛證之模型，那麼交給動物學家好了，何必為小白鼠而勞人類醫學家的大駕呢。

如此興師動眾，其實是想借小白鼠之身，建立起代替中醫關於人的脾虛證模型。小白鼠身上有與人相類似的細胞、組織、器官，西醫可以藉以代替人的細胞、組織、器官，來

中醫復興論——沉思・啟蒙・正本・清源

設計相關的實驗。但是整體層次上的人體之脾虛證，小白鼠無法相比。因為在小白鼠身上，聞診、問診、切診的內容全沒有了，望診的舌色、神色也沒有了，只剩下了小白鼠體表的形態。所以作為人的脾虛的證候模型，所依賴的實體特徵幾乎全變了。當然不可能藉助遠小於人體的小白鼠，企圖「更普遍、更集中、更深刻地抽象」出人體脾虛證的本質來。如果退一大步硬著頭皮給這種研究找一個說法，最多只能說這是試圖在小白鼠身上，「仿真」人的脾虛的一種嘗試。但人們千萬不要抱任何幼稚的幻想，更不要輕率地稱什麼成功的「模型」。

其實，有思維能力的人都應當明白，這種「仿真」也難真，它不會在解釋中醫藏象理論上有任何積極意義的。

再如，實驗者常常給實驗動物用大黃、西藥利血平等藥物，來製作動物脾虛證模型，這其實是人為的想像。把它稱為藥物的毒副作用模型、低血壓模型、腹瀉模型、脫水模型等，或許還有一些道理。但是，為什麼偏偏指鹿為馬，非要把藥物毒副作用的結果，稱之為脾虛呢？況且，誤服以上藥物後，絕大多數健康的動物（或人）都可自然恢復。

那麼，請實驗者捫心自問，這種模型到底有沒有脾虛表現，算不算脾虛證呢？

又如，80 年代初期用利血平製成的脾虛模型是以四君子湯反證來確定的，但後來發現補中益氣湯、一貫煎、平胃沖劑、胃特靈等均有效。它們的藥物組成彼此各異、各自的功能、主治不同[10]，這一點，也足以說明這種「造模」是人為地編造，直接地造假。因此，希望實驗者不要戴上那頂科學的皇冠，去美化那些並非科學的造假。

三、關於「出不來」、「回不去」的問題

檢驗一項研究成果，最簡單也是最低的標準，人們常常形象地稱其為「出得來」、「回得去」。所謂「出得來」，指的是該項研究課題是腳踏實地的，是在本學科理論與實踐基礎上提出來的，而不是脫離理論與實踐的臆測、空想。

所謂「回得去」，指的是該項研究如果有了結果，再放回到本學科以後，能更深刻地揭示其理論問題，更有效地解決其實踐問題。但是，20多年來中醫界開展的脾虛證的研究，並未達到這個標準。

據長期從事脾本質和脾虛證研究的危北海教授介紹：「在國內開展的動物模型實驗中，應用過的觀察指標不下60個，然而根據我們的分析，得到全國大多數脾胃理論專家公認的能反映脾虛證本質，既有效而又相對特異的客觀指標只有兩個：一個是代表小腸吸收功能的木糖吸收試驗，另一個是代表口腔分泌的唾液澱粉酶活性定量測定。」[10]

如果我們承認西醫消化系統的病理不等於融生物醫學、心理醫學、社會（自然）醫學的內容於一體的中醫脾的病機，那麼危氏所講的「既有效而又相對特異的」兩個指標，也不能視為解釋脾虛證的指標，因為它是消化功能不足的相對特異的指標。既然回不到中醫脾虛的理論框架中來，也就不能代替望、聞、問、切，據此作為診斷脾虛的指標了，因此是「回不去」的指標。

危氏在分析現有研究「距離闡明脾虛證的本質仍有較大的差距」的原因時指出，「一是對脾氣虛證的研究缺乏動態的、連續的和演化性的觀察……二是缺乏證型之間的嚴格的

中醫復興論——沉思・啟蒙・正本・清源

相互對比……三是過去的研究多側重基礎實驗研究……與臨床不相銜接。」[10] 危氏所說的前兩個原因是理論上不同軌道的問題，第三個原因是與臨床相脫離的問題。這樣的研究課題猶如空中樓閣——因為它是圍繞西醫的消化功能不足而確立的課題，所以站在中醫理論與實踐上看，顯然是「出不來」的課題。正因為「出不來」，其成果則必然「回不去」。

科學研究要求人們必須保持嚴謹的科學態度和嚴密的邏輯思維。然而，長達 20 年的脾虛證研究，竟是沿著一個在科學與邏輯上都講不通的怪圈在進行。第一步，即人為的規定在前，把中醫的脾等同於西醫的消化系統，故脾虛證就變為西醫意義上的消化功能不足了。第二步，用西醫實驗研究的方法，依據西醫與消化功能不足相關的消化系統、神經體液系統、免疫系統三方面已知的指標，做西醫範疇的重複性實驗，並為其冠以脾虛證研究之名。第三步，便把這種研究結果，其實是西醫消化功能不足的已知指標，強加在中醫脾虛證上，美其名曰「脾虛證的客觀指標」。

當這三步走下來之後，為什麼沒有人回過頭來想一想，中醫的「脾」和「脾虛證」的學說，從此還存在嗎？

凡是對中醫不懷偏見，並能以客觀的態度對待中西醫兩個不同學術體系的人，凡是不受功利驅使的科技工作者，都會看到這種「出不來」、「回不去」的研究，值得認真地反思了，因為這種思路是「改中醫之軌為西醫之路」的思路，最終被毀掉的，是中醫基礎理論的基本原理。

四、關於「方病相對論」

用西醫藥物物理和藥物化學的方法，按照西醫生理和病

理的原則從中藥中提取西醫認為的有效成分，然後根據西醫臨床藥理的指標用於西醫臨床的藥物，應當劃歸為西藥，這一點已為越來越多的醫家所認同。然而近年來出現了另一種新潮，即用中醫的一個方劑，作為治療西醫的某一種病的專方來用。這種新潮，我們把它稱之為「方病相對論」。

「方病相對論」不是辨證論治的發展，而是倒退。

不論對於中醫意義上的病，還是西醫意義上的某一種疾病，根據中醫辨證論治的原則，臨床時基本上是按照這樣一條思維軌跡進行的（見圖1），而「方病相對論」的思路則不同（見圖2）。顯而易見，「方病相對論」與日本吉益東洞的「方證相對論」同出一轍。只是「方證相對論」把中醫的證候視為一個固定的證候群，而「方病相對論」則連那些固定的證候群，也不大關心了。

可見，「方病相對論」與「方證相對論」雙方，共同的要害是丟掉了中醫臨床上四診、證候、病機、治則相聯貫的辨證論治過程，以及指導這一過程的中醫基礎理論。

四診	（與天、地、人相參）	獲取證候	（依據陰陽五行、藏象經絡、病因病機理論）	病機診斷	（依據病因病機、治則理論）	確定治則	（依據治則、方劑、藥物理）	選方用藥

圖1

病　名 （西醫）		方　藥 （中醫）

圖2

中醫復興論──沉思・啟蒙・正本・清源 ■

408

近年來，以「方病相對論」開展的研究和報導俯拾皆是。各項研究和報導都旨在說明某一方劑專治某一疾病的合理性，並且聲稱其療效卓著、突出。以治療胃潰瘍的研究與報導為例，有用小建中湯者，有用香砂六君子湯者，有用四逆散者，有用半夏瀉心湯者，有用加味香蘇飲者等，至於名目繁多的自擬方劑，更令人眼花撩亂，難以計數。然而，當我們冷靜下來以鳥瞰之勢對這些研究和報導加以審視時，卻從字裏行間看到了兩個現實，一個是令人難堪的悖論，一個是催人猛醒的回歸。

　　第一，各種配伍與功效各異的方劑和卓著、突出的療效之間，就是一個悖論。因為專病專方，其根本是「專」，即使方劑配伍不完全一樣，至少功效應當相近或相同。假如建中、六君、瀉心、四逆等方劑對胃潰瘍都有卓著、突出的療效，則各個方劑的功效理應相近或相同。但是這一點，在中醫理論與實踐上是講不通的。如果正視各個方劑的配伍與功效各不相同這一事實，則各種研究與報導所稱的卓著、突出便是不真實的。因為兩種情況既不能同真，也不能同假。

　　第二，如果去掉報導中的水分，而面對多種配伍、功效各異的方劑治療胃潰瘍同一種病的事實，恰恰是中醫同病異治臨床優勢的生動反映。而同病異治，也正是中醫辨證論治臨床特點的有力說明。不難看出，原本想超越辨證論治的規範，在「方病相對論」新潮中走專病專方之路的種種努力，到頭來又無可奈何地被事實送回到原來的出發點。這一回歸一方面說明中醫辨證論治科學原理之不可廢，另一方面說明「方病相對論」的研究思路不可取。對於改軌者來說，難道不值得猛醒嗎？

從以上四個方面的簡單論述中，可以得出這樣的結論：①中醫基礎理論只能在自身的研究對象與研究方法的基礎上按照自身的規律去發展，用西醫的研究思路與方法進行改軌，其實就是自毀其軌。②如果中醫基礎理論解體，中醫則名存實亡、自毀在蕭牆之內了。③如果中醫的概念、術語變得可以讓國外的西醫一聽便懂，真正意義上的中醫便不存在了。④即使脫離中醫辨證論治規範的方劑和中藥可以萍蹤海外，甚至轟動一時，但終究難以生根永駐。

　　日本漢方醫學衰落的現實，已經給我們研究中醫走向世界的戰略提供了經驗教訓，值得認真借鑑。

鋪軌者，任重道遠

　　美國社會學家阿爾溫·托夫勒曾經預測當代文化的一種大趨勢。他說「中國自己就可以成為科學、思想發展的源泉，中國自己就可以成為生產者，它有這樣的潛力和能力。中國不僅是一個知識消費者，它還是一個製造者。文化產品或者文化的生產，過去一直是西方往東方流動，那麼，現在它可能由東方流向西方。」幾千年來，中華民族也是人類文化的主要製造者，中國傳統文化是人類科學與思想發展的當之無愧的主要源泉之一。用 100 多年來「西學東漸」提法來說，中醫走向世界無疑是「東學西進」的重要組成部分。中醫走向世界，涉及政治的、歷史的、經濟的、社會的諸多方面。這裏僅從文化與科學方面，談一些戰略思考。

　　西方文化進入中國人的視野，經過了近百年來幾代翻譯家、評論家鍥而不捨的辛勤勞動。日本雖然生活在東方文化圈之中，並長期受益於中醫，但漢方醫學由於重用輕學，終

因忽視基礎理論而日漸衰落。鑒於正反兩方面的歷史經驗與教訓，中醫走向世界將是一項極其艱巨而複雜的文化傳播工程。從戰略思想上講，應當以中國傳統文化為基礎，以中醫基礎理論為核心，從特效療法起步，以中醫臨床醫學的全面普及為最終目標，長期、有效地服務於全人類。

按照這一戰略思想，在規劃中醫走向世界的戰略時，首先要徹底改變三個思想觀念。第一，徹底改變民族虛無主義和崇洋媚外的雙重心態，自尊自強，振奮民族精神。第二，破除西方（歐美）文化中心論的迷信，充分認識到中國傳統文化與科學，也是全人類不可或缺的文化資源。第三，徹底改變「西醫一元觀」，首先在學術上真正將中醫與西醫擺在同等重要的地位，不可重西輕中、以西代中。在此基礎上，關於中醫走向世界的具體戰略，應從以下兩個方面考慮：

一、叩門戰略

選用最簡便、最有效、最安全、國外西醫所不及的治療方法和藥物送出國門，以現身說法先聲奪人，即是所謂的叩門戰略。

實施叩門戰略，第一要對治療方法和藥物進行精選，嚴格掌握適應證、禁忌證，防止因使用不當而引起不良反應。第二要把文化傳播效益放在首位，防止金錢至上的短期行為。第三要在統一規劃下有組織，有計畫地逐步推行，防止一哄而上，防止以「街頭賣蛇藥」的卑劣做法自毀形象，召人鄙視。實施叩門戰略，針灸和特效方藥已經發揮了良好的作用，下一步的重點則應組建小型的、針對重點疾病的、以辨證論治為主的醫療隊或醫院，深入國外，現場展示，以中

醫固有的特色和優勢打動人心，立下腳跟。

叩門是手段，不是目的，叩門不成，必致關門。當西方文化中心論在當今世界仍占主導地位的情況下，「東學西進」每前進一步，都需周密思考，戰則必勝。在叩門成功之後，緊接著就應全面、認真地實施鋪軌戰略。

二、鋪軌戰略

鋪軌戰略，亦可稱之為「傳教士」戰略。就是將中醫方法論、基礎理論和臨床醫學原原本本地傳播到世界各國去的戰略，這是中醫走向世界的主體戰略。在這裏，我們不能不想到傳教士利瑪竇和西醫傳播到中國之初的教會醫院。他們沒有因為中國人得了闌尾炎不習慣開刀而放棄西醫的手術療法，也沒有因為中國人肌肉裏沒有注射過盤尼西林而放棄使用西醫的抗生素藥品。他們對西方科學的虔誠，對在中國傳播西醫的熱情以及在傳播中遇到困難時所表現的自信和堅定，值得中國的中醫工作者認真學習。面對當代科學潮流，中醫在當今世界上所遇到的是一個相反的多數，這不僅需要我們具有真摯、熱烈的態度，也要有頑強、持久的精神，甚至需要有為之殉身的勇氣。

由於近百年來中醫受到西方科學和西醫的強大衝擊，欲走出國門，必先完善和充實自己，這是實施鋪軌戰略時首先應有的戰略估計。基於此，當前應抓住三個戰略重心：

1 | 關於翻譯

翻譯是文化傳播的主要手段。中醫能否走向世界，首先取決於翻譯的水準和內容。與文學藝術的翻譯相比，科學、

技術的翻譯是難度更大的文化翻譯。

中醫對外翻譯，必須以東西方文化的比較研究為基礎，以完整、準確地把握中西醫的差異為前提。在這一點上，《孔子哲學思微》一書的作者為我們做了很有說服力的論述。兩位作者，一位是耶魯和芝加哥大學訓練出來的西方哲學家郝大維，一位是倫敦訓練出來的漢學家安樂哲，他們自覺地走到一起合作《孔子哲學思微》一書的目的，就是想提醒我們注意西方漢學界的一個根本問題，即專業哲學家多把中國傳統文化作為一種學問來研究，卻很少參與向西方學術界介紹中國哲學的工作。因為「西方哲學界一直無視中國哲學，而且是純粹意義上的無視⋯⋯這其中一個重要原因，就是哲學一詞在中國和西方含義不同」。〔10〕

兩位作者高瞻遠矚地指出，「多方面的對搖搖欲墜的實證主義和科學主義的共同批判，代表了西方思想界的一場真正的革命。正是這場革命奠定了西方和中國哲學傳統間相互影響，相互充實的基礎」。因此他們堅決反對西方的「自我文化中心」的立場，呼籲要正視東西方文化傳統的差異。認為「我們要做的不只是研究中國傳統，還要設法使之成為豐富和改造我們自己世界的一種文化資源」、「努力發掘文化間的不同」。他們提出，翻譯的最大障礙不是譯文的句法結構，而是那些賦予它意義的特殊詞彙。因為西方翻譯中國哲學的核心詞彙所用的現存的常規術語，充滿了不屬於中國世界觀的東西。

比如，當我們將「天」，譯為大寫 H 的 Heaven，無論你願意不願意，在西方讀者頭腦裏出現的是超越的造物主形象，以及靈魂（Soul）、罪孽（Sin）、來世（afterlife）等概

念。當我們將「命」譯成 fate（或更糟，Fate），我們實際上夾雜了不可改變性、困境、悲劇，以及目的論等含義，而這些意義與中國古典傳統並沒有什麼關係。又比如，當我們把「仁」，譯為 benevolene，我們就將「仁」這一概念心理化了，使其帶有利他主義的色彩，而事實上，「仁」具有非常不同的一系列社會學意義。因此他們擔心，一旦一種不同的哲學傳統被改造為某種熟悉的東西，並以與其相異的西方的事實標準為基礎來評價，無疑，這種傳統只能是西方主題的一種低劣的變奏……其結果是生造了第三種語言，一種「不東不西」的真正怪物。〔11〕

在西方科學與西醫理論裏，找不出準確表達中醫概念的詞彙，直譯不可能，意譯也很困難。《孔子哲學思微》一書作者的提醒，同樣值得中醫界的高度重視。如果我們將陰陽解釋為上下、內外、晝夜、表裏、腹背……將木、火、土、金、水翻譯為五種元素；如果進一步將藏象混淆為西醫的臟器，將證候等同於症狀與體徵，將風、寒、暑、濕、燥、火解釋為類似西醫的六種致病因子……那麼我們翻譯出去的肯定是與中醫理、法、方、藥不相聯貫的「第三種醫學」，或者一種西醫的低劣變奏，或者一種不中不西的怪物。如若不信，不妨請英國漢學家李約瑟的學生，將已經翻譯為英文的中醫文獻再翻譯成中文一讀——肯定會出現許多令人不知所云之處。

除了文化與科學的差異外，中醫翻譯面臨的困難還不僅僅在於翻譯者的知識結構與水準，而且還在於一套最佳的藍本。因為我們不可能將上下 5000 年的 3 萬餘冊足以汗牛充棟的中醫文獻，全部翻譯到國外。這就需要盡快完成中醫學

術的現代規範。

2│關於中醫學術規範

所謂規範，就是經過專家約定俗成的範式、規則、標準。基礎理論的現代規範，是中醫現代化的核心，只有首先研究中醫基礎理論的規範問題，才有可能實現中醫理論與臨床的全面現代化。為此需要重點研究、理解四個問題：

第一，正確對待歷史的規範。《黃帝內經》、《傷寒雜病論》、《神農本草經》、《溫病學》等經典醫著，以及在中醫學術發展中具有重大影響的歷代典籍，是歷史上中醫規範的成功範例。不過這些規範都是以專家個人學術著作的形式完成的，由於歷史、地域以及原作者表達習慣、知識結構的侷限，用今天的整體的眼光看，這些專家個人的規範中仍存在著嚴重的不規範問題。因此需要在多數專家參與下，在更高的學術水準上進行群體化規範。完整地、準確地學習、繼承、研究歷史上成功的規範，是今天規範的基礎。在新的規範未約定俗成之前，被人們尊為經典的成功的規範，仍然是我們學習、研究的重心，千萬不可輕易、過早地遺棄。更要注意的是，決不能再把用西醫觀點的改軌，視為中醫學術的現代規範。

第二，明確規範的基本目標。學術發展的過程，就是在更高水準上不斷規範的過程，在這個過程中，方法論是起決定作用的。因為研究方法是每一個學科最活躍，最具決定性的要素，是科學進步的強大動力。[12] 應該說，用現代語言和以系統方法為代表的綜合研究方法，使中醫理論在不失本來特色的「螺旋」式發展上再上升一步，這就是中醫理論規

範化、現代化的基本方法和目標。

第三，充分認識規範化面臨的困難。要認識數十年來西醫觀點對中醫學術衝擊的危害性。中醫概念的西化和解體，是長期以來中醫學術一蹶不振的根源。同時要認識到在西醫衝擊的氛圍中成長起來的已成為中醫學科帶頭人的一代專家，也還經歷過「文革」的浩劫及其他運動的衝擊，失去過許多研究與思考的寶貴機會。所以嚴格地講，包括筆者在內，我們的中醫功底明顯不足，還需要認真補課。另外，中醫界對現代以系統方法為代表的綜合性研究方法，缺乏必要的敏感性和研究熱情，迫在眉睫的這一課尚需儘快補上。

歷史往往是最令人可怕的。我們不能忽視我們所處的歷史環境對讀書、做學問所造成的負面影響，更不能盲目地自滿自足起來。在這種情況下，規範化研究不可操之過急。急則容易出現行政干預或學閥專斷，甚至以「欽定」的方式規定學術，造成貌似規範實則不規範的混亂局面。同時也不可消極，消極則會失去現代科學方法論推動下的全面振興與發展的機遇。

第四，採取合理的措施與方法。中醫的現代規範應以經典醫著為依據，以基礎理論為突破口，從一個一個概念入手，在專家共同參與下，提倡群體性的「約定俗成」。

必須弘揚嚴謹的治學態度，堅持百家爭鳴的原則。交流場合皆同道，論證會上無權威。必要時，國家可以採取古代招賢、養賢的方式，在創造充分條件的前提下，把精通中醫理論與臨床，通曉中國古代文史哲，熟悉以系統方法為代表的現代最新科學研究方法的一批人才，集中起來——「憑魚躍，任鳥飛」。

學術的發展總是以不斷的規範為標誌的。中醫學術的當代規範如果能在下世紀初有新突破，中醫真正走向世界將指日可待。

3│關於中醫教育

學術的發展在於人才，人才的成長在於教育。除了社會、經濟、行政、管理的因素外，教育的成功與否決定於課程設置與教材，而課程設置的合理與否，則決定於對本學科知識結構的科學理解與準確把握。

中醫院校的課程設置，以及長期以來對中醫課程與西醫課程間簡單的幾比幾的問題爭論不休，其實這並不是問題的癥結[13]，關鍵是對中醫學知識結構的科學理解與準確把握。筆者在本文前半部分以及《論中醫學的定義》[14]一文中，從研究對象、研究方法、理論體系三個方面，反覆對中醫的科學原理和特點進行了討論。科學地理解和把握中醫的原理和特點，也就能夠從中醫過去、現在、未來的聯繫中，理解和把握中醫的知識結構。

為了便於說明中醫院校課程設置上存在的問題，我們不妨聯繫西醫院校的課程設置做一些比較。西醫院校的課程設置，大體包括三個層次，即基礎課程、醫學基礎課程和臨床課程。基礎課程如數學、物理學、化學等，是研究西醫的方法論課程。醫學基礎課程，如生理、生化、組胚、解剖、病理、藥理等，是以西醫研究的方法研究人體的組織、器官、細胞、分子而形成的。表徵其基本原理的知識體系，即西醫的基礎理論，這是西醫的主體。臨床課程，則是基本原理在臨床實踐中具體應用的知識和經驗。

當前中醫院校課程設置存在的問題是：

①中醫院校首先按照理科的標準招收擅長數、理、化的學生，而在方法論課程上中國古代文化、歷史、哲學，以及與陰陽五行學說相關的現代哲學、邏輯學、控制論、訊息論、系統論、模糊數學等，卻沒有系統地列入。因此，從入學開始，學生熟悉的即是還原性研究方法，使學生無法理解以系統方法所取得的中醫的知識體系。

②學生學習大量的西醫生理、解剖、生化等基礎課程的同時，代表中醫基礎課的《中醫基礎理論》僅 30 萬字，而且融陰陽五行、經絡藏象、病因病機、診法治則於一書，內容粗淺且凌亂，活像一塊塊難以消化的「壓縮餅乾」。如此「中西雜下、先西後中、重西輕中」的課程設置，如何能使學生完整地、準確地掌握中醫的基本原理和知識體系呢？按照這樣的課程設置培養人才，學生要麼滑到「以西代中」的道路上去，要麼退到重方藥輕理論的應用、經驗性繼承上去。如果學生有意掌握中醫之真諦，則需要反覆研讀經典著作，從頭研讀文、史、哲，並在臨床上意會其理，方可成就為名副其實的中醫。

這與老一輩中醫的成才之路相比，毫無疑問地走了一大段彎路。老一輩中醫專家長期以來大聲疾呼，要求對中醫教育要進行徹底改革，其根本原因就在這裏。

合理的課程設置制訂之後，就需要與之相適應的一整套教材。而這一套教材的成功與否，在於中醫當代學術規範化成功。人們期望中的這套教材，也正是中醫翻譯為外文的最好的藍本。所以中醫教育、學術規範和翻譯三者，既是中醫走向世界的相互聯繫的戰略重心，也是世紀之交中醫振興和

發展中緊密相連的三項戰略任務。而重心中的重心，則是要盡快把有識之士引導到中醫學術現代規範的大討論、大研究上來。按照這一思路，經由一二十年的不懈努力，爭取實現中醫學術的現代規範。

「求木之長者，必固其根本；欲流之遠者，必浚其源泉。」中醫的哲學思想觀念、基礎科學理論與臨床思維方式，是中醫學之魂。中醫能否走向世界，關鍵在於能否盡快走出「中醫西醫化」的誤區，關鍵在於能否留住中醫學之魂，實現自身的振興與發展。一個需要西方文化權威指認和命名，一個需要打上洋包裝才能夠發言的無望的族類，不應當是素有文化底蘊的中國人，更不應當是手握中華民族文化瑰寶的中醫工作者。

鋪軌之舉，任重道遠，成敗在我，榮辱在我，歷史與世界正在注視著我們！

參考文獻

〔1〕李大慶.誰說中醫不科學.北京：科技日報.1996 年 4 月
　　28 日第 3 版

〔2〕黎志鍾.日本漢方醫學衰落軌跡.北京：中國醫藥學
　　報.1995，10（5）

〔3〕匡萃璋.現代科技知識背景下的中醫學.北京：中國醫藥
　　學報.1995，10（5）

〔4〕韋黎.論中醫學的定義.遼寧：醫學與哲學．1995，16
　　（11）

〔5〕譚偉東，等.軟科學手冊.成都：四川人民出版社.1989，
　　第 1 版.

〔6〕楊學鵬.論中醫對陰陽五行學說的改造.北京：中國醫藥學報.1996，11（6）

〔7〕宋健，等.模型與實體.北京：光明日報.1986年7月11日：4版

〔8〕季鍾甫.現代中醫生理學基礎.北京：北京學苑出版社.1991，第1版178

〔9〕韋黎.證、証、症、候的沿革和證候定義的研究.北京：中國醫藥學報.1996，11（2）

〔10〕危北海.脾虛證研究思路方法的探討.北京：中國中醫藥報.1994年4月15日第3版

〔11〕郝大偉，等.可否通過孔子而思.北京：讀書.1995，5

〔12〕李致重.中醫現代化的若干思考.北京：科技導報.1993，12

〔13〕李致重.不是簡單的幾比幾.北京：光明日報.1986年3月10日第3版

〔14〕韋黎.「中西醫結合」定義的研究.北京：中國醫藥學報.1995，10（2）

（註：本文原載於《中國醫藥學報》1997年第1、2期，發表時署名黎志鍾。崔月犁老部長曾透過中華中醫藥學會直接將文本發至各省、市、自治區中醫學會，建議學術界廣泛研究、交流、討論。錄入本書時略有修改補充。）

第六章

復興自有千秋

　　物質是人由感官感知的不依人的意志而存在的客觀實在。因此，整體層次上的運動狀態（證候）是物質的；器官、組織、細胞、分子的結構和形態也是物質的。當代中國在生命科學和醫學上的最大偏見，其一是把具有複雜的、多種物質屬性的人，與自然科學中關於物質的特殊屬性、結構和形態學說相混淆。其二是企圖把複雜的生命過程，歸結為簡單的物理學、化學現象來解釋。其三是把以上兩種誤解，至今奉為生命科學與醫學的絕對信條和唯一標準。人類科學的研究對象是萬事萬物的「存在」，亦即自然、社會、思維領域的一切客觀實在。在上述偏見面前，中醫面對的人的運動變化狀態，反而被視之為不科學的了。這是當今人們在哲學認識論上，所犯的一個重大錯誤。

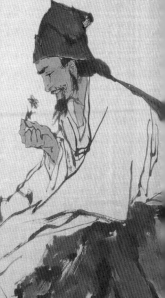

不忘教誨　牢記使命

　　敬愛的崔月犁老會長離開我們整整一週年了。隨著忌日的臨近，他的音容笑貌、精神品格，以及對我的諄諄教誨、熱情鼓勵，不時浮現在眼前。

　　崔老會長是十一屆三中全會召開的 1978 年來到衛生部擔任副部長、部長，分管和領導中醫工作的。上任不久，面對「四人幫」對中醫工作嚴重破壞的慘痛局面，他在深入調查研究的基礎上，以革命年代造就的非凡氣魄，大刀闊斧地撥亂反正，於 1982 年召開了在中醫發展史上具有深遠意義的「衡陽會議」。

　　衡陽會議的主題是保持發揚中醫特色、振興中醫。所以，什麼是中醫特色、為什麼要保持、如何發揚、怎樣才能實現全面振興，自然是擺在中醫藥科技工作者面前首先必須研究的科學學和軟科學課題。本人就是受衡陽會議精神的感召，在堅持理論學習不停步、臨床實踐不間斷的前提下，開始中醫科學學、軟科學研究的。

　　崔老部長兼任中國中醫藥學會會長 18 年，由於年齡和工作性質的原因，平時我與他直接接觸不多。親耳聆聽他的教誨並配合他做一些工作，是 1992 年以後的一段時間。

　　1995 年 2 月，我在《中國醫藥學報》發表了反覆思考 12 年之久的《中西醫結合定義的研究》一文。3 月中旬在中國中西醫結合學會召開的一次會議上，崔會長見到我便從人群走出來，急切地問：「中醫學會的韋黎是誰，我怎麼不

認識呢？」當他知道韋黎就是我的筆名時，爽朗地笑著說：「你讓我好找啊！你的論文我仔細看過了，我已經批給中醫學會秘書長，讓他們打印成單行本發到全國各省、市學會，希望學術界就這一問題進一步研究、討論。」當時，我不由得一驚。他已經七十多歲的老人了，對學術問題還這麼關心，這麼敏銳。他直率、風趣地說：「我主張中西醫結合，但我不贊成中醫西醫化。這個觀點，我是從工作實踐中概括出來的，你是從理論上把它講透徹了，這也叫理論與實踐相結合吧！你對中西醫結合誤區的分析，符合歷史，實事求是，最後的定義是科學的，很有說服力。」接著他認真地對我說：「毛澤東對待中西醫兩者的關係，核心是相互學習、取長補短、共同提高，從實踐入手，提高臨床療效，共同服務於病人。這是他的一貫看法。至於創造統一的新醫學體系，那是指醫學發展的長遠目標。中醫西醫結合為同一個醫學體系，過去沒有，現在也沒有，恐怕經過許多代人的努力，也許有可能實現。說今天已經形成了中西結合的醫學體系，那就不是事實了。現在中醫學術發展的核心仍然是保持特色、發揚優勢。中醫學術全面振興了，中西醫結合才會有一個可靠的基礎。」

他的概括言簡意賅，直截了當，既準確、又全面。分手時他叮嚀我：理論研究很重要，軟科學研究更是中醫的薄弱環節，一定要沿著這條路走下去。並囑咐我今後再有軟科學方面的新文章發表，一定先送給他看。

1995 年 5 月，國家中醫藥管理局和中國中醫藥學會組織召開了「中醫基礎理論研究學術研討會」。會上，來自全國的 28 位專家對 40 多年來中醫的基礎理論研究，從不同角

度進行了深刻的反思。崔部長鼓勵我：「你在這方面研究深入，掌握材料也多，有發言權，把理論根據講清，把你的觀點講透」。他本人在會上始終一言未發，從頭到尾聽得很認真。會後他來電話找我，一見面便說：「我打算編一部書。對十一屆三中全會以來中醫事業與學術的發展做一些回顧，希望啟發大家對中醫事業的歷史、現狀、未來進行一下冷靜的總結和思考，使人們從中分辨出一條比較清晰的路子來，免得以後走彎路。」他說：「在會上聽了專家的意見，包括你發表的意見，感到壓力很大。中醫應該走自身發展的道路，中醫機構應該突出中醫特色。如果形形色色削弱中醫的做法不改變，或者在漂亮的口號下使中醫很快地西醫化，那就重複了日本明治維新以後消滅中醫的悲劇。到那時，我們和你們這一代人就都是歷史的罪人！我們決不能做有負於中醫的罪人呀！」

他要求中醫局副局長諸國本同志和筆者一起輔佐他，把20年來在事業發展、理論研究、戰略思考方面的好觀點、好文章，收集整理之後，交給他審定。希望在中國中醫藥學會換屆選舉之前，先出版一集，作為他從會長的位子上退下來時，留給全國中醫界的一份禮物。這就是以後他擔任主編而出版的《中醫沉思錄》第一卷。

1997 年 8 月《中醫沉思錄》出版後，在全國引起了很大的反響，當然也有不同的意見。12 月 20 日，北京市召開全市中醫工作會議前夕，崔老會長要我再給他帶去 200 冊《中醫沉思錄》，他除了送給參加會議的各位代表外，還準備送給一些關心、支持中醫發展的各界領導和有關人士。那天他很高興，情緒上顯得有些激動，使我又一次領略了他那

赤誠坦蕩、光明磊落的博大胸懷。他指著《中醫沉思錄》說：「一本書如果只有人說好，沒有人批評甚至反對，那就千奇百怪了。」

當我談到有些專家打算寫書評向學術界推薦《中醫沉思錄》時，他說：「不要在報刊上發表讚揚的書評，我們不講我們好，也不要別人稱讚。論據、觀點擺出來，還怕群眾不認識，不瞭解？我希望把各方面的不同觀點都擺出來。讓大家分析，有什麼不好呢？」他接著鄭重地說：「中醫上的困難，集中起來就是兩個西化，學術上不尊重中醫自身規律，用西醫的觀點、方法對中醫進行改造是一個西化；醫療、教學、科研的管理上，不加消化地搬用西醫的一套，也是一個西化。徹底扭轉西化傾向，可能是一個很複雜的過程，既需要努力，也會有犧牲。中醫近百年裏在這方面已經付出了很大代價，浪費了許多人力和財力，如果能減少事業上的浪費、學術上的損失，個人做出一些犧牲，算什麼！」

老部長還語重心長地對我說：「致重啊，你還年輕，在理論、學術研究上要有書卷味、學究氣，更要有勇氣和骨氣。你搞軟科學研究，就要敢於堅持來自於科學與實踐的，經過深思熟慮，而且自己認為正確的觀點。不隨波逐流，也不要怕有人誤解。我知道你，國內許多老中醫專家比我更瞭解、更支持你，要多向他們學習，學習他們的治學態度，敬業精神，也要學習他們的優秀品質和人格。在學術問題上有不同的意見是好事，為了振興中醫，弘揚我們優秀的文化，實事求是，堅持真理，就是遇到打擊和非難，也沒有什麼。有雙百方針和改革開放的大政策，還會像 1957 年那樣被打成『右派』嘛？一代代的科學家走了，科學研究成果卻

永留在世，這就是我的人生態度。」

我理解，他的談話主要是對我在中醫科學學、軟科學研究方面的期望和鼓勵。面對老領導坦然無私的肺腑之言，我開口溢出了前人的兩句話：「俯仰無愧天地，褒貶自有千秋。」他爽朗地大笑著，連聲說：「好、好、好！人民的健康需要中醫，我們就繼承發揚中醫，抓住不放。」

離開他的住所，我的頭腦裏一直迴旋著近代兩位名人的名言：「心底無私天地寬」、「我以我血薦軒轅」。這就是我心中的崔月犁！

他大概希望我能更深刻地理解他的苦心，所以 1998 年 1 月 20 日寫給我一封信。信中說：「在中醫振興中，有不同見解是正常現象。我不主張點名爭論，我主張絲毫不隱藏自己的觀點，從正面來逐步深入的加以論證，把各自的觀點擺出來，請上上下下各界參考評論，從實踐中證明哪些提法、觀點、預測是正確的，請在醫、教、研和行政工作的同志選擇。」沒有想到 1997 年 12 月 20 日談話，竟是我與他的最後一次見面。更沒有想到 1998 年 1 月 20 日寫給我的信，竟成為他一生的絕筆。

崔月犁老部長把他的後半生完全獻給了中醫。他忠實地按照鄧小平「尊重知識」、「尊重科學」和「科學技術是第一生產力」的思想，高高舉起了「保持發揚中醫特色」、「振興中醫」的旗幟。他在管理工作中正確地處理了學術和事業的關係，始終把遵照中醫自身規律、繼承發展中醫藥學放在振興中醫事業的首位。

難能可貴的是，他從行政領導崗位退下來之後，在學術界廣交朋友，逐步使自己成為中醫藥學術的內行，並投身到

學術的研究與推廣上來。為了給更多的人提供學習中醫的方便，為了讓中醫儘快走向世界，他從 1987 年起，即著手籌劃中醫古籍的白話翻譯工作。經過專家反覆論證，經過他精心運籌，《中醫古籍名著編譯叢書》的編輯出版工作，終於在 1998 年 1 月 8 日全面起動。令人痛心的是，半個月以後他竟因心臟病驟發而與世長辭了。

老子曾經說過：「死而不亡者壽。」崔月犁老部長就是這樣一位壽者。今天我們緬懷他，就是要不忘教誨、牢記使命，為振興中醫而不懈努力。敬愛的老部長，請您安息吧！待到中醫輝煌日，我們一定設酒重祭！

（註：本文原載於《光明中醫》1999 年第 3 期，並收錄於《月犁》一書。）

第二節

消亡的邊沿　突破的前夜

（寫給全國人民代表大會常務委員會副委員長彭珮云的一封信）

彭珮云副委員長：您好！

遵您所示，寄上近作《提高中醫臨床療效的科學學檢討》一文，請一閱。去年九月及今年二月曾寄您《為中醫教

育診脈、處方》、《西化──中醫科研的致命錯誤》兩文。這一篇應該是為中醫臨床療效問題的「診脈、處方」，也可稱之為以上兩文的姊妹篇。

另外附上《當代中醫的自醫》、《不盡言謝》、《鄧序》三文。前一篇是本人即將出版的《中醫復興論》一書的「前言」，概要地談了當代中醫學術衰落的主要表現與原因。第二篇是《中醫復興論》的後記，記述了與本書有關的話謝和本人的心路歷程。最後一篇是鄧鐵濤老先生為本書寫的序文。

我在香港浸會大學中醫藥學院執教已經兩年半時間了，還要接著再做下去。兩年前我在國內辦理了提前退休手續，這算是不得已情況下的一種選擇吧。雖然沒有走出國門，畢竟可以說是「出家人」了──丟下了往日的羈絆，爭取到一點讀書、思考的機會。不過對於中醫這一不斷衰落中的「中華民族文化瑰寶」，我的心永遠不會「出家」的。

正像當年毛澤東所講的：中國對世界能做出貢獻的，也就是中醫了。可惜經過幾十年的「不懈努力」，被高唱「現代化」暢想曲的愚蠢的現代中國人丟得差不多了。儘管為中醫建的高樓還在，書和人都在，琳瑯滿目的中藥也正充斥著市場，然而中醫學術，尤其是原汁原味的中醫基礎理論幾乎被丟光，或者成為口頭上的擺設了。

「求木之長者必固其根本」，這「根本」就是中醫基礎理論。根本不固的「繁榮」，如果不是裱裝出來的張貼畫，也一定是表面性、皮毛性的，或者喪魂落魄的軀殼。

造成中醫學這種狀況的原因是錯綜複雜的，現在看來至少有十個方面：

中醫復興論──沉思・啟蒙・正本・清源

(1) 是民族虛無主義

100 多年來，國人在異族的堅船利炮之下骨氣銳減，對自己輝煌的歷史和文化，數典忘祖，一批再批，自己越是變得好像無根的浮萍，便越有勇氣把歷史輝煌誣為「落後」、「封建」。在對待中醫學的問題上，至少是這樣。

(2) 是「近代科學主義」

以近代物理學、化學、數學為基礎的還原（分析）性科學，代表著近代科學的潮流。以近代還原性科學的觀念、方法作為衡量一切科學的唯一信條和至上標準，即近代科學主義。而以現代醫學的觀念和研究方法來評判中醫、來研究中醫，則是近代科學主義在中醫問題上的具體表現。所以，「中醫西醫化」一直是 100 年來帶在中醫脖子上的枷鎖，它與「中西醫結合是發展中醫的唯一道路」相比，只不過是「西化」中醫的不同版本而已。

表現在中醫學術問題上的這種思潮，便將中醫按照自身科學規律向前發展的正常道路，長期被視之為「不可行」、「不科學」的落後做法。

(3) 是方法論的扭曲和貧困

一方面在民族虛無主義思潮裏，中國古典哲學以及中醫賴以建構的陰陽五行學說，統統被斥之為唯心主義的東西，另一方面當代系統科學方法的出現，雖然使一些有識之士從中看到了中醫陰陽五行學說的現代科學意義和價值，遺憾的是這一認識並未引起中國學術界的普遍醒悟。這樣一來，便形成了近代中醫學術發展中「方法論扭曲和貧困」的特殊現象。直到現在，中醫界竟然沒有給「中醫藥學」這一標誌學科特性的總概念，界定出一個達成共識的現代定義來，就是

這一扭曲和貧困的真實寫照。

1995 年筆者曾經從學科的角度給「中醫藥學」下過一個定義，至於正確與否，尚有求於學術界批評指正。然而在「中醫藥學」這一學科總概念的定義上，符合科學和邏輯原則的第二個說法，至今仍然沒有見到過。

方法和方法論是各門科學發展的強大「發條」，方法論的扭曲與貧困，中醫便無可挽回地失去了自我發展的真正活力。

(4) 是具體做法與大政方針相悖

「文化大革命」以後，在不斷總結中醫工作歷史經驗教訓的過程中，國家為了保證中醫的健康發展，逐步做出了一系列的明確規定。國家《憲法》中「發展現代醫藥和我國傳統醫藥」的條款，衛生事業上「中西醫並重」的方針，都是在承認兩個不同的醫學科學體系的前提下，發展我國醫學科學事業的大政方針。

但是在民族虛無主義、近代科學主義、方法論扭曲和貧困的 100 年裏，中醫學術的發展乃至整個中醫工作，一直處於「西化」和反對西化的兩難困惑之中。如果不發揚學術民主，不在廣泛、深入的學術爭鳴中群策群力地努力尋求中醫發展的出路，而是由少數管理者包辦，或者為維持權位而在「西化」和反對西化的矛盾中忙於維持平衡，那就使中醫工作不可避免地陷於與國家大政方針相悖的局面。

顯而易見的是，既然《憲法》認為中、西醫是兩個不同的醫學科學體系，那麼中醫學術的發展為什麼要以西醫的理論觀念和研究方法為標準呢？中醫的管理是完整、準確地貫徹、落實國家為中醫工作制定的大政方針呢，還是繼續沿襲

過去的習慣做法呢？

這種相悖的狀況，突出地表現在中醫教育、科研、臨床、管理等具體工作上。

(5) 是「亦西亦中」的中醫教育

中醫教育首先忽視了「中醫學知識結構體系」這一根本性的前提，所以在課程設置這一核心問題上，便失去了決定性的科學依據，長期陷於難以自拔的盲目狀態。中醫學院裏中醫課程與西醫課程的比例，大體是 7：3～6：4。而 ⅓ 左右的西醫課程，主要是西醫基礎醫學的內容，這對中醫基礎理論的教學來說，將作何解釋呢？中醫臨床醫學是建立在西醫基礎醫學之上的嗎？

(6) 是「西體中用」的中醫科研

「西體中用」與「中體西用」相對，是 20 世紀早期一些人在中國和西方文化關係上的一種觀點，即主張以西方文化為主體，然後從中國傳統文化中為其吸收一些有用的東西以做補充。40 多年的中醫科研工作，一直困守著「西體中用」的研究方向，以西醫的研究方法對中醫進行驗證、解釋和改造。這種研究的立足點是，不承認中醫基礎理論之「體」而只承認中醫是一種經驗醫學，這顯然是「科學對科學的誤解」。

以懷疑或不承認中醫之「體」的觀點來研究中醫，這就注定了它的最好結果，只能是從中醫學裏為西醫撿回去一些支離破碎的可用之物。這對處於「中西醫並重」前提下的中醫學的主體性發展來說，絲毫沒有可取之處。

(7) 是日趨西化的中醫臨床

「亦西亦中」的教育很難培養出熟諳辨證論治的中醫人

才，「西體中用」的科研路線不可能為辨證論治注入新的活力。所以中醫臨床治療也就必然由以往的辨證論治，朝著早期依靠經驗而不是理論的臨床方向大踏步地倒退。這種狀況不改變，臨床中日趨西化的問題將無法逆轉。

(8) 是「以西代中」的管理

中醫事業的管理必須以中醫管理科學為基礎，而中醫管理科學則必須以中醫的科學原理為根據。國人呼籲多年的國家「中醫法」，是保證中醫健康發展的大法，然而至今未能出台。一方面可能因為中醫對自身科學原理的表述還未達到足以令多數人理解的程度，另一方面則因為社會上「近代科學主義」的思潮仍然十分頑固。在這種情況下，中醫管理上的「以西代中」，似乎就是無可奈何、難以避免的了。

對於中醫臨床醫療事故的評判，至今仍然以評判西醫的法規為依據。這一長期不變的事實，已足以說明在中醫管理上「以西代中」的普遍性和頑固性。

(9) 是故步自封的行政保護

上述八個方面錯綜複雜的情況，是當今社會上任何一個學科或者事業發展中極少見到的。所以，應該以客觀的態度承認中醫管理的困難性和特殊性。然而，中醫界多年來也流行著兩個頹廢的說法：即「成績是主要的」、「不要爭論」。前者是文過飾非，安於現狀的口頭禪，後者則是錯用了處理具體社會問題的特定說法，來限制學術民主，取代百家爭鳴的做法。這種故步自封、安於現狀，連「百花齊放、百家爭鳴」的學術民主也小心謹慎不敢放手的狀況，在中醫界上下各部門表現得十分突出。

這種狀況可能出於中醫行政工作者的一種自我保護心

理，但是無論如何，這是改革開放的時代大潮裏中醫工作不應有的頹廢現象。

(10) 是草菅人命的拜金狂潮

十多年來，中醫中藥方面的拜金狂潮愈演愈烈。在中藥方面，從保健食品熱、保健藥品熱到整個中藥新藥的研究開發，偽劣假冒產品充斥著整個市場。

中國自古以來認為：「人為天地萬物之靈」。當著人們有病而需要得到幫助的時候，掌握醫藥的人卻乘人危難牟取不義的經濟利益，這是連倫理也不能容忍的草菅人命、謀財害命的雙重犯罪行為。孟子曾有明訓，「上下皆征利，其國危矣」。由此對中醫造成的損害，對社會道德、公正文明方面所造成的連鎖反應，切切不可等閒視之。

中藥的偽劣假冒問題，主要有兩類：①原料、配方、生產工藝、品質控制等不合格。②「科技偽劣假冒」品，即在研究思路、選題立項、成果鑑定、新藥評審等環節上嚴重背離中醫藥科學原則，以科學名義推向社會的偽科學產品。所以，防止偽劣假冒醫藥產品，首先要從肅清偽科學入手。

直到今天，全國在「中藥」和「西藥」這兩個最基本的科學概念上，對其定義仍然沒有形成共識（本人曾於1998年在《關於「中藥現代化科技產業行動計畫」的若干意見與建議》一文中對「中藥」與「西藥」的界定做過詳細論述）。而大喊大叫十多年的「中藥現代化」，其實就是「中藥西藥化」。所謂的「中藥西藥化」，也只不過是從化學結構十分複雜的中藥裏提取西醫認為的一、二種有效成分，由此從中藥裏被丟掉的卻是西醫、西藥理論所不能理解的絕大多數。如此執著地「化」下去，到底被西醫所理解的有效成分能夠

「化」出多少來，這裏姑且不說；自成體系的中藥理論，從此則被化為烏有了。

那時候，中醫面前沒有中藥可用，它還會生存下去嗎？如此荒唐的「中藥現代化」，令人生畏，令人可悲！

由此說來，中醫藥學術上最使人擔心的生存與發展問題，是當今官僚加無知所造成的。幾十年的歷史經驗一再告訴我們，稱之為民族文化瑰寶的中醫學，即將毀於這種官僚加無知！

我所以孜孜不倦地為中醫而鼓呼，是因為：

①中醫是中國科學史上真正成熟、完善，獨具特色的一門科學體系，這一點已為長期歷史和實踐所證明。

②西醫學在其反思中，正在呼喚著傳統醫學的互補，而中醫是世界傳統醫學中最成功的一家。

③中醫走向世界的時候，中醫藥就將成為中國獨有的、可持續發展的、在中國經濟上舉足輕重的知識經濟產業體系。

④中醫的復興是推進中華民族在文化、科學、經濟、社會以至民族精神等全面復興的突破口之一，也是中華民族屹立於世界民族之林，為人類文明做貢獻的重要方面。

彭副委員長，上面向您談了這許多困難和問題，其核心意思在於：認識問題是解決問題的基礎，認識問題是解決問題的動力。用我幾年前的一句話講：「中醫正處在即將消亡的邊緣，也處在新的突破的前夜」，這是指中醫現在的狀況而言的。它同時在說明，中醫目前所面臨的優勢不容忽視，如果抓住機遇，中醫完全有可能擺脫困境，取得突破，走向復興。現在，實現我國中醫復興的優勢是：

中醫復興論——沉思·啟蒙·正本·清源

①國家的《憲法》和新時期「中西醫並重」的衛生工作方針，已經為中醫的復興確定了方向。

②中國人民和世界人民的防病治病，需要中醫藥。

③歷經數十年的困惑之後，中醫隊伍中越來越多的人充分認識到中醫學術的特色與特長，認識到中醫學術在中醫事業發展上的決定性作用。

④我國改革開放的不斷深入，有利於衝破官僚加無知的束縛，由更新體制、解放科學，中醫就一定能夠獲得新生。

彭副委員長，請原諒我一拿起筆就給您寫下這許多！前面已經向您說過，我是「出家人」了，對於個人的名利，我一無所求。您很關心中醫的復興和發展，因此衷心地希望你們老一輩革命家能夠參與到拯救中醫的偉大工程中來，為人類的健康而造福！只要中醫能夠復興，我們個人也就於心無愧、無憾了！

專此，恭祝

夏祺！

（署名）

2002 年 7 月 26 日於香港浸會大學

後　記
——不盡言謝

　　鄧鐵濤教授特為《中醫復興論》賜《序》，我頗為感激，也引起了不安。鄧老說我和老一輩專家一樣，是把中醫發展「看得比生命還重要的人」。的確，每每遇到困難時我經常暗暗地這樣勉勵自己，但是經鄧老說在明處，而許多事情我又沒有做好，所以倒覺得有些愧疚。

　　鄧老說：「這是一本用心血寫成的好書」。我以為，書未必好，若說心血，倒是真的，然而絕非我輩，這其中首先是前輩和老師們的心血。我從事中醫工作到現在整整 40 年，始終無怨無悔，矢志樂守此道。面對鄧老的《序》，心潮起伏，不盡言謝！因此趕在該書出版前，再把與這本書有關的話謝，寫在這裏。

一

　　我在幼年時期，家境中落。父親面對數百年興旺家業的驟然失去，顯得頗為平靜，他只是默默地把自己的目標，轉移到培養子女的成長上。我早年的成長道路，艱難曲折，坎坷不平。而每在關鍵時刻，總有父親的遠見和堅韌護佑著我。青年時我因社會原因中途輟學，1962 年開始學習中醫，1964 年又被迫停學歸家。那時，悲憤中的父親只說了一句話：「老百姓什麼時代都需要有真本領的中醫，堅持學下去！」就這樣，我躲進小樓，在與世隔絕中繼續完成了中醫四部經典著作的背誦與學習，一年後，重返學業。

1978 年當我考取首屆中醫碩士研究生時，病臥在床的父親格外高興，入學的前一天晚上，他叮嚀我兩句話：「為醫不為官，著書不抄書」，這是他用智慧和希望凝成的重託，幾十多年，我時刻牢記在心。

　　我的啟蒙老師柴浩然先生，也是我的姑父。先生博涉經史子集，旁及琴棋書畫，精通中醫四大經典，20 歲之後醫術即蜚聲鄉里。他對學生的學習要求極嚴，1962 年隨他學習中醫時，貼在我書桌前的座右銘，是他親筆寫下前賢的一段話，「為醫者，無一病不窮究其因，無一方不洞悉其理，無一藥不精通其性。庶幾可以自信，而不枉殺人矣」。

　　先生學驗俱豐，醫德高尚，專務救治，無求於人，布衣簡食，不慕浮華，終生以「百姓醫，醫百姓」自勉。他幾次辭謝進大城市工作的機會，直到被評為享受國務院特殊津貼的有特殊貢獻的全國著名中醫專家時，仍然是一位日夜忙於醫的百姓醫。

　　1966 年出師前，在我行將獨立從事臨床工作的時候，先生不止一次地對我們幾位學生講：智、仁、勇是中醫臨床工作者缺一不可的三個條件。他寫下「膽大心小、智圓行方」八個字，作為送我步入臨床第一線的禮物。智、仁、勇三條是先生對我們下一代中醫的要求，其實也正是他才學、人品、膽識的真實寫照，這三條在他身上完美地融為一體，恰好人如其名，「浩然」生輝。在烈焰遍地，生靈塗炭，疾病蜂起的十年「文革」中，我能在一心赴救之中得到心靈上的安慰，並對中醫學由起初的求生之技發展為酷愛，先生的哺育之恩，永遠不敢忘懷。

　　1978 年，我成為中國中醫教育史上的第一屆碩士研究

生。當我還處於凱旋的自我陶醉之中時，衛生部中醫司司長呂炳奎先生召見了我們全體同學。他講了中醫面臨的困難，講了北京的中醫進不了中醫院住院病房的怪現象，他針對「中西醫結合是發展中醫的唯一道路」的潮流性觀點，提出了「中醫、西醫、中西醫結合長期並存，獨立發展」的主張，希望能為中醫爭取到自我生存的空間，以挽救中醫後繼乏人，後繼乏術的局面。

1978 年，我與幾位同學看望我們的班主任岳美中教授，當時岳老已在病榻中。他完全認同針對中醫後繼乏人的問題，中共中央當年專門頒發的「56 號文件」，他對北京中醫研究院草草傳達，貫徹不力的敷衍做法很不滿意。他滿懷希望而又不無傷感地對我們說：「你們無論如何要學好中醫，中醫後繼乏人的問題得不到有效解決，你們往後的責任可能更重」。呂局長和岳老的話，使我從勝利的喜悅驟然陷落在茫然的狀態之中。

他們是中醫界舉足輕重的人，代表著中醫最高行政管理和學術權威者的態度。他們的談話，當然無可置疑。問題在於數千年來中醫無可辯駁的臨床療效，是其常在的生命力。為什麼在各方面條件最好的大城市，中醫卻管不了醫院的住院病人呢？國家對中醫是重視的，又有那麼多大人物為中醫說過那麼多好話，為什麼竟然事與願違呢？對中央解決中醫後繼乏人問題的決心，各方面的態度明顯不同，往後中醫會怎麼樣呢？這些問題縈懷 7 年之久，直到 1985 年我才真正明白，在中醫學術和管理之外，還需要「第三隻手」，即與中醫學術和中醫管理既分不開，又不相同的另一種學問——中醫科學學、軟科學研究。

1981 年 11 月，擔任北京中醫研究院廣安門醫院書記多年的余田民先生，根據本人的實踐體會，寫了《引導中醫按照自身科學規律向前發展》一文。他特地邀趙金鐸教授和我進行討論，並協助他做過一些文字加工。該文經當時的國務院總理批示後，《健康報》不得不在 1982 年 1 月全文發表。這使當時衛生部的主要負責人大為惱火。在同年 6 月這位負責人離休的告別大會上，當著衛生部及在京直屬部門數百名負責人的面，對余田民先生旁敲側擊的一段近於失態的發言，令涉世未深的我又似乎心有餘悸了起來。

　　不幾天，北京醫院中醫科主任魏龍驤老教授找我，他笑著說：我是中央首長保健醫你知道嗎？我笑著點了點頭，他風趣地拍著我的胸膛問：對中醫問心有愧嗎？我笑著搖了搖頭，他又拍了一下我的胸膛問：對自己問心有愧嗎？我說：當然沒有。魏老用手猛擊沙發扶手，站起來大聲說：「為中醫健康發展發表自己的意見，還有罪了不成？誰敢打擊報復，我替你們告御狀！」我知道崔月犁先生已是新上任的衛生部部長，打擊報復當然不會發生。但是魏老那剛正不阿，無比忠誠的衛道精神，使我感動得頓時雙目淚湧。

　　6 月 25 日，中國科學技術協會學會工作部謝東來部長請我出席了他主持的，並有國務院研究室人員參加的中年中醫座談會。會上，他幾次重複了中醫要「按照自身科學規律向前發展」的觀點，希望中年中醫努力做好中醫科學原理的現代表述。正是這一段有趣的經歷，決定了我以後 20 年的學術研究方向和目標。

　　1978 年，在研究生集中學習中醫經典課程階段，劉渡舟教授知道我通背經典醫著的情況時就當即表示，以後我如

果選擇專修仲景學說，他同意收我這個學生。那時候，同一個研究室的馬雨人、郭蔭楠老先生，都是學識淵博，忠厚善良的長者，他們對我同樣關愛有加。1984 年春節，出於對劉老的感激之意，我用隸書寫了「有德為賢，有道成聖」八個字送他。劉老眉頭微微一皺，沒有說什麼放在了書桌上。出門時他認真地對我說：「若有空，好好讀一讀金剛經」。一聽這話，我當即想到「一切有為法，如夢幻泡影，如露亦如電，應作如是觀」那一段偈語，才覺得我寫的那八個字有失妥當。劉老要我讀金剛經，是要我遠離世俗的夢幻泡影，把那些益美、執著的「相」徹底掃掉。事後我想，如果當初我把岳美中教授客廳裏「治心何日能忘我，操術隨處可誤人」那一聯抄下來，相信他一定會十分喜歡，可惜當年我還缺乏那種境界。

不過，我感謝劉老讓我領悟到大道無言是怎麼一回事。他使我從此知道，一個人的成長，最為重要的第一大事，是人格和價值觀的定位。在研究學術和「夢幻泡影」二者之間，魚和熊掌不可兼得。感謝劉老！他要我讀的，正是他一生做人、治學的定位真經。

✚ 二

由衷地感謝我的第三所大學——中華中醫藥學會。

1985 年我被調到中華全國中醫學會（即現在的中華中醫藥學會）。首先讓我懂得學會價值的，還是謝東來部長。他是一位對科學事業和科學家有特殊感情的人，一位不願意做高官而樂於為科學家服務的人。我到學會不久，有一次謝老約我給他的老伴看病，特意留下我交談。談話的主要內容

是，做學會工作一定堅持學術民主，展開學術討論和爭鳴，不同觀點相撞，才會產生思想火花，否則，有學會不如沒有學會更好。他對我說：中國的每一個學會，都是這個學科裏一所無與倫比的大學，知識密集、專家薈萃，就看你會學不會學。你們整天就像坐在高級包廂裏天天看名人表演精彩節目一樣，錯過了學習機會那就太可惜了。

他希望搞學會工作的人先要向專家廣泛學習，再去想自己選什麼研究題目，起點就一定會高。他針對中醫學術的發展說：中醫學要按照自身的科學規律發展，要實現自身科學原理的現代表述，要主動走出去和其他學科做比較，首先和西醫做比較。他還強調說：有比較，才有鑑別；有鑑別，才會有中醫學的新定義；有了新定義，就是有了當代的科學定位；有了當代科學定位後，中醫學的現代表述問題就容易解決了；有了中醫學的現代表述，社會上的人就容易理解中醫學，中醫在當代才能立於不敗之地。

謝老是站在科學的整體角度上來看中醫問題的，尤其那五個「有」，不是一針見血，實乃針針見血。他一直希望中醫學會能夠透過學術討論和爭鳴的方式，依靠中醫專家解開中醫的當代難題。他也許認為我是一個學者型的學會工作人員，才苦苦地說了這麼多。

從那以後，我的確把中醫學會作為我的第三所大學，而且也的確按照謝老所說的那樣去學、去做了。後來經謝部長推薦，我作為中醫方面的唯一代表，成為由錢三強先生牽頭的「中國科學技術講學團」的一員。從此使我經常有機會進入中國科協組織的，有眾多自然學科界著名專家出席的學術交流、座談、講學活動，從中受益匪淺。

20 世紀 80 年代的中華中醫藥學會凝聚了中國一大批最知名的中醫藥專家，北京更是群龍會集之地。那時，在京的老一輩中醫藥專家，如施奠邦、劉志明、方藥中、唐由之、董德懋、費開揚、尚天裕、任應秋、王綿之、董建華、劉渡舟、王玉川、趙紹琴、顏正華、魏龍驤、高輝遠、焦樹德、路志正、關幼波、巫君玉、李順成等，都是我在工作上經常有聯繫，在學術上隨時可以請教的老前輩。

王玉川教授是全國知名的《黃帝內經》研究專家，他從擔任北京中醫學院副院長，到退休後做北京中醫藥大學顧問，一直是夜庭燈下，治學不輟。他平時說話不多，連走路都在思考，正像羅曼‧羅蘭說的樣，他是一個「沉思著前進的人」。

1986 年 4 月的一天晚上，我如約到他的辦公室，談完正事之後看王老興致很好，於是就轉了話題。我們從中醫學談到哲學，從《黃帝內經》談到《中醫基礎理論》，從他研究的「內經的三陰三陽」談到「傷寒論的三陰三陽」，從中醫面臨的問題談到今後的發展。他還談到早年告別家人進入社會時，做學問的父親告誡他著書立說的原則，談到他在中醫方面的有關著述及其自我看法。談著談著，當發現我們沖茶的兩瓶熱水已經用盡時，竟然已經凌晨四點鐘了，當時王老已是 60 多歲的人了，我為那天晚上任憑興致馳騁，對他休息的疏忽內疚了很久。

在整理王老談話內容的後面，我寫了這樣幾句話：「不論做學問還是做人，首先要有一絲不苟的態度和心靜如水的涵養。在這大千世界裏，特別是我們這些業醫的大夫，極容易被病人的感激聲寵壞了頭腦，自滿自足起來。在中醫學領

域裏，我不懂的東西還太多太多。不論哪一方面，王老都是我的楷模」。20多年來，我所接觸到的老前輩們大多像王老那樣，虛懷若谷，愛道忘年，坦誠相教。令我感激不已。

我的工作離不開許多專家，特別是老前輩的支持。

1991年我擔任《中國醫藥學報》常務副主編時，董建華教授擔任主編。一上任，董老就把我找去，定下了「依靠全國專家，推動學術交流，發揚中醫特色，提高學報品質，低頭苦拼一、二年，使《學報》成為大家公認的代表國家水準的中醫藥學術期刊」的目標。從此，大事他掌舵，具體我操作。不到兩年，我們的目標實現了。

1991年，國家中醫藥管理局組織實施全國老中醫藥專家學術經驗繼承工作，劉炳凡、何任、干祖望、李今庸、朱良春、李振華、萬有生、焦樹德、路志正、史常永、裘沛然等許多老前輩，都以不同方式建議《中國醫藥學報》應參與進來，發揮一些學術推進作用。為此我們開展了連續幾年的獎勵徵文。這一做法也同時提高和壯大了《中國醫藥學報》的作者隊伍。

我的科學學、軟科學研究，多是在老前輩啟發和幫助下完成的。

圍繞「中醫學的現代表述」，關於「中醫學」、「中西醫結合」的定義問題，我是從1985年謝東來老部長談話之後開始學習、積累資料，反覆研究、思考的。因為這些題目的分量太重，到1995年有關研究論文的公開發表，前後經過了10年多的時間。

1990年我籌辦「全國中醫病名證候規範化學術研討會」時，歐陽錡教授寫信給我，主要講了《中國大百科全書》分

管醫學方面的主編，對近代中醫書稿中病、證、症以及病型、病性、病位、病勢、病機、病因等概念（術語）混亂問題提出的尖銳質疑。他希望我關注一下，在這次學術會上引申討論。會後，歐陽老把他本人在這方面的研究資料交給我，他要我結合會上的討論，接著他的基礎進一步深入研究下去。這就是5年以後的《證、証、症、候的延革和證候定義的研究》一文的來歷。

1998年中秋，李今庸教授寄來的一首表達心聲的詩，令我久久不能平靜。詩中寫道：「吾人生性太魯鈍，發展中醫愧無能。卅年教學工作苦，培養自己掘墓人。」這是心靈被鑿斫之下發出的慘痛撕裂的聲音，是對中醫教育改革的強烈呼喚。於是幾經思考，寫下了《為中醫教育診脈、處方》一文。該文是反覆研究思考之後，用心和血寫下來的真情實話，中醫教育若不按照自身的知識結構體系加以改進，面前已經沒有別的道路可走了。如果該文對一些人有所得罪，總比眼看著中醫學術受損失，眼看著中醫教育者和受教育者不斷地浪費生命，要好得多！

1998年4月，《走出中醫學術的「百年困惑」》一文的初稿出來後，我分頭送給了國內100位知名專家徵求意見。其中有94位專家，相繼熱情地給我提出了許多很好的意見和建議。然而沒有見到鄧鐵濤教授的意見，這令我頗有意外。6月初，我將該文修改以後再寄給鄧老看，不幾天鄧老回信說：「該文修改後更有說服力，很好，建議公開發表。」我非常高興，隨即送給《山東中醫藥大學學報》。

15年來，在我的第三所大學裏，我與全國中醫界的老師們、專家們水乳交融地聯繫在一起，他們指導我學習，啟

發我思考。生活在這樣的知識密集、專家薈萃的「中醫藥大學」裏，我從心底感到無比的幸運。

🏥 三

本書中《中藥事業管理的指導思想和模式》一文，是在魏福凱老先生牽頭和我共同承擔的衛生部「衛生事業改革與發展研究組」一個科研課題的基礎上，整理出來的。該課題的總結報告，被列入 1990 年全國衛生工作廳局長會議的文件材料。圍繞該課題研究，我們還聯名在《健康報》、《中國中醫藥報》發表過若干篇專題短文。

魏福凱先生是一位早年學習中醫、一生熱愛中醫的老幹部。新中國成立數十年來，他大部分時間在黨中央、國務院機關工作。由於長期受國家領導人的直接薰陶，形成了認真負責、善於思考、正直清廉，關心民眾疾苦、一切從大局出發的品格和習慣。

他遣詞用句的功底極好，1985 年與他在同一個辦公室工作，對我的提高幫助很大。他的原籍河北省安國縣是全國有名的中藥材集散市場，1980 年以後又逐步演變成多種中藥材種植、生產之地。對於這一變化，儘管家鄉百姓因此受益不少，他卻為中醫事業的興衰而倍感憂慮。所以 1989 年在他擔任衛生部諮詢委員會委員期間，邀我配合他進一步從調查考察入手，深入研究中藥材的問題。

該研究課題的主旨觀點是，中藥材品質是關係到中醫和中藥存在發展的根本性問題，就地生產、盲目種植不符合中藥材地道化的品質標準，現階段應把發展中藥事業的重心放在中藥材的地道化生產上，在地道化的前提下，建立我國中

藥材產業體系，為保證我國中醫和中藥全面健康的發展打好基礎。在經濟大潮中，該項研究轉眼 10 年過去了，中藥材地道化生產問題並未得到應有的關注。

1999 年春我們相聚時，他說：「今後，不管誰想把中藥的事情辦好，也只能從我們的思路入手。」這句話很有意思，就在於他用了「也只能」三個字，因為按他的品格，不是迫不得已，他是不會這樣講的。

本書中《中醫科學必須徹底告別余云岫現象》一文，是劉鐵林先生與我合寫的，署名「柳秉理」發表於《科技導報》2000 年第 7 期。劉先生早年學習西醫，在他做《中國醫藥學報》高級編審期間，我們疑義相析「中西結合」。

他才思敏銳、治學嚴謹、心胸坦蕩、境界不凡，尤其基於對生靈的徹底負責，對中西醫關係問題那種嚴肅認真的精神，每每令我感慨不已。也正是因為他對西醫學的深厚功底，在我們的共同研究中才使我覺得更有依靠。對於以余云岫為代表的近代科學主義思潮，他是在深入瞭解中醫基礎理論之後，而對其深惡痛絕的。

2001 年初，我把中國《科技導報》2000 年第 12 期發表的《要害是反對「西學中」、反對中西醫結合》一文拿給他看，看完針對「柳秉理」的幾乎近於有失理智的那篇批評文章之後，他輕輕搖了搖頭，微微笑了笑，用瑪竇福音裏的一句話說：「有人掌擊你的右頰，你把另一面也轉給他。」的確，在科學與真理問題上，我們應當具有這種坦蕩如砥的胸懷。

2000 年初，我受聘到香港浸會大學執教中醫。臨行前劉鐵林先生對我說：「用利瑪竇當年來華傳教的精神做榜

樣，什麼樣的困難都會迎刃而解。」這話說得太高、太重了，幾年裏總讓我承受不得；這話說得也太好、太對了，終於沒有讓我耽誤香港青年學生們太多！

人常說：「大恩不言謝」。所以我知道，不盡的大恩，是言謝不盡的。然而本書行將付梓，我卻不由自主、急急忙忙、零零散散地寫下這許多發自肺腑的話。教育、關心、幫助我的前輩和同仁太多了，此時，我只得把不盡的言謝，徹底地凝成為一句：感謝上帝的安排和恩賜！

《中醫復興論》是前輩們和同仁們對我啟迪、幫助的結果，是時代對我的逼迫下而成冊的。這些年我總在想：「入獄乃佛許，知恥是聖言」。人這一輩子，聽信安排，憑著良心，做一點自己應該做的事，也就是了。只要培養、教育、幫助、支持我的人不感到太多的失望，只要需要我幫助的病人能夠有平安，我就心滿意足了。所以今後仍然如往常一樣：讀書、育人、臨床、思考，並把不斷地思考不斷地記錄在文字上。

2002 年 5 月 19 日於香港浸會大學

國家圖書館出版品預行編目資料

中醫復興論 / 李致重著.
——初版，——臺北市，大展，2017 [民 106.03]
面；21公分—（中醫保健站；80）
ISBN　978-986-346-152-4（平裝）
1.中醫
413.1　　　　　　　　　　　　　　　106000183

【版權所有・翻印必究】

中醫復興論

編　　著／李致重
責任編輯／謝一兵
發 行 人／蔡森明
出 版 者／大展出版社有限公司
社　　址／臺北市北投區（石牌）致遠一路 2 段 12 巷 1 號
電　　話／（02）28236031，28236033，28233123
傳　　真／（02）28272069
郵政劃撥／01669551
網　　址／www.dah-jaan.com.tw
E-mail ／service@dah-jaan.com.tw
登 記 證／局版臺業字第 2171 號
承 印 者／傳興印刷有限公司
裝　　訂／眾友企業公司
排 版 者／菩薩蠻數位文化有限公司
授 權 者／山西科學技術出版社
初版 1 刷／2017 年（民 106 年）3 月

定價／420元

●本書若有破損、缺頁請寄回本社更換●

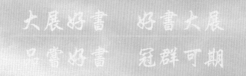

大展好書　好書大展
品嘗好書　冠群可期

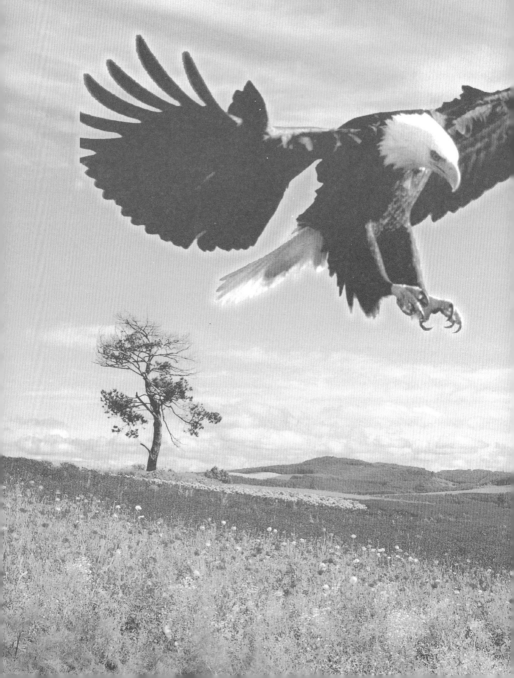

大展好書　好書大展

品嘗好書　冠群可期